대마초
약국

대마초 약국

초판 1쇄 발행 | 2018년 3월 20일

지은이 | 마이클 배키스
옮긴이 | 권아영
펴낸이 | 전상삼
펴낸곳 | 세상의아침
출판등록 | 제2002-126호 (2002. 6. 26)

주소 | 서울시 마포구 토정로 222, 한국출판콘텐츠센터 422호
전화 | (02) 323-6114
팩스 | (02) 334-9108
이메일 | zzamzzamzzam@naver.com

ISBN 978-89-92713-11-5 03510

＊책값은 뒤표지에 표기되어 있습니다.
＊잘못 만들어진 책은 구입처에서 교환해 드립니다.

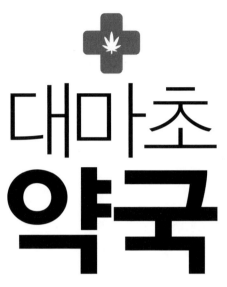

대마초 약국

암 · 우울증 · 뇌전증 · 당뇨병을 치료하는
대마 실용 가이드

마이클 배키스 지음 | 권아영 옮김

세상의 아침

– 앤드류 웨일 (애리조나 대학 의학교수)

　최근의 저서, 『약을 넘어선 마음Mind Over Meds』에서 나는 서양 의학에서 널리 처방되고 있는 많은 약물이 어떻게 남용되고 있는지를 조사해보았다. 치료해야 할 상태를 연장하거나 심지어 악화시킬 위험이 있다는 측면에서였다. 우리 몸은 언제나 기능의 균형 상태인 항상성을 유지하려고 노력한다. 그 때문에 외부의 어떤 힘에 의해 균형이 흐트러지면, 몸은 이것을 다시 찾기 위해 저항한다. 대부분의 처방약들은 생리적 기능의 단기적인 불균형을 해결하기 위한 것들이다. 이런 약을 오래도록 사용하면 항상성 반동 증상이 발생해 오히려 항상성을 유지하기 힘들게 되는 경우가 많다.

　대마에서 주로 발견되는 화합물인 카나비노이드는 신체 전반에서 항상성의 여러 측면을 조절하는 신호 전달 메커니즘인 엔도카나비노이드 시스템과 상호작용한다. '조절 기능을 제어하는' 이러한 능력은 약으로서 대마가 갖는 소중하고 독특한 특성이지만, 효과적으로 사용하기 위해서는 정보에 입각한 접근이 필요하다. 이 책 『대마초 약국Cannabis Pharmacy』에서는 우리 몸의 항상성과 건강을 돕고 회복하기 위한 대마 사용에 대해 합리적인 증거 기반의 접근법을 제시한다.

전통적인 치료법들을 연구해 온 사람의 관점에서, 몸과 정신의 병을 치료하는 데 수천 년 동안이나 전 세계 문화 속에서 사용돼 온 대마가 아직도 우리 약상자에 없다는 사실이 놀랍기만 하다. 1942년 미국 의학 협회American Medical Association는 대마를 미국 약전에 포함시키기 위해 한바탕 전쟁을 치렀다. 많은 증상에 대마가 안전하고 효과적인 치료제였던 오랜 역사에도 불구하고 AMA는 패했으며 대마는 금지되었다. 그 후 70년 동안 대마 약에 대한 우리의 과학적인 이해는 퇴보했다. 오늘날에는 엔도카나비노이드 시스템과 카나비노이드에 대한 연구가 활발해지고 있으며, 대마의 효과적인 치료법에 대한 가능성을 뒷받침하는 강력한 증거가 늘어나고 있다.

마이클 배키스는 최근의 대마 연구 결과와 미국 여러 주의 대마 판매점 이용 환자들을 실제로 관찰한 결과를 함께 실음으로써, 이 식물의 의학적 효과에 대한 강력한 증거들을 제시하고 있다. 이 책은 환자와 의사들을 위한 안내서로 쓰여졌으며, 의료 대마의 이용에 대해 최근에 밝혀진 것들과 재발견된 것들을 설명한다. 나는 현대의 약전을 독점하고 있는 화학 약물들을 전통적인 식물 치료제로 대체하거나 두 가지를 함께 사용함으로써 서양 의학이 도움을 받을 수 있다고 믿는다. 대마는 아직 충분히 활용되지 못하고 있고 여전히 많은 사람들이 오해하고 있는, 안전하고 효과적인 놀라운 식물 치료제이다.

서로 다른 대마 재배 품종들은 저마다의 다양한 화학적 성분들로 인해 서로 다른 생리적 효과를 나타내며, 가끔은 사용자의 경험에서 큰 차이를 보이기도 한다. 하지만 특정 상태나 증상을 해결하기 위해 어떤 품종을 사용해야 하는지에 대한 증거 기반의 안내서는 찾아보기 힘들며, 이 책이 그 역할을 해줄 것이다.

최근 임상 조사에서는 당뇨병이나 암과 같은 흔한 질병이 잘못된 식이요법이나 무활동으로 인한 대사성 장애와 밀접한 연관이 있을 수 있다는 사실이 확인되고 있다. 대마에 신진대사를 균형 있게 유지하도록 돕는 강력한 항상성 조절자가 있다는 증거 또한 수집되기 시작했다. 대마의 구성 성분들은 신체 내의 엔도카나비노이드 시스템과 상호작용하여 식욕이나 기분 조절, 통증 인식과 같은 모든 생리적 과정에 영향을 미친다.

건강과 웰빙에 대한 통합적 접근 방식을 개발하는 데 있어, 나는 몸과 마음의 상호작용에 크게 중점을 두는 데서부터 출발했으며, 1968년 하버드 의대 최고 학년 과정에서 대마 연구를 시작했을 때 이 식물에 엄청나게 다양한 효능이 있다는 사실을 알게 됐다. 이 작업은 엔도카나비노이드가 발견되기 전까지 20년 동안 계속됐으며, 그 후 과학은 경험이 수 세기 동안 우리에게 말해왔던 것들을 계속해서 확인시켜 주고 있다. 이 유용한 안내서에 게재된 증거들 덕분에 의약품으로서 대마의 유용성과 가치는 한층 더 분명해지게 됐다.

마이클 배키스와, 그와 같은 마음을 가진 전문가들의 작업이 대마에 대한 더욱 합리적이고 과학적인 접근방식을 고무시키고, 이 유용한 식물의 혜택을 환자들이 누리기 힘들게 만드는 정치적 문제에서 벗어날 수 있게끔 우리를 안내하며, 이것을 지능적으로 이용할 수 있도록 계속해서 의료계를 이끌어 줄 것을 간절히 희망한다.

– 권영세 (안동시장)

인류 건강의 세기적 혁신이 될 대마의 우수성을 집약한 『대마초 약국』 발간을 17만 안동시민과 함께 축하드립니다.

우리가 익히 아는 대마는 기원전 1세기부터 낙동강 유역에서 명맥을 이어오던 역사가 무색하게, 그 가치와 효능이 매우 낮게 평가되고 있습니다. 아마도 그 이유는 통증 조절 목적으로 사용되어 오던 대마가 19세기에 개발된 진통제로 더 이상 '약'으로서의 효용을 이어갈 수 없었기 때문일 겁니다.

더욱이 우리 민족에게 5000여 년 동안 한약재로 쓰인 것은 물론 가장 친숙한 옷감으로 알려진 삼베의 으뜸이자 안동포 원료인 대마가 안동과의 특별한 인연을 가지고 있기에 대마의 효용 가치와 우수성이 단절되고 있는 현실이 더욱 안타까울 수밖에 없습니다.

우리나라는 1976년 대마 관리법을 제정한 후 2000년부터 환각물질 성분 때문에 마약류 관리에 관한 법률로 대마를 엄격하게 관리하고 있습니다. 때문에 대마 종자(種子)와 뿌리, 성숙한 대마초의 줄기와 이를 활용한 제품 외에는 사용이 제한되고 있는 실정입니다.

그러나 대마에 대한 세계적 추세가 이제는 그 흐름을 달리하고 있습니다. 미국을 비롯한 캐나다, 스웨덴, 독일뿐만 아니라 한의학이 발달한 중국 또한 의료용 대마를 합법화했으며 특히 중국은 대마초를 이용한 의약품 개발 건수가 전 세계 특허의 절반을 차지하고 있습니다.

우리 몸속에서도 자연적으로 생성되는 호르몬의 일종으로 신경계, 면역계, 심혈관계 등에 관여하는 카나비노이드는 물론 우리 몸에 꼭 필요한 기능인 항균성, 항염증성, 항진균성 등이 내재된 식물인 대마의 의료 기능이 세계적인 주목을 받고 있는 만큼 의약품 연구 또한 활기를 띠고 있습니다. 특히 노인성치매를 예방하는 효과로 널리 알려진 헴프씨드의 불포화지방산인 오메가-3는 이미 다양한 의약품으로 상용화되었습니다.

이렇듯 인위적이지 않고 자연에서 얻을 수 있는 대마의 효능적 가치는 치료목적에서 훨씬 좋은 결과를 가져올 뿐만 아니라, 농축·식품·섬유산업 등 다양한 분야에서도 각광을 받고 있습니다.

세계가 주목하는 대마의 다양한 효능과 그 가치에 대해 우리가 주목하고 움직여야 할 이 시점에, 대마의 혁신적인 가능성을 우리에게 선사할 『대마초 약국』 발간 소식이 매우 반갑지 않을 수 없습니다.

대마를 소재로 한 생물 전환 기술 개발과 새로운 원천기술 확보는 물론, 대마의 잠재력을 바탕으로 섬유와 식품 분야 그리고 의료 산업화를 위한 '혁신형 묘약'을 우리나라에서도 가까운 날에 만나볼 수 있기를 바랍니다. 또한 마약류 관리에 관한 법률이 하루빨리 개정되어 대마의 다양한 의료 혜택으로 수많은 중증환자들의 고통이 경감될 수 있기를 기원합니다.

끝으로 이 책을 발간에 힘쓴 도서출판 세상의아침 관계자에게 깊은 감사를 드리며, 그린골드(Green Gold) 대마가 인류의 미래 안에서 새로운 장의 주역이 될 그날이 앞당겨지기를 기대합니다.

- 강성석 (목사, 한국 의료용 대마 합법화 운동본부 대표)

2017년 초 의료용 대마 합법화 운동본부를 준비하고 있을 때 주위의 반응은 부정적이었습니다. 환자 당사자가 되고 미국, 캐나다를 비롯하여 일본, 중국에서조차 의료용으로 쓰이고 있는 대마가 한국에서만 안 된다는 것이 너무나 억울해서 시작한 운동이었지만, 6개월 만에 환자, 환자 가족의 힘으로 국회에서 '마약류 관리에 관한 법률 일부개정법률안' 이 발의가 되었습니다.

적은 인원이 모여 시민단체를 창립하고 나서 국회에 발의되기까지 가장 필요했던 것은 책과 정보였습니다. 그리고 공신력 있는 언론의 기사와 의사, 약사, 전문가들의 의견이 필요했습니다. 오랜 기간의 대마 쇄국 정책으로 말미암아 한국에서 의료용 대마의 정보를 찾기란 하늘의 별 따기와 마찬가지였습니다.

예를 들면 미국뇌전증학회에서는 트리렙탈, 데파코트, 리보트릴 등의 항경련제가 듣지 않는 환자에게 의료용 대마를 처방하라는 가이드라인이 있습니다. 반면 한국에서는 가이드라인이 없거니와 제대로 된 문헌, 연구논문을 찾기가 어려웠습니다.

시대를 거슬러 보면 한국의 박정희, 미국의 닉슨 대통령 재임 시절,

국가가 똑같이 대마를 통제했지만, 미국은 의사, 약사, 연구자의 노력으로 합법화의 이론적 기틀을 다졌던 역사가 있었습니다. 1996년 캘리포니아주를 시작으로 의료용 대마 합법화가 시작됐던 것은 침묵하지 않은 이들이 있었기 때문입니다. 의료용 대마 합법화 운동은 투쟁의 역사인 동시에 연구자들의 노력의 역사입니다.

반면 한국은 어용단체가 만들어져 잘못된 국가의 프로파간다, 가짜 뉴스를 재생산하고 있으며 지금도 정부 돈으로 목적사업을 진행하고 있습니다. 하지만 이제 대마의 의료적 효용을 WHO(세계보건기구)가 인정하는 시대로 바뀌었습니다. 올해 '평창올림픽'에 참가하는 운동선수들이 경기 기간에 CBD를 복용해도 도핑에 걸리지 않게 되었습니다. 세계반도핑기구(World Anti-Doping Agency)에서 2018년부터 금지목록에서 제외시켰기 때문입니다.

개정안이 발의되고 때마침 이렇게 중요한 번역서가 나오게 되어 너무나 기쁩니다. 굳게 닫힌 한국의 빗장을 걷어내는 중요한 내용이 담겨 있는 책입니다.

대마는 만병통치약이 아닙니다. 하지만 많은 임상 시험과 연구 결과가 신경학적, 생리학적 효능을 증명하고 있습니다. 다시 한번 말씀드리지만, 미국과 캐나다가 자유로워서 대마가 의료용으로 쓰이는 것이 아닙니다. 의학적 효능이 증명되고 환자, 환자 가족의 시민운동과 투쟁으로 합법화가 된 것입니다. 2018년이 의료용 대마 합법화의 원년이 되기를 간절히 바라며, 이 책이 큰 역할을 감당하기를 기원합니다.

- 마이클 배키스

이 책의 초판(2014년)이 출판된 이래 3년 동안 대마와 엔도카나비노이드 시스템에 대한 수천 개의 연구 결과가 발표됐다. CBD와 같이 중독성이 없는 대마의 의학적 유용성에 대한 이해 또한 극적으로 증가했다. 현재 미국 29개 주에서 의료용 대마의 합법적 구매가 허용되고 있으며, 대마를 의약품으로 이용하는 데 있어서도 미국 전역에서 전례 없는 수준의 지원을 받고 있다.

대마를 약으로 이용하는 데 대해서는 많은 논쟁이 있었기 때문에, 무엇보다 확실한 증거를 수집하는 게 먼저라고 판단했다. 우리가 알고 있는 사실은 대마가 분명 만병통치약은 아니지만, 특정 개인이나 상황에서 매우 유용하고 안전하다는 것이다. 의료 대마의 옹호자들과 반대자들 모두가 다소 충격적이고 그릇된 많은 정보들을 계속해서 선전하고 있다. 대마는 모든 암을 치료할 수 없으며 부작용을 일으킨다. 그리고 모든 사람에게 적합한 것은 아니다.

이 책을 출판하기 전, 약초 대마 약제에 대한 증거 기반의 정보를 찾는 일이 쉽지 않을 때가 많았다. 처음 이 책을 쓴 이유는 의료 대마의 역사와 이것을 적절히 사용하는 방법, 다양한 품종들, 그리고 캘리포니아에서 의사의 감독하에 대마를 이용해 환자를 성공적으로 치료할 수 있었던 상황들에 대한 정보가 필요했기 때문이었다. 이 책은 전문 의사의 역할을 대신하기 위한 것이 아니다. 대마를 약으로 사용하려는 사람은 누구든 반드시 의사의 조언을 구해야 한다.

대마 금지법으로 인해 불행히도 대마와 그 의학적 사용에 대해 말도 안 되는 엄청나게 많은 오해가 사실인 양 받아들여지고 있다. 경험상 의료 대마의 반대자들은 병이 걸릴 때까지만 반대자로 남아 있다. 정치인, 판사, 법을 집행하는 관료들, 그 누구든지 대마에 대한 조언이 갑자기 필요한 상황이 되면 자기나 사랑하는 사람을 대신해서 조심스럽게 나에게 다가와 자문을 구했던 사례가 너무나 많다.

1980년대부터 굳게 결심한 소수의 과학자와 의사들이 대마의 효능을 연구해 왔다. 이러한 작업은 대마 연구가 엄격히 규제되고 완전히 제한되는 곳이 많은 적대적인 법 환경에서 매우 힘든 일이었다. 하지만 심지가 굳은 이들은 단순히 버텨내기만 한 게 아니라, 이 식물에 대한 우리의 이해를 크게 넓히는 데 성공했다.

대마와 대마 의학은 여전히 움직이는 표적이다. 대마가 어떻게 작용하는지, 그리고 이것이 약으로 어떻게 쓰일 수 있는지에 대해 매달 새로운 연구들이 쏟아져 나오고 있으며, 덕분에 대마 사용의 이점과 위험에 대한 우리의 이해도 계속 깊어지고 있다. 대마는 아편 같은 약물의 독성이 드러나지 않기 때문에 약으로 투여하기에 모호한 경향이 있다.

현재 상황에 도전장을 내고 대마를 약으로 이용할 수 있도록 요구하고 나선 용감한 활동가 단체들이 있었다. 이런 활동가들이 만든 용기 있는 선례가 없었더라면 이 책은 존재할 수 없었을 것이다. WAMM(Wo/Men's Alliance for Medical Marijuana), ASA(Americans for Safe Access), MPP(Marijuana Policy Project),

DPA(Drug Policy Alliance) 및 NORML 같은 조직들은 도움이 필요한 사람들이 의료 대마를 이용할 수 있도록 만들기 위해 지금도 열심히 싸우고 있다.

한편, 대마를 약으로 사용하거나 공급하다가 감옥에 간 사람들도 너무나 많다. 의사의 지시에 따라 의료 대마를 이용하는 것을 금하는 법은 근본적으로 잘못됐으며, 개정돼야 마땅하다. 미국에서는 캘리포니아에서 처음으로 의료 대마의 합법적 이용을 허용했다. 원래 캘리포니아는 대마 구입이 가능한 점포를 규제하는 시스템을 제대로 만들지 못했고, 이 때문에 몇몇 도시들은 이들 점포를 감내하고, 극소수가 이들을 허용하며, 대부분은 이들을 금지하는 불확실한 분위기가 조성됐다. 의료 대마를 점포에서 구입할 수 있게 법으로 돼 있다 하더라도 압제적인 관료주의 때문에 찾을 엄두조차 낼 수 없는 경우도 많다.

대마가 의약제로 어떻게 작용하는지에 대한 과학적, 의학적 지식은 지금도 계속 진화하고 있지만, 이 책에서 나는 대마를 약으로 사용하는 것에 관한 포괄적인 개요를 전달하고자 했다. 대마는 매우 복잡한 약제며, 그 품종과 형태에 따라 의약 효과 또한 다양하게 달라지기 때문에 더욱 그러하다. 1부에서는 대마 의약의 역사적, 과학적 개요를 다루었다. 2부에서는 의료 대마 이용에 대한 가이드를 제시한다. 3부에서는 50가지의 대마 재배 품종에 중점을 두고 이들 각각의 효능을 알아본다. 그리고 4부에서는 의사의 지시에 따라 다양한 질병에 대마를 효과적으로 사용하는 데 대한 정보를 담았다.

여기 수록된 조사 자료들은 최근의 수백 가지 연구에서 추려 담은 것이지만, 가능한 한 비전문가도 이해할 수 있는 방식으로 이러한 증거를 제시하고자 노력했다. 『대마초 약국Cannabis Pharmacy』은 더 많은 탐구를 진작시키기 위해 만든 책이며, 따라서 오픈돼 있고 접근 가능한 최대한 많은 자료를 이용하고자 했다. 이 책을 계기로 환자와 의사가 더욱 쉽게 경제적으로 대마 의약의 세계를 한층 잘 이해할 수 있기를 바라며, 그 이점과 한계에 관해 토론할 수 있기를 희망한다. 에키나시아echinacea 같은 허브 약제에 관해 토론할 때처럼 대마에 대해서도 환자와 의사가 함께 편히 얘기할 수 있게 된다면 너무나 감사한 일이다.

Michal Blo

차례

제1부 대마란 무엇인가

제2부 대마 사용법

제1부

대마란 무엇인가

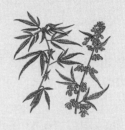

　　대마 식물은 1만2천 년이 넘는 세월 동안 인류에게 식량으로, 섬유로, 취하게 하는 용도로, 또 약으로 사용돼 왔다. 카나비노이드Cannabinoid는 식물 내에서 생성된 의약적 활성 물질로, 몸 전체에 있는 엔도카나비노이드endocannabinoid 시스템의 단백질 수용체와 상호작용한다. 다양한 대마 품종들은 서로 다른 화학작용을 일으키며, 그에 따른 다양한 의약 효과뿐만 아니라 여러 가지 정신작용을 일으키기도 한다. 대마 내에서 생성되는 화학적 작용과 신체가 이러한 화학작용에 어떠한 반응을 일으키는지를 이해함으로써 소비자는 대마를 보다 합리적이고 효과적으로 사용할 수 있다.

역사적 배경: 고대 중국의 약초로부터 현대의 제약 연구에 이르기까지, 대마 의약의 간략한 역사.

대마라는 식물에 대하여: 대마의 생물학적 기능에 대한 가이드 투어

의료 대마에 대한 미신과 사실: 대마의 약리학에 근거해 미신과 사실을 구분해 본다.

몸 안에서의 대마 작용: 대마 투여량에 대해서는 소위 전문가들조차도 제대로 알지 못하고 있다. 정확한 용량을 알기 위한 팁과 도움말들.

대마 치료의 역효과: 대마는 독성이 없을까? 그렇게 생각해도 좋다. 부작용은? 분명히 있다. 대마를 사용할 때 무엇이 잘못될 수 있고, 어떻게 해야 이것을 피해갈 수 있는지를 알아본다.

엔도카나비노이드 시스템: 1989년 처음 발견된 엔도카나비노이드 시스템. 아직 그 비밀은 아직 밝혀지지 않았다.

파이토카나비노이드와 테르페노이드: 대마에서 정유까지, 산성 대 중성에서 펜틸 대 프로필까지, 약용 대마의 주요 유효 성분들에 대해 알아본다.

유전자형, 표현형, 화학형: 대마의 유전학과 유전적 변이의 세계를 둘러본다.

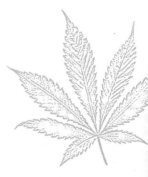

역사적 배경

인간은 다른 어떤 식물보다 오랫동안 대마를 재배해 왔다. 마지막 빙하기의 끝 무렵부터 적어도 1만2천 년 동안 섬유 또는 약이나 취기 유발제로 대마를 재배하고 있다.

2016년에는 대마의 기원이 약 2천780만 년 전 중앙아시아 티베트 고원 북동부의 휴물러스Humulus (홉hop)로부터 갈라져 나온 것이라는 가설이 제기됐다. 북부 티베트 고원의 알타이 지방에서 4만 살의 인간이 발견됐음을 감안할 때, 이 지역 강둑을 따라 자란 대마 식물이 식량 자원으로써 처음 인간의 관심을 끌었을 것으로 짐작된다.

대마 사용에 대해 현존하는 최초의 증거는 조몬 시대(일본의 선사시대 중 BC 13000년경부터 BC 300년까지의 기간)의 점토 항아리에서 발견된 1만 2백 년 된 마른 대마 종자 표본으로, 이것은 일본 남쪽 섬 규슈의 무나카타Munakata시 근처 오키노시마Okinoshima 섬에서 있었던 일본의 고고학 발굴에서 나온 것이다. 연구원인 데이브 올슨Dave Olson에 따르면, "일본 남서쪽의 규슈 연안에서 나온 신석기 시대 동굴 벽화에는 대마 모양의 잎이 달린 키가 큰 줄기가 있다. 이 그림에는 이상하게 옷을 입은 사람과 말, 파도도 있는데 아마도 한국의 상인들이 일본으로 대마를 가져온 것을 묘사한 것 같다"고 한다.

대마는 5천 년 전 말을 사육하고 브론즈 로드Bronze Road가 등장한 이후부터 유라시아 전역에 널리 퍼졌을 것이다. 브론즈 로드는 광대한 초원에 걸쳐 있어 훨씬 후에 생겨난 실크로드보다 힘이 덜 드는 고대 무역 경로를 말한다. 다용도 작물로서의 대마는 '현금 이전의 환금 작물'로서 귀중한 무역 상품이었을 것으로 짐작된다.

대마가 취기 유발제로 사용된 증거로 루마니아와 북부 코카서스에서 발견된 검게 탄 대마씨 잔재가 있는데, 이는 청동기 시대의 장례 의식에서 태워진 것으로 추정된다. 이것은 대마 연기로 가득 찬 천막 안의 공기를 흡입한 후 기뻐서 울부짖었다고 하는 스키타이 사람 헤로도투스Herodotus의 묘사를 뒷받침한다.

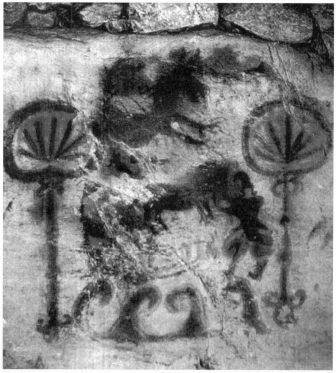

일본에서 발견된 신석기 시대 동굴 그림 사진. 두 개의 큰 대마 잎 사이로 소용돌이치는 파도 위에 사람과 말의 형상을 구분할 수 있다.

대마가 약으로 사용된 최초의 서면 기록은 고대 중국에서 유래했는데, 여기서 대마는 세대 간에 전해 내려오던 구전 식물 지식의 하나였다. 이 전통은 4천700년 전 중국을 통치했던 전설상의 황제인 신농씨까지 거슬러 올라간다. 신농씨는 그의 가르침 속에서 인삼, 마황과 함께 대마를 중요한 치료 식물로 언급했다. 1세기경 약용 대마에 관한 중국의 구전 전통은 100가지 이상의 의학적 상태가 포함되는 데까지 확장됐으며, 이런 지식은 최초의 중국 약전인 『본초경』으로 통합되었다.

기원전 200년에서 1500년까지, 대마는 지중해 지역과 이집트, 그리스, 인도 등지에서 약재로 이용됐다. 고대 페르시아(현재의 이집트) 조로아스터교의 성서인 아베스타Avesta에는 알려진 모든 약용 식물 가운데 대마가 가장 중요하다고 평가하기도 했다. 또한 폴란드 인류학자인 술라베넷은 히브리 구약성서의 출애굽에 기록된 성스러운 연고 기름의 핵심 성분 카네보섬q' neh bosm이 대마라고 주장했다.

초창기 이슬람 의학에서 대마는 유용하게 널리 사용되기도 했고 독으로 비난을 받기도 했다. 페르시아의 위대한 의사였던 모하마드 자카리아 라지Mohammad-e Zakaria-ye Razi(865~925)는 약용 대마의 광범위한 용도를 언급했지만, 10세기 의사였던 이븐 와시야는 그의 책 『독에 대하여On Poisons』에서 소량의 대마 수지에 수일간 노출되면 사망한다는 기이한 주장을 펼치기도 했다.

서쪽으로 간 대마

17세기까지는 대마의 의약적 용도에 관해 서구에서 기록된 바가 거의 없다. 영국 학자인 로버트 버튼Robert Burton은 자주 인용되는 그의 저서인 『우울증의 해부The Anatomy of Melancholy』에서 우울증에 대한 식물 치료제의 긴 목록에 '헴프시드hemp-seed'를 포함시켰으며, 약초학자인 니콜라스 컬페퍼Nicholas Culperper는 『영국 의사The English Physitian』에서 대마를 항염증제로 다룬 바 있다. 여기서 흥미로운 사실은 두 가지 용도 모두 원래부터 THC(tetrahydrocannabinol; 대마의 주요 정신활성 성분)가 적고 CBD(cannabidiol; 효과적인 비독성 항염증제이자 항불안제)가 많은 영국의 섬유 대마 품종에 의존했을 것이라는 사실이다.

　1838년에는 인도에서 활동했던 아일랜드 의사인 윌리엄 오셔너시William O'Shaughnessy에 의해 카나비스 인디카Cannabis Indica 대마가 서양 의학계에 다시 소개됐는데, 오셔너시는 인도에서 했던 이 식물 실험에 대한 유명한 보고서를 발표했다. 오쇼너시가 인도에서 사용했던 방식은 약용이든 취기용이든 연기가 아닌 구강으로 섭취하는 것이었다.

　인도에서는 천 년이 넘도록 우유와 향신료, 대마를 혼합해 만든 뱅 라씨bhang lassi란 음료에 뱅(땅에서 나는 마리화나)을 사용해 왔다. 흥미롭게도 뱅 라씨 제조에는 대개 28.35g의 대마꽃과 잎이 필요하며, 이렇게 되면 한 컵의 뱅에 200mg라는 엄청난 양의 THC가 쉽게 들어가게 된다. 그렇다면 뱅 라씨 한 잔이 인체에 큰 영향을 미치지 않는 이유는 무엇일까? 간단히 말해 뱅은 보통 THC산(THCA)이 중성 형태인 THC로 변하는 온도보다 높은 온도에서 가열되지 않기 때문이다. 뱅 라씨를 만들기 위해서는 우유를 섞기 전에 대마 차를 먼저 만들기 때문에 물에 녹지 않는 대마가 추출되는 일은 거의 없다. 뱅 라씨는 효과가 강하지 않도록 만들어지며, 전통적인 제조 방식을 통해 이런 결과물을 얻을 수 있다.

윌리엄 오셔너시

윌리엄 브루크 오쇼너시William Brooke O'Shaughnessy (1809~1889)는 인도의 캘커타에서 일했던 아일랜드 의사로 대마의 의학적 용도를 연구했다. 그는 대마의 독성을 측정하기 위해 먼저 동물로 실험을 했다. 대상이 된 동물은 개와 돼지에서부터 물고기, 새에 이르기까지 다양했지만, 인간 피험자에게서는 명성 증세만 유발할 수 있을 뿐이었다. 오셔너시는 계속해서 콜레라, 파상풍, 류마티스 등의 질병으로 고통받는 사람들과 함께 인디카 대마의 알코올 팅크를 실험했으며, 그 결과 대마가 환자를 진정시키는 데 한결같은 효능을 발휘한다는 사실을 발견했다. 그는 심지어 광견병으로 고통받는 사람들에게도 팅크제를 시도했는데, 환자는 비록 질병으로 사망했지만, 오쇼너시는 이 약 덕분에 환자가 훨씬 편안하게 죽을 수 있었다고 믿었다.

인도대마위원회

19세기에는 대마에 관한 가장 유명한 연구가 영국 정부가 실시하고 1894년 출판된 『인도대마약위원회보고서Indian Hemp Drugs Commission Report』에 등장했다. 이 연구는 일반적으로 헴프라고 불리는 다양한 대마 섬유 품종에만 초점을 맞추는 게 아니라, 인도 전역에서 재배되는 마약 대마의 다양한 품종들까지 포괄적으로 다루었다. 보고서는 인도 전역에서 실시된 1,193건의 인터뷰로부터 얻은 증언들로 7권에 걸쳐 총 3,291페이지에 달하는 방대한 분량이다. 그 결론은?

"위원회는 이제 대마 약물에 기인한 영향에 대해 모든 증거를 검토했다…이로써 적당량의 헴프를 가끔 사용하는 것은 이로울 수 있지만 이러한 사용은 성격상 약으로 다루어져야 한다는 사실이 분명해졌다."

오쇼너시가 인도(당시 대영 제국의 속국)에서 했던 연구는 유럽에서 주목을 끌었으며, 유럽의 의사들은 이후 50년 동안 대마와 그 의학적 용도에 대해 연구하게 된다. 1887년에 이탈리아 의사인 라파엘레 발리어리 Raffaele Valieri는 오쇼너시의 인디카 제조에 대한 의약품 대안으로 캄파니아Campania에서 재배된 로컬 헴프의 혜택을 강조함으로써 CBD 함량이 높은 대마 사용을 지지하는 최초의 관찰 과학적 증거를 제시하기도 했다. 발리어리는 신경병증성 통증, 그레이브스병(자가면역 질환), 만성 폐쇄성 폐질환(COPD: chronic obstrucitve pulmonary disease), 천식 및 편두통 등에 효과적인 치료법으로 헴프의 흡입을 권장했다.

빅토리아 여왕의 주치의였던 J.R.레이놀즈는 1890년 영국의 명망 높은 의학 저널인 〈더 랜시트The Lancet〉에 "인도의 헴프는 현재까지 거의 모든 고통스러운 질병에서 가장 유용한 약이라는 사실을 발견했다"고 발표하기도 했다.

1890년 캠브리지 대학의 농화학자인 토마스 발로우 우드와 과학자인 토마스 뉴튼 스피베이, 그리고 화학자인 토마스 힐 이스터필드는 인도 헴프에서 발견된 대마 수지resin의 구성 성분에 대한 연구를 실시했는데, 여기서 이들이 분리했다고 주장한 카나비노이드 카나비놀cannabinoid cannabinol은 나중에 혼합물이었음이 입증됐다. 카나비놀의 실질적인 분리는 1938년 리스터 연구소의 연구팀에 의해 발표되기 전까지는 확인되지 않은 사실이다. 1895년 뉴욕의 〈내외과 의학보고서The Medical and Surgical Reporter〉에 게재된 사설에서는 대마의 의약적 용도에 있어 독성요소는 없었다고 언급함으로써 약용으로의 대마의 안전성을 강조한 바 있다.

금지의 역사

1925년 국제연맹League of Nations은 의료와 과학적 용도를 제외하고 대마와 그 파생물들을 금지하는 조항이 포함된 국제아편협약International Opium Convention을 승인 및 비준했는데, 이러한 형태의 대마 금지는 현재까지도 국제적으로 지속되고 있다. 그로부터 몇 년 후 1928년, 영국에서 대마가 금지됐다.

1930년대 중반까지 대마는 미국 48개 주 모두에서 금지됐으며, 미국약전(USP: U.S. Pharmacoopeia)에 약으로 등록되긴 했지만 사실상 이용이 불가능했다. 이후 미국 연방정부도 1937년 마리화나 세법으로 대마를 금지했다. 조세법 청문회에서 AMA(American Medical Association) 입법 위원인 윌리엄 우드워드William C. Woodward 박사는 미 공화당 하원 세입위원회에 "이 약물에는 불리한 법으로 막아서는 안 되는 잠재적 가능성이 존재한다. 의학 전문가들과 약학자들은 적합하다고 판단될 때 이 약물의 사용을 발전시켜 나갈 수 있어야 한다"고 주장했다. 결국 우드워드 박스와 AMA의 반대 의견은 묵살되었다.

20세기 중엽에는 대마와 그 추출물들에 대한 인식이 안전하고 효과적인 의약품에서 위험한 마약으로 바뀌어 있었다. AMA는 마리화나 세법이 통과된 후 5년 동안 USP에서 대마 의약품이 제거되는 데 계속 반대했지만, 1942년 결국 이것은 삭제되고 만다. 대마는 이후 75년이 넘게 USP에서 계속 사라졌으며 2016년에 이르러서야 UPS는 약초 대마 추출물이 약국으로 돌아갈 수 있는 심의 과정을 시작했다. 2차 세계대전에서 1960년대 초반까지 대마는 위험한 마약이라는 맥락에서만 연구가 이루어졌다.

대마 연구의 '현대적' 과학 시대는 1964년 대마에 있는 중요한 정신 작용 성분인 델타9 테트라하이드로카나비놀tetrahydrocannabinol, 즉 THC를 발견하면서 열리게 된다. 이 투명하고 노랗고 아무 맛도 없는 수지성 액체 구조를 처음 밝혀내고 합성한 이들은 이스라엘의 웨이즈맨Weizamann 과학연구소의 연구원이었던 라파엘 머슐럼과 예키엘 가오니였다.

국제 조약

1961년 발표된 '마약성 약품에 대한 단일 협약Single Convention on Narcotic Drugs'은 대마, LSD, 코카인 및 헤로인 등 전 세계적으로 금지된 약물의 생산 및 공급을 규제하는 주요 국제 조약이다. 이 조약에서는 서명 국가들이 단일 협약의 조항에 부합하는 법률을 통과시키도록 요구하고 있다. 여기에 동의할 경우 의료 및 연구 목적으로 정해진 의약품의 생산과 공급만을 명시적으로 허용하게 된다.

정부 관료들은 국가나 주 차원에서 대마 법을 개선하기 위해서는 먼저 이 조약을 수정할 필요가 있다고 주장하는 경우가 많다. 전 세계의 여러 서명 국가들이 최근 이 조약에 위반하여 대마 사용을 합법화하고 있는 추세이기 때문에, 이 협약은 결국에는 개정될 수밖에 없을 것으로 보인다. 하지만 2016년 세계 마약 문제에 관한 유엔총회 특별 회의에서 이 문제는 무시된 채 넘어간 바 있다.

라파엘 머슐럼

라파엘 머슐럼Raphael Mechoulam 박사는 1960년부터 이스라엘에서 카나비노이드를 연구해 왔으며, 그의 작업의 상당 부분은 미국국립보건원(NIH: National

Institutes of Health)의 후원을 받았다. 1940년 카나비디올CBD이 멕시코 대마와 인도 해시시 표본에서 처음으로 분리되긴 했지만, 머슐럼이 1960년대 초반에 카나비노이드 연구를 시작하기 전까지 25년 동안 CBD에 대한 연구는 더 이상 진척되지 못했다. CBD에 대한 연구를 기반으로, 그는 1964년 동료들과 함께 THC를 분리하고 그 구조를 밝혀냈다. 머슐럼은 계속해서 훗날 신체 자체의 카나비노이드로 입증된 두 가지 '최상의 후보' 분자들을 식별해 냈는데, 소위 엔도카나비노이드endocannabinoid라는 물질들이다. 2016년 머슐럼은 카나비디올의 반합성 불소화 유도체 발명에 대한 논문을 발표했는데, 의약품으로서의 장래가 기대되는 대목이다.

대마라는 식물에 대하여

대마는 삼과Cannabaceae에 속하는 식물이다. 이 작은 식물군은 꽃을 피우는 식물들로 이루어져 있으며, 북반구 온대 지역에서 유래된 듯하나 전 세계적으로 확산돼 왔다.

삼과에 속하는 식물로는 대마 외에 두 가지 종의 홉hop이 있는데, 이들 중 암꽃은 맥주를 만드는 데 사용된다. 홉의 잎은 대마와 마찬가지로 손가락 달린 손바닥 모양을 하고 있다. 최근에 삼과는 그 범위가 확장되어 70종의 하크베리hackberry를 포함하고 있는데, 이들은 이전에는 느릅나무가 속한 느릅나무과로 분류되던 것들이었다. 하크베리는 그 사촌인 홉이나 대마와 마찬가지로 톱니 모양의 잎을 만들어낸다.

대마가 두 가지 종인지(Cannabis Sativa와 Cannabis Indica), 아니면 두 개의 아종(Cannabis Sativa subs. Sativa와 Cannabis Sativa subsp. indica)으로 된 하나의 종인지에 대해서는 지금까지도 논란이 되고 있다.

두 진영은 모두 사티바가 더 많은 CBDA와 1%가 적은 THCA를 만들어내는 반면 인디카는 식물의 상단 부분에 포함된 THCA 성분이 1% 많으며 이는 건조 중량의 30%에 달할 수 있다고 주장하고 있다. 이들의 공통적인 의견은 인디카와 사티바가 모두 약물 대마 품종을 구분하는

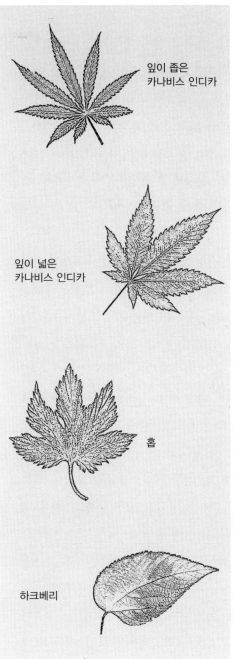

잎이 좁은
카나비스 인디카

잎이 넓은
카나비스 인디카

홉

하크베리

데 잘못 사용될 수 있다는 것이다. 사티바는 열대 기후에서 나오는 잎이 좁고 키가 큰 약물 품종을 묘사하는 데 사용되는 한편, 인디카는 아프가니스탄과 파키스탄에서 나오는 잎이 넓고 키가 작은 약물 품종을 묘사하는 데 사용되기 때문이다.

수지 생산용으로 북인도와 네팔에서 재배돼 온 전통적인 대마 품종(해시시hashish)은 키가 2m를 거의 넘지 않는데, 이는 해시시를 비벼서 수지를 수집하기 쉽게 하기 위해서다.

중앙아시아의 체질 해시시 생산에 사용되는 품종들은 키가 좀 더 큰 경향이 있다. 남미, 중미, 북미 및 동남아시아에서 꽃송이 때문에 선택되는 약물 대마 재배종은 3.7m가 넘으며, 베트남 달랏 근방의 재배종들은 6m 이상에 달한다.

모든 것을 위한 대마

대마는 진정한 다용도 식물이다. 매우 튼튼한 대마 섬유는 수천 년 동안 헴프 천과 종이를 만드는 데 사용돼 왔다. 바이킹은 헴프를 이용해 스칸디나비아에서 노바스코샤까지 가는 배의 돛을 만들었다. 베시 로스Betsy Rosss는 최초의 미국 국기를 헴프 천으로 바느질했다고 한다. 미국의 독립선언서는 헴프 종이에 적혀졌으며 독일 마르크(지금은 사용하지 않는 독일 화폐)는 한 때 헴프 종이에 인쇄됐다. 네덜란드에서는 헴프 줄기를 부수기 위해 풍차를 제작하는 경우도 많았다.

앞서 말했던 것처럼 대마가 처음 인간의 관심을 끌었던 것은 식량 공급원으로서의 잠재력 때문이었을 것이다. 대마씨(헴프시드, 엄밀히 말하자면 씨앗이라기보다 열매에 가깝다)는 불포화지방과 필수 지방산, 그리고 단백질이 특히 풍부하다. 이러한 성분으로 인해 대마씨는 건강보조식품(사람의 건강에 순수하게 영양학적으로가 아닌 다른 어떤 방식으로 도움이 되는 식품)으로 인정받고 있으며, 사실 헴프시드는 아시아 문화권에서 3천 년 동안 음식과 약으로 사용돼 왔다. 미국의 대대적인 대마 제품 금지에도 불구하고 헴프시드는 미국 규제 당국과의 법정 투쟁에서 승소하여 지난 20년 동안 미국에서 식품으로 허용되고 있다.

대마 수지가 약물로 이용되는 것은 의약용이나 정신활성 용도 모두 카나비노이드와 테르펜terpene이 들어 있기 때문이며, 대마의 품질 개량은 이러한 수지 생산에 유리하도록 촉진돼 왔다. 약물 생산량을 늘리기 위한 품질 개량 노력의 일환으로 전 세계 지역에 따라 매우 다양한 대마 약물 화학형이 만들어졌는데, 대부분의 재배종이 THC만을 만들어내고 몇몇은 THC와 CMD를 만들며, 다량의 CBD만을 만들어내는 품종은 훨씬 더 적다. 그리고 CBG, CBC 혹은 프로필기인 THCV

와 CBDV를 주로 생산해내는 품종의 수는 믿을 수 없을 정도로 얼마 되지 않는다.

실내 재배와 실외 재배, 어느 것이 나은가?

의료 대마가 약으로 더 나은 효험을 발휘하는 데 있어 실내 재배와 야외 재배를 두고 서양 세계 전역에서 논쟁이 급격히 번지고 있다. 확인되지 않은 증거에 의하면, 여러 대마 품종들, 특히 CBD가 지배적인 품종은 전체 스펙트럼과 집중적인 태양 광선을 받아야만 최대한의 오일 함량과 최적의 의학적 효과를 볼 수 있는 화학작용을 일으킬 수 있다고 한다. 의약 대마의 야외나 온실 재배를 금하는 관할권의 경우 오일 함량이 높은 대마를 찾는 환자들에게 우호적인 편이 못 된다. 통제되는 환경 안에서의 실내 재배는 방대한 양의 온전한 트리콤trichome을 가진 작고 순수한 형태의 식물을 연간 5모작으로 생산할 수 있다. 야외 재배는 일반적으로 매우 큰 식물을 1모작으로 생산하며, 여기서 각각의 대마 식물은 2.3kg 이상의 말린 꽃들을 생산할 수 있다. 야외 재배에는 좋은 태양과 물, 배수가 잘되는 토양, 그리고 합리적인 유지 보수가 필요하다. 실내 재배에는 강도 높은 조명과 수경재배 장비나 흙 화분, 환경 제어, 그리고 지속적인 감시가 필요하다. 해충은 실내에서 제어하기가 더 힘들다. 따라서 이들을 통제하기 위한 예방 조치가 매우 중요하다.

의료 대마 재배의 미래는 실내와 실외의 혼합 형태인 온실이라 볼 수 있다. 대마는 적절한 조건을 갖춘 온실에서 재배될 때 번창한다. 질 좋은 온실 대마의 정유essential oil와 카나비노이드 함량은 다른 어떤 재배 환경에서보다도 뛰어나다. 온실 재배는 전통적인 실내 재배보다 훨씬 더 환경친화적일 수 있다.

대마의 성별

대마는 자웅이주, 즉 암컷과 수컷이 각자 다른 식물에서 꽃을 피운다. 대마가 자웅이주라는 언급은 544년에 완성된 현존하는 최초의 농경 문서인 〈치민요수齊民要術〉에 등장하는데, 이 책은 종의 분화에 대한 중요한 작업으로 인정받고 있으며 훗날 다윈에 의해 언급되기도 했다. 자웅이주는 감탕나무, 은행나무, 대추야자, 아스파라거스, 시금치 등과 같은 식물에서도 나타난다. 이와 대조적으로 대부분 꽃이 피는 식물들은 같은 식물에 암컷과 수컷의 번식 기관이 모두 존재함으로써 동계교배와 자가수분을 줄이는 메커니즘이 발달돼 있다. 대마는 더욱 폭넓은 유전적 다양성을 취하기 위해 두 개의 성으로 진화됐을 가능성이 있다. 성에 대한 분자의 유전적 표지가 대마 안에서 식별되기 때문에 가시적인 신호가 관찰되기 이전에 성별 확인이 가능하다.

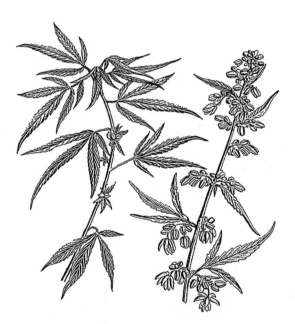

엄밀히 말하면 '수컷' 대마 식물은 '암컷' 식물의 난소에서 자라며 작은 암컷 식물을 살찌우는 소위 꽃가루라는 작은 이동성 수컷 식물을 생산한다. 암컷(왼쪽)은 꼬투리를 만들며 수컷(오른쪽)은 수정을 위해 꽃가루가 가득 찬 주머니를 만든다.

대마는 한 해 안에 그 수명 주기를 완료하는 한해살이 식물이다. 대부분의 대마씨는 심은 지 3일에서 7일 사이에 발아한다. 생명 주기의 처음 3개월 동안 대마는 빠른 성장 단계를 거쳐 최적의 광합성을 할 수 있는 잎의 크기를 만들어낸다. 식물 성장 단계 이후 하지를 기점으로 밤이 길어지면 암대마와 숫대마 안에서 개화 주기가 촉발된다. 밤이 길어지는 것에 반응해서 이렇듯 개화하는 과정을 광주기성이라 부른다. 이는 1912년 일본 홉과 헴프를 연구하던 투르노아에 의해 최초로 발견되었다. 훗날 과학자들은 이 식물에서 생성되는 광수용체 단백질이 하루 동안의 변화를 감지한다는 사실을 밝혀냈다.

위도에 따라 대마의 개화에는 10~12시간의 밤이 필요하다. 꽃을 피우는 대마는 식물이 번식을 위해 대사 자원을 이동시킴에 따라 몇 안되는 작은 잎들을 생성한다. 보통의 암대마는 수백 개의 작은 꽃들을 피운다. 이 꽃들은 식물의 꼭대기에서 스페인어로 '콜라cola'라고 하는 거대한 덩어리로 모여 있다. 태양 아래서 재배되는 암대마의 콜라들은 수확기에 1.2m를 넘기도 한다. 대마 재배에 대한 뛰어난 전문 자료로는 조지 밴 패턴(필명은 호르헤 세그반테스)의 『대마백과The Cannabis Encyclopedia』를 강력히 추천한다.

암대마의 개화와 수확

19세기 초 인도에서는 수분 되지 않은, 씨앗이 없는 암대마의 꽃에 더 많은 약물 수지가 있고, 따라서 더 많은 카나비노이드와 테르펜이 함유돼 있다는 사실이 발견됐다. 암컷을 수분할 수 있기 전에 수컷을 도태시키는 인도의 기술로 수정되지 않은 씨 없는 암대마 꽃, 간자ganja

가 탄생했다. 인도 벵골 지역의 대마밭에서는 꽃가루를 풀기 전에 숫대마 식물들을 가려낸 다음 박멸 대상으로 표시하도록 포다르poddar라는 전문가들을 고용했을 것이다.

간자 방식은 에너지와 대사 자원을 종자 생산으로 돌리는 대신, 수정되지 않은 암대마 식물이 수분을 기다리는 동안 계속해서 많은 양의 수지를 생산해 낼 수 있게 해준다. 1834년 노예제 폐지 이후 인도의 도제 노동자들이 자메이카로 약물 대마를 나르긴 했지만, 이들이 씨 없는 대마를 재배하는 기술을 썼는지 아닌지는 밝혀지지 않았다.

인도의 간자 기술은 미국에 와서 "씨가 없다"는 뜻의 스페인어에서 나온 신세밀랴sinsemilla란 이름으로 불렸다. 1960년 캘리포니아에 소개되면서 이 기술은 미국 약물 대마의 품질과 심미적인 매력을 급격히 향상시켰다. 미국에서 신세밀랴의 동향을 진정으로 포착해낸 것은 도날드 에이버리와 톰 건델핑거 오닐이 짐 리차드슨과 애릭 우즈란 가명으로 낸 『신세밀랴: 마리화나 꽃Marijuana Flowers』이란 책이었다. 1971년 배포 금지조치를 받은 이 책은 미국에서 1970년대 중반에 생산되고 있던 잎이 좁은 고품질 대마의 다양한 품종들에 대해 최고의 사진 자료를 남겼는데 이들 가운데 오늘날 실제로 재배되고 있는 것은 아무것도 없다.

1970년대 중반 미국의 서부 연안에서 최초의 신세밀랴 작물이 생산됐을 때 이들은 온스당 최고 200달러(2017년 현재 900달러 상당)라는 엄청난 가격을 호가했다. 씨 있는 상용 멕시코산의 온스당 가격이 10달러, 고급 콜롬비아 금이 40달러였던 시절이었다. 1970년대 대마 전문가 중 몇몇은 씨 없는 대마의 효능이 얼마간 과장돼 있음을 알리기도 했다. 저명한 전문가이자 에세이스트인 론 로젠바움Ron Rosenbaum은 신세밀랴 생산을 공장에서 양식되는 닭에 비유하며, 식물이 인위적이고 스트레스가 많은 조건에서 재배된 결과라고 꼬집었다.

오늘날 씨 없는 약물 대마의 생산은 오일과 카나비노이드의 함량이 현저히 높아졌다는 이점과 함께 작은 약점 하나를 안고 있는데, 그것은 바로 씨 없는 작물은 종자가 아닌 '클론clone'으로부터 만들어진다는 것이다. 클론은 식물로 말하자면 '모주mother plant'로부터 잘라내 얻은 것들을 의미한다. 약물 대마를 클론으로부터 키우면 작물의 균일성은 향상되지만, 씨앗에서 증식되는 식물의 자연적인 활력과 번식으로부터 오는 품종 개량의 기회가 모두 사라진다. 클론과 모주 병행 방식을 사용해 수십 년 동안 어느 정도까지 약물 대마의 생명을 보존할 수 있었지만, 사고와 금지령, 그리고 열악한 재배 기술로 클론 품종들 상당수가 초기에 소실됐다.

21세기로 접어들면서 미국, 이스라엘, 영국, 오스트리아 및 캐나다 등지에서는 조직 표본에서부터 대마 식물을 번식시키고 우량의 클론 라인을 보존하는 조직 배양 기술이 점차 성공을 거두고 있다. 조직 배양에서는 새로운 새싹이나 뿌리를 만들어내기 위해 식물 조직 표본의 세포를 유도하는데, 여기에는 식물 호르몬이 사용되는 경우가 많다.

이러한 연구는 1980년대 초 중국에서 섬유 대마 품종을 이용해 처음 시작되었다. 대마의 조직 배양은 또한 '인공 씨앗'을 만드는 데도 사용될 수 있는데, 이는 미시시피 대학의 헤만트 라타 박사가 이끄는 연구팀에서 일궈낸 뛰어난 업적이다. 미시시피 연구팀은 대마 조직 배양과 진보된 번식 기술에 관한 일련의 논문들을 발표하기도 했다.

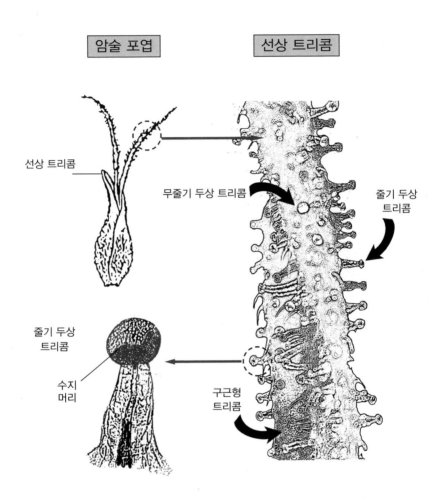

| 암술 포엽 | 선상 트리콤 |

선상 트리콤

무줄기 두상 트리콤

줄기 두상 트리콤

줄기 두상 트리콤

수지 머리

구근형 트리콤

대마 식물은 네 가지 다른 형태의 트리콤을 생성하는데, 여기서 구근형, 무줄기 두상, 줄기 두상 등 세 가지만 의료용으로 사용된다. 가장 가치가 높은 것은 줄기 두상 트리콤이다.

수지의 의학

다른 많은 약용 식물과 마찬가지로 대마 식물은 수지 기름을 분비하는 트리콤이라는 특수한 털을 생성한다. 트리콤은 주로 보호와 종자 분산, 그리고 가끔씩 식물의 성장을 돕도록 진화돼 왔다. 암대마 식물은 꽃망울에서 풍부한 수지를 생성하는 줄기 두상 선상 트리콤을 만들어 내며, 이런 트리콤의 끝에서 테르페노이드, 지방, 그리고 카나비노이드가 분비된다.

수분 되지 않은 암대마 식물은 그 수지 안에 수컷 또는 수정된 암대마보다 훨씬 더 많은 농도의(최고 20배) 의학적 화합물을 생성한다. 이런 꽃뭉치 안의 각각의 작은 대마꽃은 포엽bract이라는 하나의 말린 잎으로 이루어져 있으며, 각각의 대마 포엽은 방대한 수의 작은 트리콤으로 뒤덮여 있다.

확대해 보면 트리콤은 마치 골프티 위에 골프공을 얹어 둔 형상이다. 여기서 골프공은 트리콤의 수지 머리로, 트리콤 줄기 끝의 분비 세포로부터 분비되는 기름으로 가득 찬 미세한 큐티클 왁스 풍선이다. 수지가 트리콤의 끝부분을 통해 분비되는 이유는 그 분비물이 식물의 잎 조직 세포에 유해하기 때문이다.

수지 머리가 터지면 무취의 카나비노이드와 테르펜이라는 강렬한 향의 화학 물질이 방출되는데, 테르펜의 경우 대마의 향과도 관련이 있으며 THC의 효과를 조절해준다. 트리콤은 또한 대마 식물의 가장 섬세한 조직이기도 하다. 그리고 트리콤 머리에는 대부분의 의약적 성분이 다 들어 있기 때문에 파열되지 않도록, 그래서 그 내용물이 산화하지 않도록 매우 조심스럽게 다루어야 한다.

트리콤 줄기 끝에 있는 수지 머리의 크기는 헴프 및 약물 대마 품종에 따라 다양한데 약물 대마의 수지 머리가 상당히 더 큰 편이다. 스몰과 언스트, 그리고 나레인은 약물 품종 꽃의 건조 표본 연구에서 수지 머리 크기를 40~210미크론으로 기록했다(인간 머리카락의 평균 직경은 50미크론). 섬유 품종의 경우 40~100미크론이다. 가장 큰 트리콤들(200미크론 미만) 중 일부는 빅서 홀리 위드Big Sur Holy Weed, 체리 라임에이드Cherry Limeade, 아시안 판타지Asian Fantasy, 제타Zeta, 다이나켐Dinachem 등 우량 약물 품종에서 생성되고 있다.

수지 머리와 트리콤 줄기 사이에는 이탈층이 있어 대마 수확 후 줄기에서 수지 머리를 쉽게 떼어낼 수 있다. 말린 대마를 미세한 스크린망을 이용해 아주 작은 수지 머리만 통과시킴으로써 작은 공 모양의 대마 수지들을 모을 수 있다. 아니면 얼음물에 대마를 휘저어 트리콤을 부서지기 쉬운 상태로, 즉 줄기와 머리가 쉽게 떨어져 나갈 수 있게 한 다음 스크린 망을 이용해 수지 머리를 물에서 걸러낼 수도 있다.

대마 식물이 귀중한 수지를 분비하는 이유에 대해서는 다소 논쟁의 여지가 있는데, 우선 카나비노이드가 식물의 생식 조직을 햇빛에 의한 손상으로부터 보호하는 자외선ultraviolet 필터 역할을 한다는 주장이 있다. 한편에서는 수지가 곤충이나 방목 동물에게 먹히지 않도록 보호하는 역할을 한다고 강력히 주장하고 있다. 타우라Taura 같은 전문가들에 따르면, 어린 식물과 성장한 식물의 수지에서 각각 축적되는 CBCA와 THCA 카나비노이드산의 강한 세포 독성이 병원체의 공격에 의한 식물 손상을 막아주는 방어 시스템 역할을 한다고 한다.

의료 대마에 대한 미신과 사실

IACMInternational Association for Cannabinoid Medicines의 최근 설문 조사에 따르면, 대마를 약으로 사용하는 사람의 대부분은 고통이나 신체적인 불편(요통, 상해나 사고 후 통증, 편두통 등) 증상을 완화시키기 위해 찾는다고 한다. 여기에는 수면 장애, 우울증, 신경병, 다발성 경화증 등도 포함된다. 이런 증상을 겪는 사람들 중에는 대마를 사용해서 그 효과를 확실히 본 사람들도 있고, 별로 효과를 보지 못한 사람들도 있다.

사용인가, 남용인가?

대마는 지구상에서 가장 흔히 남용되는 약 중에 하나로 종종 거론되곤 하는데, 이는 오해를 불러일으키는 말이다. 적법한 약물을 잘못 사용하는 것과 불법 약물을 남용하는 것에는 좋지 못한 공통점이 있다. 적법 약물과 불법 약물 모두가 합리적으로도 비합리적으로도 사용될 수 있다는, 즉 둘 다 잘못 사용될 수 있다는 점이다. 약물을 구성하는 분자들은 좋지도 나쁘지도 않다. 대마가 완전히 안전하며 어떠한 해도 끼치지 않는다는 주장은 대마가 의학적으로 아무 소용이 없다는 주장과 마찬가지로 비합리적이다. 실제로 대마는 의약적으로 사용 가능하며, 제대로 알고 사용하지 않을 경우 해를 입을 수 있다.

대마에 대해 알지 못했던 것들을 파악하는 일은, 우리가 알고 있는 것을 사용하는 만큼이나 중요하다. 대마는 특정 형태의 암을 치료하는 데 효과적일 수도 있을 것이다. 그렇다고 해서 이것이 암의 치유법인가 하면 그렇지는 않다. 치유법이라고 하면 암 환자가 최소한 5년 동안은 암에서 자유로울 수 있게 해주어야 한다. 대마가 암을 치유할 수 있다는 사실은 현재까지 입증된 바가 없다. 암은 복잡하다. 암은 하나의 질병이 아니며 수십 가지 질병이 암이라는 하나의 단어 아래 모여 있다. 어떤 한 식물이 암의 수수께끼를 다 풀어줄 수 있다고 기대하는 것 자체가 말이 되지 않는다. 대마는 확실히 특정 암에 대해서 효과 있는 치료책이 될 수도 있지만, 여기에는 더 많은 연구와 증거가 필요하다.

인간은 수백 년간 의약 대마를 사용해 왔지만, 대마를 약으로 사용하는 데는 매우 신중한 접근이 필요하다. 그동안 인간은 다양한 전통 약제들을 부적절하게 사용해 왔으며, 그 과정에서 무심결에 스스로를 해쳐 왔기 때문이다. 비소의 경우 18세기에는 거의 모든 의사가 약으로 권했다는 사실을 기억할 필요가 있다. 대마 성분들의 약리학과 이들이 서로 간에 어떻게 상호작용하는지에 대해서는 아직 배워야 할 것들이 너무도 많다.

IACM의 2009~2010년 대마 사용에 대한 국제 조사 결과. 의약 대마를 이용해 가장 많이 치료하고 있는 질병과 환자들이 가장 많이 찾고 있는 증상들.

질병과 치료 중인 환자 수	
ADHD나 과잉활동 33	홍반 루푸스lupus erythematosus 4
알레르기 7	생리통menstrual pain 5
루게릭병 1	두통이나 편두통 33
불안 장애 38	다발성 경화증 39
관절증이나 퇴행성 관절염 35	신경통 9
천식 15	신경피부증 2
자폐증 4	신경 장애 23
요통 113	강박 장애 7
베르테레프 병Bechterew disease 6	골다공증 2
조울증 13	상해나 사고로 인한 통증 59
암 14	파킨슨 병 2
항암 화학요법 7	환상지통 7
만성 폐쇄성 폐질환 6	소아마비 증후군 3
크론병이나 궤양성 대장염 17	외상 후 스트레스 장애 31
알코올, 아편 등의 의존증 14	하지 불안 증후군 3
우울증 64	류마티스 관절염 19
뇌전증 15	조현병이나 정신병 7
섬유근육통 33	척추측만증
위염이나 위궤양 5	수면 장애 66
녹내장 10	척추손상 22

머리 · 뇌 손상 4	이명 1
간염 23	투렛 증후군 3
HIV/AIDS 28	삼차 신경통 1
과민성 대장 증후군 13	

증상과 완화를 원하는 환자 수	
분노 174	과민성 22
식욕 감퇴나 체중 감소 102	메스꺼움이나 구토 22
방광 질병 8	악몽 6
호흡 곤란 14	소양증 · 가려움증 –
만성 염증 35	발작 7
만성 통증 278	수면 장애, 불면증 49
우울증 50	경련 28
설사 8	경직 10
전신 권태 17	야간 발한 3
과잉활동 22	틱증 1
발기부전이나 성욕 감퇴 3	수전증 1
정신 불안 22	

대마의 화학적 생태학 – 시너지 효과에 대하여

에단 루소Ethan Russo, 존 맥파틀랜드John McPartland, 지오프리 가이Geoffery Guy 등의 의사와 약학자들은 지난 수십 년간 대마 식물의 화학적 생태학을 연구해 왔다. 맥파틀랜드와 가이는 인류가 신체의 엔도카나비노이드 시스템과 안전하고 효과적으로 상호작용할 수 있도록 선택된 대마 품종을 번식시켜 왔다는 '공진화 가설coevolution hypothesis'을 발표했다. 이 가설에 따르자면 아마도 인체는 뇌줄기에서 카나비노이드 수용체가 덜 나오도록 진화됐을 것이다. 그렇지 않았다면 카나비노이드를 과다 투여 했을 때 뇌줄기 내의 호흡 중추 기능이 저하돼 아편 과다 투여 때와 마찬가지로 치명적일 수 있기 때문이다.

하지만 대마 식물은 카나이보닌드와 테르페노이드의 측근 환경을 만들어, 서로의 영향을 명확하게 조절하고 하나의 부작용을 줄이면서 동시에 다른 성분의 효능을 높이는 경우가 많다는 게 지금까지의 정설이다. 라파엘 머큘럼은 THC나 CBD 같은 카나비노이드들 사이에 '측근 효과entourage effect'라는 시너지가 있음을 최초로 주목했다. 카나비디올(CBD)은 테트라하이드로카나비놀(THC)에 의해 유발될 수 있는 불안을 감소시키고 많지 않은 THC에도 생길 수 있는 건망증을 줄여준다. 에단 루소는 호타팜Hortapharm에서 있었던 데이비드 왓슨과 롭 클락과의 공동연구에서 테르페노이드와 카나비노이드 사이의 측근 효과를 처음 주목하고 연구함으로써 전설적인 (하지만 발표되지 않은) 〈테르펜 도전기terpene challenge〉를 남겼다.

일부 대마 품종에서 생성되는 테르펜인 피넨은 기억이나 학습과 연관된 뇌조직인 해마 안에 있는 아세틸론린의 효소 대사를 억제함으로써 THC로 인한 단기 기억 손상을 줄여주는 것 같다. 하지만 연구 결과 피넨만으로는 기억 보호 효과를 발휘하기에 너무 약할 수 있으며, 아마도 식물 내 다른 화합물과의 시너지 작용을 통해 THC의 기억 상실 효과로부터 기억을 보호하는 것으로 추정된다. 대마 식물에서 이미 발견된 의약적인 관점에서의 화학적 시너지 가능성은 놀랄 만큼 많으며, 덕분에 연구원들은 향후 최소 10년간은 매우 바빠질 것 같다.

변화의 물결

대마는 놀라울 정도로 독이 없는 물질이다. 하지만 대마에 의해 생성된 화합물들은 우리의 몸 안에서 생리적인 변화를 통제하고 조절하는 주요 조절 분자를 모방한다. 특히 엔도카나비노이드 시스템(ECS: 대마가 상호작용할 때 이용하는 시스템.)은 통증, 식욕, 면역 기능 등 수십 가지의 생리적 변화를 조절하는 데 있어 핵심적인 역할을 하는 듯하다. ECS에 대한 연구는 새롭고 매우 빠르게 진행되고 있어 향후 10년간 중요한 또 다른 발견이 나올 가능성이 매우 크다.

최근까지 미국의 의약 대마 이용 환자들이 구할 수 있는 정보는 공식적인 의약 연구가 아닌 마리화나 지하 세계로부터 흘러나오는 것들이었다. 이러한 상황은 변하고 있긴 하지만, 대마 과학의 발전 속도를 따라잡지 못하고 있다. 대마 금지법으로 인해 대마의 의약적 이용은 현대의 의료 행위와 막대한 격차가 생기게 됐다. 지금의 의사들은 대마가 효과적인 약이 될 수 있다는 사실을 배우지 못했으며, 대마가 중독성 약물이라는 가르침만 받았다. ECS는 비교적 최근인 1980년대 후반에 발견됐기 때문에 생리적 과정에서 ECS의 조절 역할에 대해 배운 의사들은 극소수에 불과하다.

대마를 약으로 이용하는 환자가 자기 약에 대해 의사보다 더 많이 알고 있는 경우가 많은데, 이러한 현상은 대마의 의약적 용도 연구를 감독하는 미국 정부 기관인 NIDA(National Institute on Drug Abuse: 국립약물중독연구소)에서 불과 최근까지 대마가 어떠한 의약적 용도도 없다는 입장을 견지하도록 지시한 데서 비롯됐다. 대마의 의약 효과에 대해 터놓고 토론하는 연구는 사실상 진행되기 어려웠으며, 이것은 과학의 정치화가 불러온 결과에 다름 아니다. 하지만 CBD와 같이 정신작용이 없는 카나비

노이드의 치료 효능으로 인해 상황은 변화의 조짐을 보이고 있다. 1960
년대 이래로 연구에 대한 규제 완화를 지지해 온 사람들이 많긴 했지
만, 오래지 않아 대마 연구의 족쇄가 느슨해질 수 있는 모든 가능성이
열리고 있다.

대마와 어린이, 그리고 애완동물

아이들을 약물의 위험에서 보호하려면 좋은 의도와 잘못된 판단이라
는 지뢰밭을 지나야 한다. 어떤 약물이 아동에게 적절하고 안전한지는
쉽게 답할 수 있는 문제가 아니다. 최첨단 뇌 스캔을 받고 있는 환자에
게서 리탈린과 코카인을 구분하지 못하는 신경학자들이(이들의 위치와 작용
방식은 거의 동일해 보인다) 어린 환자에게 정신작용 약물을 투여하는 데 있
어서의 이점과 위험에 대해 명확히 설명하기란 더더욱 힘든 일이다.

그렇다면 의료 대마와 아이들은 어떨까? 대마의 다른 모든 의약적 이
용에서와 마찬가지로, 여기에 답하려면 아동과 청소년 발달에 미치는
카나비노이드의 영향에 관한 실제 증거에 해박하고 사려 깊은 의사가
필요하다. CBD라는 완충재가 없는 THC 중심의 대마는 뇌 발달 과정
에 영향을 미칠 수 있다는 증거가 있다. 그러나 CBD나 CBDV 같은 대
마 내 성분은 특정 난치성 소아 간질을 치료하는 데 큰 효과를 보일 수
있으며, THC의 특정 부작용으로부터 뇌를 보호할 수 있다는 증거 또한
존재한다. 해답은 무엇일까? 간단한 한 가지 해답은 없다. 하지만 아무
리 어렵다 하더라도 그 책임은 부모와 담당 의사가 져야 할 것이다.

애완동물의 경우 자신들에게 좋은 것이 반려동물에게도 다 좋다고
생각하는 사람들이 있는데, 잘못된 생각이다. 고 THC 대마 제품은 개

나 고양이를 죽이지는 않지만, 일시적으로 마비시켜 방광 제어 능력을 잃게 만들거나 동물을 극도로 혼란스럽게 만들 수 있다. 개나 고양이, 설치류 등은 뇌에서 균형감각, 자세 및 기타 운동 기능을 제어하는 소뇌 부분에 더 많은 CB1 엔도카나비노이드 수용체를 갖고 있는데, 이 때문에 이런 동물에게 THC와 같은 CB1 작용제를 다량 투여했을 경우 긴장형 분열 증세를 보일 수 있다.

그렇다면 과연 동물에게 의료 대마를 사용할 수 있을까? 가능성은 매우 높다. 전 세계적으로 극소수의 수의사들이 현재 반려동물에게 의료 대마, 특히 CBD 함량이 높은 품종에서 추출된 것들의 사용 가능성을 연구하고 있다. 동물의 종류에 따라 효과는 매우 다양할 수 있기 때문에 동물 치료를 위해 대마약을 사용하기 전에는 반드시 수의사와 상담해야 한다.

몸 안에서의 대마 작용

대마 식물은 120가지의 식물성 카나비노이드를 비롯해 700가지가 넘는 다양한 화학적 화합물을 생성하지만, 이들 중 상당량이 생성하는 화합물은 50가지가 채 되지 않는다. 나머지 대부분의 화합물은 미량으로 발견되는 대사 산물이나 분해 산물들이다.

가장 잘 알려진 대마 화합물은 식물성 카나비노이드(파이토카나비노이드 phytocannabinoid)인 테트라하이드로카나비놀, 즉 THC이다. THC는 대마가 만들어내는 놀라운 화학 생태계의 일부에 불과하며, 이 생태계는 수십 가지의 의약 활성 물질로 구성돼 있다. 따라서 THC나 CBD 같은 어느 한 가지 대마 화합물이 의약적으로 가장 가치가 있다는 것은 오판이다.

약초 대마나 홀플랜트whole-plant 추출물의 대마 화합물은 시너지 효과를 발휘하여 흔히 말하는 '측근 효과'를 전달하는 경향이 있다. 대마 품종에 따라 의약 효과가 달라지는 것은 이런 품종들에 의해 생성되는 활성 화합물의 비율이 다양하기 때문이다. 효능과 구성이 서로 다를 뿐만 아니라, 복잡한 측근 시너지 효과와 이러한 대마 성분을 신체가 대사시키는 과정 등으로, 약초 대마의 효능을 완전히 이해하기란 보통 어려운 일이 아니다.

대마가 약으로서 어떻게 작용하는지 기본적으로 이해하기 위해서는 무엇보다 대마약의 다양한 구성 성분들이 체내의 어디서 어떻게 흡수, 분포, 대사, 배설, 저장되는지를 파악하는 게 중요하다. 하지만 이러한 이해는 과학적 관점에서 볼 때 움직이는 표적과도 같다. 몸이 대마약에 어떻게 반응하는지(대마의 약물동태학pharmacokinetics이라고 부른다), 그리고 대마약이 신체에 어떻게 작용하는지(약력학pharmacodynamics)에 대해 현재 알려진 바가 많지 않기 때문이다.

대마약의 흡수

연기나 증기 상태로 흡입된 대마의 THC는 섭취 후 6~7분 이내에 최고 혈장 농도에 도달한다. 연기에서 나오는 THC는 흡입 후 수 초 동안 혈류에서 검출된다. 연기나 증기로 THC를 흡입하는 환자의 능력은 학습되는 것으로 보이는데, 그 이유는 숙련된 사용자의 경우 비정기적인 사용자보다 흡수율이 두 배 이상 효율적이기 때문이다. 흡입한 대마의 효율성은 흡입하는 양과 지속시간에 따라 달라진다. 대마 연기를 마시면서 숨을 참으면 흡수량은 늘지만, 민감한 폐 조직에 자극적인 타르가 축적되기 때문에 효율성이 떨어진다. 전자 베이프펜electronic vape pen으로 높은 함량의 테르펜 제제를 흡입할 때 숨을 참는 것 또한 폐를 자극할 수 있다.

구강 점막으로 투여할 경우 5~15분만 지나면 흡수와 발현이 시작되긴 하지만, 설하나 구강 점막 투여는 흡입식 투여만큼 효과적이지 않다. 구강 점막의 THC 최고 혈중 농도는 4시간 안에 도달하게 되며 CBD 같은 다른 카나비노이드는 약간 더 오래 걸린다. 테르펜은 테르펜과 베타핀넨beta-pinene, 시네올cineole, 알파터피네올alpha-terpineol, 리날룰linalool 등이 쉽게 흡수됐던 동물 실험에서 드러난 바와 같이 구강 점막을 통해 비교적 잘 흡수되는 편이다.

대마약을 삼키면 위장에서 느리고 일관성 없이 흡수되는데, 이러한 비일관성은 19세기에 인기 있었던 많은 경구용 대마 처방약들이 의사와 환자들 모두에게서 외면받게 된 이유로 종종 언급되기도 한다. 2시간 이내에 최대 혈장 농도에 도달하는 경우가 많긴 하지만, 일부 연구에서는 피험자들에게 최대 7시간이 필요하기도 했다. 또한 복용한 카나비노이드의 일부와 거의 모든 테르펜은 위산과 소화 효소에 의해 파괴된다. 그런 다음에는 카나비노이드가 혈류에 도달하기 전에 간이 이들을 대사해서 변형시키며, 이러한 간의 카나비노이드 흡수 및 대사작용을 1차 통과 효과(first-pass effect)라 부른다. 활성 요소들을 보호 분자 우리로 효과적으로 둘러싸는 사이클로덱스트린(cyclodextrin: 전분을 변형시켜 나오는 당분 고리)에 카나비노이드와 테르펜을 혼합시키는 것과 같은 제형 formulation 기법들을 이용하여 대마약의 위장 생체이용률을 증가시킬 수도 있다.

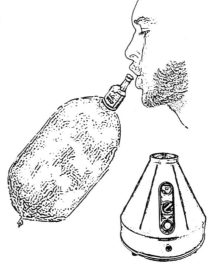

기화기 이용법: 필링 챔버(채움통)에 있는 건조 대마꽃을 뜨거운 공기가 통과해 지나가면서 생기는 증기가 챔버에 연결된 주머니에 모이면 이것을 흡입한다.

THC의 국소 요법은 어렵기도 하고 특별히 효과적이지도 않지만, THC를 적절한 베이스에 혼합해서 할 수 있다. 이런 방법은 골관절염 같은 염증 질환이나 건성 등의 피부 질환을 치료하는 데 사용되고 있다.

대마약의 대사작용

흡수된 카나비노이드의 90%는 혈장 내 단백질과 결합한다. 이들은 혈액을 타고 이동하기 때문에 결국에는 심장과 간, 지방 세포 등 혈관이 많은 조직에 분포하게 되며, 투여된 THC의 약 1%만이 뇌로 가는 길을 찾게 된다.

신체의 특정 기관은 THC를 대사물질이라고 하는 다른 분자들로 분해할 수 있다. 앞서 언급한 바와 같이 초기의 신진대사는 주로 간에서 일어나지만, 심장과 폐의 조직 내에서도 발생한다. 간이 THC를 분해할 때는 일반적으로 대사물질, 즉 11-히드록시-THC에 최소한 두 배의 중독이 있어 두 배의 지속 효과를 낸다. 결국 11-히드록시-THC는 더 많은 대사 과정을 거침으로써 비정신활성 대사물질non-psychoactive non-psychoactive metabolites로 변형된다.

몸에서 대마가 사라지는 시간

보통 섭취 후 약 50시간 이내에 THC와 그 정신활성 대사물질은 혈류에서 제거된다. THC의 비정신활성 대사물질은 과도한 사용자에게서는 몇 주까지 남아있을 수 있다. 결국, 이러한 대사물질들은 소변으로 약 30%가, 대변으로 70%가 배설된다 (구강 복용량의 5%는 변형 없이 대변으로 배설된다).

중성 대마 vs. 산성 카나비노이드와 생체이용률

대마 식물 내에서 THC 등의 카나비노이드들은 THCA와 같은 산성 형태로 존재한다. 건강한 신체의 경우 이런 카나비노이드산을 쉽게 흡수하지 않는데, 이렇듯 약물이 흡수될 수 있는 능력을 생체이용률이라고 한다. 하지만 카나비노이드산을 가열하면 이산화탄소 분자를 내주고 중성 상태로 변형되는데(탈카르복실화decarboxylation), 이로 인해 이들의 생체이용률은 현격히 높아진다. 카나비노이드산은 매우 민감해서 실내 온도에도 중성 전환이 서서히 촉진될 것이다.

약초 대마약의 경우 130℃에 12분간 둠으로써 THCA를 THC로 변형시킬 수 있다. 탈카르복실화된 대마를 다룰 때, 특히 대마 농축물을 다룰 때는 극도의 주의가 필요한데, 손가락이 다쳤다고 무심코 핥았다가는 이들의 높은 생체이용률로 인해 우발적 과다 복용이 될 수 있기 때문이다. 이러한 우발적 섭취에 대해 흔히들 '쿠키 희생자 되기becoming a cookie casualty'란 표현을 쓰기도 한다.

대마를 연기내거나 증발시키거나 요리하는 데 사용하는 높은 열은 카나비노이드산을 중성 형태로 급속히 변형시킨다. 다양한 카나비노이드산을 끓는점이나 연소점 이하의 온도에서 적당한 열을 지속적으로 가해서 중성으로 바꿀 수도 있지만, CBDA나 CBGA 같은 카나비노이드산은 더 높은 온도와 더 많은 시간, 즉 145℃와 25분이 있어야 탈카르복실화가 이루어진다. 대마 추출물을 탈카르복실화할 때는 그 과정이 훨씬 오래 걸릴 수 있다. 이 과정에서는 이산화탄소 거품 모양을 관찰하며 이들이 가라앉을 때까지 계속해서 열을 가하는 것이 좋다.

카나비노이드산이 약효가 있을까?

탈카르복실화된 THC는 THC산보다 생체이용률이 높지만, CBD산은 탈카르복실화된 CBD보다 생체이용률이 높다는, 논쟁의 여지가 있는 주장이 최근 한 소규모 연구에서 발표됐다. 네덜란드 과학자인 아르노 헤이즈캠프Arno HazeKamp는 대마차에 대한 연구에서, THC를 탈카르복실화시킬 만큼 충분히 뜨겁지 않은 물을 사용했음에도 불구하고 환자는 여전히 약효를 (그리 세진 않았지만) 보았다고 지적했다. 카나보이드산이 단지 중독을 유발하지 않는다고 해서 이들이 의약적으로 효과가 없다는 것은 분명 사실이 아니다. 한참 전인 1999년 산성 카나비노이드가 약으로 아주 큰 잠재력을 보유하고 있다고 주장했던 연구원들이 있었다. 하지만 원래의 대마와 그 카나비노이드산이 열을 가해 생성된 중성 카나비노이드보다 의약적으로 더 효과가 있다거나 더 잘 흡수될 수 있다는 주장은 여전히 입증되지 않은 상태다. 에단 루소는 일부 신경 장애에서 혈뇌 장벽이 손상됐을 때 카나비노이드산이 좀 더 쉽게 이 장벽을 통과할 수 있다고 주장하기도 했다.

많다고 좋은 것은 아니다

최근의 뇌 스캔 연구에 따르면 다량의 대마를 반복 투여하면 뇌가 신체의 카나비노이드 수용체 밀도를 낮추는 것으로 나타났다. 이러한 결과는 신체 전체의 신호체계를 조절하고 균형 잡는 엔도카나비노이드 시스템ECS의 전반적인 목적과 그 맥락을 같이 한다. 다량 투여는 ECS의 불균형을 유발하며, 신체는 이에 반응해 카나비노이드 수용체의 밀도를 낮추는 조절 작용을 한다. 따라서 대마 투여에 있어 가장 중요한

한 가지가 있다면 그것은 바로 의약적으로 필요한 최소한의 유효량을 사용하고 치료 기간을 가능한 한 짧게 잡아야 한다는 것이다. 그래야만 환자에게 내성 문제가 덜 생길 수 있다.

환자들 간 다양한 대마 효과

대마약을 서로 다른 환자들에게 투여할 경우 발생하는 효과들은 매우 다양한데, 특히 경구 투약의 경우 더욱 그러하다. 이러한 차이는 대마의 이용 패턴, 유전적 차이, 그리고 대마가 투여되는 방식 등에 따라 발생하게 된다. 경구 투여 시 혈류로 들어가게 되는 THC의 양은 4~12%인데, 이는 곧 어떤 환자는 다른 환자에 비해 투여된 용량의 3배까지 흡수할 수 있다는 것을 의미한다.

또한 타깃의 크기도 환자에 따라 달라질 수 있다. THC의 경우 그 타깃은 CB1 수용체인데 뇌 속에 있는 타깃 CB1의 밀도에 따라 대마약에 대한 내성 수준이 달라질 수 있다. 대마의 영향에 내성이 매우 강한 환자는 초보 환자보다 100배나 많은 양의 대마를 견딜 수도 있다. 단 이러한 내성이 있다고 해서 다량의 THC 투여로 인한 신경인지 장애까지 피해갈 수는 없다는 사실이 증명되기도 했다. 일부 대마 사용자의 경우 강한 내성을 가끔씩 자랑거리로 잘못 생각하기도 하는데, 이는 단지 신체가 다량의 투여에 반응해서 균형을 이루려고 시도하는 것뿐이다. 하버드 대학의 최근 뇌 스캔 연구에 따르면, 완전한 복구에 28일의 금단 기간이 필요한 것으로 알려졌던 대마 영향에 대한 내성은 대부분 며칠간의 금단 후 뒤집혔다.

의료 대마의 역효과

약초 대마를 약으로 이용하는 데서 생기는 부작용과 금기 사항을 이해함으로써 환자를 보다 안전하고 효과적으로 치료할 수 있다. 사용자가 대마 등의 약으로부터 부작용을 경험할 경우 반드시 의사나 담당 치료사에게 알려야 한다. 대마의 부작용을 제한할 수 있는 가장 쉬운 방법은 투여량을 줄이는 것이다.

특정 집단들 사이에서는 대마가 완전히 안전하다는 믿음이 퍼져 있다. 이것은 식물 의약제가 본질적으로 무해하다는 그릇된 인식에서 비롯됐으며, 사실 대마는 심각한 부작용을 유발할 수 있는 위험한 약물이다. 대마는 또한 다른 특정 약물과 적지 않은 상호작용을 일으킬 수도 있다. THC 함량이 많은 대마 약제를 투여할 경우 THC와 연관된 정신 작용 효과에 익숙지 않은 초보 사용자들은 겁에 질릴 수도 있다. THC 경험이 없는 노령 환자에게, 젊은 환자에게는 괜찮은 양을 투여한다 하더라도 실제로 큰 불편을 겪을 수 있다.

대부분의 대마 부작용은 전적으로 주요 정신작용 성분인 THC와 관련이 있다. 중독성이 없는 카나비노이드인 CBD도 함께 포함돼 있는 대마 의약제를 이용함으로써 이런 부작용은 어느 정도 감소하거나 제거될 수도 있다. 대마 의약제를 처음 사용하거나 우연히 과다 복용하게 된 환자는 때때로 체위성postural 저혈압이나 기립성orthostatic 저혈압을 겪을 수 있으며, 그 결과 갑자기 현기증이 나거나 심지어 앉아 있거나 누워 있다가 일어섰을 때 의식을 잃을 수도 있다. 일어났을 때 갑자기 의식을 잃는 증상은 고도로 농축된 대마 기름을 사용한 사람들 사이에서 늘어나고 있는 추세다. 또한 초보 대마 사용자들에게서는 누워 있는 상태에서 갑자기 혈압이 상승하는 경향도 관찰된 바 있다. 고혈압이 이미 있는 환자들의 경우에는 특별히 주의해야 한다.

4-7-8 호흡법

불편한 수준의 THC 정신작용과 관련된 부작용을 해결하려 할 때 환자는 침착하게 행동할 필요가 있는데, 이를 위해 앤드류 웨일 박사는 4-7-8 호흡법이라는 릴렉싱 요가 호흡 동작을 가르치고 있다.

먼저 편안하게 앉아 입으로 휴 하고 숨을 내쉬며 폐를 비운다. 그런 다음 입을 닫고 속으로 4까지 세며 코를 통해 숨을 들이쉬어 폐를 채운다. 7을 셀 동안 호흡을 멈춘 다음 천천히 입을 통해 휴 하고 내쉬며 8까지 센다. 이것을 4회 반복한다.

☞ 대마를 사용하기 전에

다음 증상을 진단 받은 적 있거나 앓아 본 적이 있다면 반드시 의사와 상의해야 한다.
- 조현병, 양극성 장애bipolar disorder, 심한 우울증
- 심장질환, 가슴 통증, 고혈압, 협심증, 불규칙 심장박동
- 뇌졸중 병력

- 만성 폐쇄성 폐질환이나 만성 기관지
- 면역 기능 손상이나 면역 장애
- 혈액 희석제 등의 약을 투여하고 있을 경우, CBD 다량 투여 시 생기는 것과 같은 대마 화합들이 약의 신진대사를 방해할 수 있다

위의 항목 중 어느 하나라도 해당한다면 대마 사용이 안전하지 않을 수 있으므로 사용 전에 반드시 의사나 전문가와 상담하여 특별한 예방 조치를 취해야 한다. 또한 22세 미만인 경우 보호 CBD 완충재를 추가하지 않고도 고 THC 대마가 안전한지 아닌지를 의사에게 상담받아야 한다. THC에 노출될 경우 청소년의 뇌 발달에 있어 특정 부문을 방해할 수 있으며, 매우 작지만 감염되기 쉬운 청소년, 특히 가족력이 있는 청소년에게서 조현병이 발병할 수 있다는 논쟁 중인 증거도 있다. 정신병 발병에 있어 대마가 관련이 있다는 사실을 지지하는 증거가 되거나 반증할 수 있는 더 많은 여러 연구가 현재 진행 중이다.

그때까지 젊은 환자들은 THC 중심의 대마 의약제를 사용하기 전에 상당한 주의를 기울여야 하며, CBD 안전 완충재와 함께 대마 의약제를 사용하는 것을 고려해 보아야 한다. 면역력이 약해진 환자는 미생물학적 오염 물질 검사를 거치지 않은 약초 대마에 존재할 수 있는 병원성 진균이나 곰팡이를 특히 주의해야 한다.

☞ 대마약의 대표적인 가벼운 역효과

- 빈맥(빠른 심장 박동)은 THC가 포함된 대마 의약품의 신규 사용자들에게서 흔히 나타난다. 빠른 심장 박동은 보통 15~20분 안에 가라앉는

다. 빈맥이 온 환자는 몇 분 동안 천천히 계속 호흡하면 진정시킬 수 있다. 만약 이때 가슴 통증이나 다른 어떠한 심장 증세가 동반되는 경우 응급 의료기관에 즉시 연락해야 한다.

- 입이 마르는 증상. 전문 용어로 구강 건조증, 비공식적으로 '커튼마우스cottonmouth'라 한다. 구강 건조는 레모네이드로 해결할 수 있다. 레몬 껍질을 첨가한 레모네이드는 북아프리카 지역에서 대마 이용의 경미한 부작용을 줄이기 위해 많이 사용되는 치료법이다. 감귤류의 사탕이나 감귤 오일향이 있는 껌을 씹으면 타액 생성이 촉진되어 구강 건조 증세를 완화할 수 있다.

- 어지럼증이나 현기증은 눈을 뜬 상태에서 뭔가를 집중해 보면 덜해질 수 있다.

- 눈이 따끔거리며 충혈되면 방부제가 함유되지 않은 1회용 인공 눈물과 같은 가벼운 안약을 사용해 해결할 수 있다.

- 대마 연기나 증기의 흡입으로 인한 기침은 거의 위험하지 않으며 보통 빨리 가라앉는다. 기침은 연기나 증기의 흡입량을 줄임으로써 쉽게 피할 수 있으며, 한 잔의 물이 도움이 될 수도 있다. 대마 수지(해시시)나 기름(해시 오일, 버터, 왁스, 댑dab) 등과 같이 농축된 형태의 대마를 흡입할 때는 주의가 필요한데, 너무 많이 흡입할 경우 폐에 손상이 가는 심한 기침을 동반할 수 있기 때문이다. 오래된 기도 염증도 대마 흡입 시 문제가 될 수 있기 때문에 경구 투여나 설하 투여 방식을 고려해 보아야 한다.

첫 경험자에게는 쉽지 않을 수 있지만, 대마 부작용은 대부분 크게 당황할 필요가 없는 것들이다.

임신과 모유 수유

입덧이 심한데 기존의 항구토제가 말을 듣지 않는다면 사용할 수도 있겠지만, 보통 임신과 모유 수유 중의 대마 사용은 권장하지 않는다. 대마 흡연 여성이 체중이 적은 아이를 출산한다는 분명한 징후들이 있다. 대마 의약제의 카나비노이드는 엄마의 모유를 따라 아이에게 전달된다. 임신이나 모유 수유 동안 대마를 이용했던 엄마의 아이를 대상으로 한 임지 검사에서는 다른 결과가 나오긴 했지만, 아이를 보호하기 위한 적절한 조치가 필요하다.

엔도카나비노이드에 대한 가장 최근의 연구에서는 이것이 뇌와 신경계를 비롯해 태아와 유아의 기관 발달에 중요한 많은 부분을 조절한다는 사실이 밝혀졌으며, 그 때문에 이들 엔도카나비노이드 조절 분자와 흡사한 파이토카나비노이드 사용에 대한 제한이 정당화되고 있다. 퓨쳐 뉴롤로지 저널의 최근 논설에서 한 신경과학자 연구진은 임신 중 파이토카나비노이드 사용으로 인해 발생하는 "엔도카나비노이드 신호전달 장애로 인해 여러 가지 장애가 발생할 수 있다"며 깊은 우려를 표하기도 했다.

단기적 역효과

지금까지 대마 의약제에서 가장 흔히 나타나는 극심한 심리적 부작용은 혼란과 불안감, 그리고 공포감이다. 이들은 투여량에 따라 달라지는 부작용들이다. 이러한 심리적 증세가 악화될 경우 환자는 반드시 진료를 받아야 한다. 이런 부작용의 위험은 편안해지는 용량 기준이 확인될 때까지 대마 투여량을 크게 낮춰감으로써 해결할 수 있다. 기준 용량은 연기나 증기제의 대마를 이용하면 구강 및 설하 대마약보다 정하기가 쉬운데 그 이유는 흡입 방식의 효과가 더 빨리 나타나기 때문이다.

CBD와 리모넨, 피넨 등과 같은 고 THC 약초 대마를 사용하면 THC로 인한 부작용을 다소나마 줄일 수 있다. 최근의 뇌 스캔 연구에서 THC는 들어오는 자극물에 상대적 중요도relative importance를 부여하는 것과 관련된 뇌 구조 네트워크인 뇌의 현저성 네트워크salience network 기능을 방해한다는 사실이 드러났다. THC로 유발된 현저성 네트워크 기능 장애는 대마로 인한 불안증과 편집증의 직접적인 원인으로 지적되고 있다. 흥미롭게도 THC와 CBD가 결합했을 때는 이러한 현저성 장애가 사라지는 것 같다.

장기적 역효과

대마 의약제 사용에는 장기적인 역효과가 수반될 수 있기 때문에 의사는 환자에게 정해진 코스의 처방을 권해야 한다. 대마를 장기적으로 심하게 흡연하는 사람은 중증 만성 기관지염이 생길 수 있다. 장기간의 다량 대마 사용자들에게서는 다양한 인지적 결함(사고 능력 손상)도 발견되고 있다. 긍정적인 면을 보자면 이러한 인지 결함의 대부분은 THC를 끊거나 THC에 CBD라는 안전 완충재를 결합시킴으로써 뒤집을 수 있다는 사실이 증명되기도 했다.

다량의 대마 이용자에 대한 최근 한 뇌 스캔 연구에서는 CB1 카나비노이드 수용체의 밀도가 상당히 감소한 것으로 나타났다. 이러한 수용체 밀도는 28일간의 대마 금단 기간이 지나자 기억과 학습에 연관된 해마 부분을 제외하고는 연구 참가자 전원이 완전히 회복되었다. 보다 최근에 호주에서 진행된 연구에 따르면 좀 더 오래 걸리긴 했지만, 해마에서도 마찬가지로 CB1 수용체 밀도가 돌아왔다. 이 연구는 CBD가 THC만 사용했을 때 생기는 변화로부터 해마를 보호해 준다는 사실을 입증해 주었다.

수용체 밀도 감소를 수용체 하향 조절receptor downregulation이라고 하는데, 이는 시간이 경과함에 따라 대마 영향에 대한 내성이 발달하는 데 그 책임이 있다. 대마에 대한 내성 연구는 대마 투여량과 이용 빈도 둘 다 측정하는 방식으로 진행된다. THC가 주성분인 대마꽃이나 조제약과 관련있는 장단기적 인지 부작용 중 상당수는 'CBD 버퍼'를 보호제로 사용하는 게 중요하다는 사실이 입증된 바 있다.

약물 상호작용

많은 카나비노이드들(CBD가 가장 강력)은 인체가 어떠한 처방약을 대사하는 데 사용하는 간 효소 아이소폼 계열인 시토크롬 P450의 활동을 억제하거나 유도하여 이러한 약물의 효과를 증가 또는 감소시킬 수 있다. CBD 투여량이 많은 환자의 경우 다른 약을 동시에 복용하는 경우 일어날 수 있는 상호작용들에 대해 전문가와 반드시 상의해야 한다. 인체의 약물 대사 효소에 카나비노이드가 미치는 영향에 관한 2014년도 분석에 의하면, THC와 CBD, CBN이 이들 효소의 기능에 미치는 위험과 이후 약물 대사작용에 미치는 영향은 크지 않은 것으로 나타났다. 시토크롬 P450 효소에 의해 대사되는 다른 약물을 복용 중일 때는 CBD가 함유된 대마를 복용함에 특별한 주의가 필요하다.

애드리안 데빗 리Adrian Devitt-Lee는 CBD/약물 상호작용의 개요를 프로젝트 CDB란 웹사이트에 매우 잘 정리해 두었다. 여기에 따르면 많은 항간질제들을 비롯해 처방하고 있는 약물의 60% 이상이 이러한 효소들에 의해 대사되고 있다고 한다.

2016년 보스턴 대학의 사례보고서에서는 경구용 대마 제품 복용이 이식 환자의 거부 반응이나 이식 숙주 반응graft-host disease에 처방하는 면역억제제인 타크로리무스tacrolimus의 대사를 방해한다는 우려를 표명한 바 있다.

☞ 경구용 대마의 효과를 높일 수 있는 약물

아미오다론Amiodarone(코다론Cordarone): 심장 부정맥 치료제

클래리스로마이신Clarithromycin(비악신Biaxin): 항생제

딜티아젬Diltiazem(티아작Tiazac, 카르디젬Cardizem, 딜라코르Dilacor): 고혈압, 협심증 치료제

에리트로마이신Erythromycin(로바이마이신Robimycin, 일로손Ilosone, 애크노솔Acnasol): 항생제

플루코나졸Fluconazole(디플루칸Diflucan, 트리칸Trican): 항진균제

이소니아지드Isoniazid(나이드라지드Nydrazid, 리파메이트Rifamate): 결핵 치료제

이트라코나졸Itraconazole(스포라녹스Sporanox): 항진균제

케토코나졸Ketoconazole: 항진균제

미코나졸Miconazole(모니스태트Monistat): 처방전 없이도 살 수 있는 항진균제

리토나비르Ritonavir(노비르Norvir): HIV 프로테아제protease 억제제

베라파밀Verapamil(칼란Calan, 베라란Veralan, 이솝틴Isoptin): 심장 부정맥 치료제

☞ **경구용 대마의 효과를 줄이거나 방해할 수 있는 약물**

카르바마제핀Carbamazepine(테그레톨Tegretol, 에퀘트로Equetro, 카베트롤 Carbetrol): 항경련제

페노바르비탈Phenobarbital: 진정제, 항경련제

페니토인Phenytoin(다일란틴Dilantin): 항경련제

프리모돈Primodone(마일로신Mylosine): 항경련제

리파부틴Rifabutin(마이코부틴Mycobutin): MAC(Mycobacterium avium complex) 질병

리팜피신Rifampicin(리팜핀Rifampin, 리파딘Rifadin, 리파터Rifater, 리막테인 Rimactane): 항생제

세인트존스 워트St. John's Wort: herbal antidepressant : 약초 항우울제

또한 대마 의약품(연기, 증기, 경구, 설하)은 알코올과 벤조디아제핀 benzodiazepines(아티반Ativan, 할시온Halcion, 리브륨 레스토릴Librium Restoril, 발륨 Valium, 자낙스Xanax 등), 그리고 아편제(코데인codeine, 펜타닐fentanyl, 모르핀 morphine 등)의 효과를 증진시킨다.

대마가 심장 발작이나 뇌졸중을 일으킬 수 있는가?

간단히 답하자면, "그렇다". 대마는 약한 사용자들에게서 뇌졸중이나 심장 발작이 일어날 가능성을 높일 수 있다. 가장 최근에 이루어진 연구에서는 기분 전환을 위해 대마를 주로 연기로 흡입한 젊은이들에게서 뇌졸중 위험이 약간 증가한다는 것이 밝혀졌다. 이러한 위험은 정도가 미미하긴 하지만 연구원들에게 중요한 것으로 간주된다. 또 다른 연구에서는 대마를 사용하거나 과거 경험이 있는 노인 환자들에게서

심장마비 발병률이 더 높은 것으로 드러나기도 했다.

대마를 과다 사용했을 때

대마를 우발적으로 과다 사용했다 하더라도 생명에 위험은 없다. 3~8시간 동안은 매우 불쾌할 수 있지만, 치명적인 위협이 되지는 않을 것이다. 대마를 너무 많이 사용했다고 해서 사망한 사람은 지금까지 없었다.

대마 과다 투여의 가장 일반적인 형태는 과도한 양의 THC를 경구 투여하는 것이다. THC를 과다 투여할 경우 환각, 편집증, 공황, 빠른 심장 박동 및 메스꺼움 등의 증상이 나타날 수 있다. 이때는 일단 안심부터 시키고 가능한 한 편안하게 해주는 게 가장 좋다. 무엇보다도 증세가 호전될 때까지 환자가 휴식을 취할 수 있도록 해주어야 한다.

물을 충분히 마시는 게 좋긴 하지만 강요해서는 안 된다. 피해자가 아이인 경우에는 가까운 독극물관리센터로 전화해야 한다. 병원으로 이송되는 환자의 경우 보통 항불안제를 투여받고 집에서 쉬도록 조치가 취해질 것이다. THC 과다 이용 상태가 심각할 경우 모든 스테로이드의 불활성 전구체inacctive precusor인 프레그네놀론pregnelone이 처방되는데, 이것은 뇌에서의 THC 중독 효과를 잘 차단해 준다.

멍청해지는 부작용?

대마약과 관련된 중독의 수위를 낮추려는 환자들이 늘어나고 있다. 가장 오래된 약물 대마 작물을 포함해 전 세계 대부분의 해시시 재배종은 오늘날 대마 품종보다 CBD가 매우 높기 때문에 정신작용의 정도가 약한 편이다. 1960년대와 1970년대에 대마를 사용했던 일부 노년층 환자들의 경우 이러한 THC가 낮은 품종을 즐겼던 시절을 떠올리며 요즘 대마는 더 세긴 하지만 매력적인 효과는 덜하다고 종종 주장하곤 한다.

고통과 불안을 가라앉혀 주고, 기분을 고조시키며, 심지어 편안하게 근육을 이완시켜 주면서 어떤 방식으로든 사용자에게 해는 끼치지 않는 대마 품종이 있다면 어떨까? 일부 대마 재배자들은 이러한 재배종이 진정한 대마의 미래라고 생각하고 있다. 대마 금지법은 THC 함유량을 제한되기도 했지만, 이 식물의 화학적 생태계를 교란시키기도 했다.

저명한 에세이스트인 론 로젠바움은 〈하이 타임즈〉지 칼럼에서 (마약 전문가 'R'이란 가명으로) 아프가니스탄과 파키스탄의 인디카indica 대마 개량종이 북미 지역 대마의 품질에 부정적인 영향을 미쳤다고 불평했다. 로젠바움은 최고의 사티바 대마로 경험할 수 있는 명확한 대뇌 활동이 초기 인디카인 쿠시 품종으로 인해 멍청하고 둔한 혼수상태로 바뀌게 됐다고 토로했다.

엔도카나비노이드 시스템

수 세기 동안 인간은 대마를 사용해 왔지만, 대마가 체내에서 어떻게 작용하는지 과학적으로 이해하게 된 것은 불과 50년 남짓밖에 되지 않는다. 최초의 식물 카나비노이드가 발견된 것은 1940년대지만, 1964년에 이르러서야 이스라엘의 머큘럼과 가오니에 의해 대마에서 생성된 THC가 처음 밝혀지고 종합적으로 다루어졌다.

1964년 THC가 발견되면서 THC의 행동 메커니즘 연구에도 불이 붙었다. 처음에는 THC나 다른 카나비노이드들이 세포막 투과성cell membrane permeability을 증가시키는 것으로 여겨졌다. 하지만 결국 이러한 투과성 가설은 반증되었으며, THC가 상호작용하게 되는 체내의 단백질 수용체 분자에 대한 연구로 이어졌다. 최초의 카나비노이드(CB) 수용체가 발견된 것은 1980년대에 이르러서다. 이러한 수용체들은 체내에서 일련의 항상성 조절 메커니즘을 구성하는 것으로 밝혀졌는데, 이것을 엔도카나비노이드endocannabinoid 시스템이라고 부른다.

엔도카나비노이드 시스템의 역할

엔도카나비노이드 시스템은 매우 복잡한 조절 시스템으로 그 기능이 광범위하며, 물고기에서 사람에 이르기까지 모든 동물에게서 발견된다. 이것은 기억, 소화, 운동 기능, 면역 반응과 염증, 식욕, 고통, 혈압, 뼈의 성장, 그리고 신경 조직의 보호 등 다양한 기능을 조절한다.

엔도카나비노이드 시스템에는 엔도카나비노이드 수용체, 이들 수용체와 상호작용하는 엔도카나비노이드라는 특수 분자, 그리고 이들 엔도카나비노이드를 합성하거나 대사하는 효소 등 세 가지 주요 요소들이 있다.

엔도카나비노이드 수용체

엔도카나비노이드 시스템에서 전형적인 두 가지 카나비노이드 수용체로는 CB1과 CB2가 있다. 이 수용체들은 중추신경계와 면역계 전반에 걸쳐, 그리고 뇌와 위장 계통, 생식 및 비뇨기관, 내분비계, 심장 및 순환계 등 많은 조직 내에 분포해 있다. 대마의 생리 효과 중 상당수는 처음에는 이들 CB1과 CB2 사이의 상호작용에 의해 유발되는 것으로 여겨졌다. 사실 THC 계열의 카나비노이드가 CB1 수용체를 강력하게 활성화시키는 유일한 화합물이기 때문에 어떤 이들은 CB1 수용체가 아니라 THC 수용체로 이름을 바꿔야 한다고 주장하기도 한다.

하지만 현재 카나비노이드의 상호작용은 CB1과 CB2 수용체 이상으로 연장되어 다른 CB 유형이나 관련 수용체들과 이온 통로들까지 해당되는 것으로 밝혀졌다. 이러한 것들로는 소위 희귀orphan CB 수용체인 GPR55, GPR18 및 GPR119, TRPV(transient receptor potential vanilloid-type channel, 통증 전파와 관련이 있으며 보통 43도 이상의 온도에서 활성화되는 TRPV1 이나 매운 고추, 혹은 고추냉이. 캡사이신 수용체라고도 함), 그리고 PPAR(peroxisome proliferator-activated nuclear receptors, PPAR- 알파 및 감마는 지방산 저장, 포도당 대사, 악성 종양의 발생 및 진행과 관련된 중요한 대사 기능들을 조절한다) 등이 포함된다. 이 가운데 특히 다른 CB 유형의 수용체들과 희귀 및 희귀 가능성이 있는 후보 카나비노이드 수용체들은 엔도카나비노이드 시스템을 파악하는 데 더욱 중요해지고 있다.

이런 수용체를 '희귀'라 부르는 이유는 이들의 내인성 리간드(endogenous ligand: 수용체와 같은 더 큰 분자에 결합하는 분자)가 결정적으로 확인되지 않았기 때문이다. 희귀 CB 수용체들은 다음과 같은 기능을 한다.

- GPR55는 에너지 항상성이나 당뇨 및 비만과 관련된 대사 조절 곤란dyseregulation과 연관돼 있다.
- GPR18은 안압에서 세포 이동에 이르는 여러 이질적인 생리 기능들을 조절하며 여기에는 자궁내막증이나 일부 전이성 질환들도 포함된다.
- GPR30은 신속한 신호체계로 에스트로겐에 반응한다.
- GPR119는 '지방 센서' 기능을 함으로써 음식 섭취와 체중 증가를 줄여준다.

엔도카나비노이드와 그 효소들

카나비노이드 수용체인 CB1과 CB2가 발견된 후 체내에서 생성되는 관련 물질들에 관한 연구가 시작됐으며, 1990년대 초 엔도카나비노이드와 아난다마이드, 그리고 2-AG가 발견됐다.

그 뒤를 이어 엔도카나비노이드를 분해하는 효소도 하나씩 밝혀졌는데, 우선 MAGLmonoacylglycerol lipase는 2-AG 분해를, FAAHfatty acid amide hydrolase는 아난다미드를 분해하는 책임을 진다. PLCphospholipase C 와 DAGLdiacylglycerol lipase 두 효소는 엔도카나비노이드 2-AG의 합성을 매개하며, 신체는 다양한 경로로 PLA2phospholipase A2, PLC 및 NAPE-PLDN-arachidonoyl phosphatidylethanolamine-PLD 등의 효소들을 활용하여 NAPE로부터 아난다미드를 합성한다.

모든 엔도카나비노이드는 불포화지방산의 유도제로, 불포화지방산은 건강보조제로도 인기가 높은 오메가3 지방산과 밀접한 연관이 있다. 엔도카나비노이드는 그 자체가 지방이기 때문에 물에 녹지 않으며 체내에서 효율적으로 이동하는 데 어려움이 있다. 따라서 엔도카나비노이드는 전구체precursor 분자들의 요구에 따라 생합성biosynthesize되어 일부분에 작용하게 돼있다.

이러한 국부 작용의 한 가지로, 시냅스후 뉴런postsyaptic neuron에서부터 시냅스를 역으로 가로질러 시냅스전 뉴런presynaptic neuron으로 향하는 역행 신호체계에서 중요한 메신저 역할을 함으로써 시냅스에서 신경전달물질neurotransmitter을 제어한다. 최근 몇 년 사이에는 이러한 시냅스 기능에서 엔도카나비노이드의 역할이 이전에 생각했던 것보다 훨씬 더 복잡하고 중요하다는 사실이 더욱 분명해졌다. 엔도카나비노이드는 신경전달물질의 흐름을 효과적으로 조절하여 신경계가 원활하게 움직일 수 있게 해주며, 기억과 학습의 기반 메커니즘에 직접 연관돼 있다.

앞서 언급했듯이 엔도카나비노이드는 요구에 따라 생성이 되어 시냅스를 역주행하며 방출되고 수용체를 활성화시킨다. 그런 다음에는 다시 세포로 흡수되어 급속하게 대사된다. 엔도카나비노이드는 항상성(생리적인 안정성 유지)이라는 개념과 깊이 연관돼 있으며 질병이나 상해로 인한 특정 불균형 상태를 해결하는 데 도움이 된다.

엔도카나비노이드가 통증 신호체계에서 하는 역할로 인해 엔도카나비노이드 수치에 따라 신체 전반의 고통 수위가 달라질 수 있다는 가설이 나오게 됐는데, 이는 카나비노이드 기반의 의약품이 섬유근육통(fibromyalgia: 눈에 띄지 않는 곳의 심한 통증이나 근육통, 뻣뻣함 등)과 같은 증상을 치료하는 데 도움이 될 수 있다는 근거이기도 하다. 이것은 또한 체내 엔도카나비노이드의 지속적인 방출이 다발성 경화증의 근육 압박(경련), 신경성 동통, 염증, 심지어 기본 식욕 등에 '강장tonic' 효과가 있을 수 있다는 것을 의미한다. 이래저래 체내 적절한 엔도카나비노이드를 유지하는 것은 사람의 전반적인 신체적 · 감정적 건강을 유지하는 데 매우 중요한 역할을 하는 것 같다.

엔도카나비노이드의 활동

CB1 수용체는 뇌 전체에서 나타나며 여기서 엔도카나비노이드와 CB1이 결합해 시냅스에서 억제 및 흥분성 신경전달물질의 방출을 조절하는 '회로 차단기circuit breaker'를 형성한다. THC는 엔도카나비노이드를 모방해 CB1 수용체와 결합하기 때문에 대마의 정신작용 효과는 바로 이 수용체의 활성화로 인한 것이다.

엔도카나비노이드 시스템의 영향을 받는 뇌 기능들로는 의사 결정, 인식, 감정, 학습 및 기억뿐만 아니라 신체 운동기능 조절, 불안, 스트레스, 공포, 통증, 체온, 식욕, 보상이나 강화 감각, 혈액-뇌 투과성, 동작 제어 등 무수히 많다. 뇌에서 CB1 수용체가 많지 않은 호흡과 순환을 담당하는 뇌간이 있는데, 덕분에 아편과 달리 대마를 과다 사용했다고 해서 호흡 저하나 사망이 발생하지는 않는다.

몇 년 전까지만 해도 CB2 수용체는 면역 및 혈액 세포와 편도선, 비장에서만 주로 발견됐다. 이들 부위에서 CB2 수용체는 신체 전체의 염증과 전반적인 면역 기능과 관련된 시토카인(cytokine: 면역조절 단백질)의 방출을 제어한다. 최근 더 나은 기술과 방식이 등장하면서 해마를 비롯해 뇌 주요 부위들에서도 CB2 출현이 확인되고 있다. CB2는 코카인의 자가 처방과 같은 중뇌 보상 회로 활동을 조절하는 것으로 드러났다. 해마에서는 CB2 수용체가 뇌망들 간의 자가 활동 및 정보 기능을 조절함으로써 복잡한 행동들을 안내하는 입력값 선택에 도움을 주는 것으로 알려져 있다.

엔도카나비노이드 시스템 약물들

약물 전달이 목적이라면 엔도카나비노이드 시스템은 대마를 훨씬 능가한다. 카나비노이드 기반 의약품들은 수용체, 엔도카나비노이드, 혹은 이런 엔도카나비노이드를 합성하거나 분해하는 효소들을 표적으로 삼음으로써 엔도나카나비노이드 시스템의 균형 기능을 향상시키거나 방해할 수 있다. 하지만 엔도카나비노이드와 안전하게 상호작용하는 약을 만들기는 쉽지 않으며, 카나비노이드 수용체의 기능을 중화시키거나 방해하는 약물은 그럭저럭 성공을 거두고 있다.

CB1 길항제antagonist인 리모나반트Rimonabant는 2006년 유럽에서 비만 치료제로 판매를 승인받았다. 하지만 미 식품의약국(FDA)에서는 이 약이 우울증이나 자살 사건들과 연관이 있다는 우려를 들며 승인을 거부했다. 카나비노이드 수용체는 신체 전반에 널리 퍼져 있기 때문에 하나의 의료 행위를 목적으로 이들을 활성화하거나 억제할 경우 다른 곳에서 의도치 않은 여러가지 일이 발생할 수 있다. 카나비노이드 수용체와 상호작용할 수 있는 약물을 개발하는 데 초점을 둔 연구가 최근 시작되긴 했지만, 심각한 부작용이 발생하지 않도록 하기 위해 혈액과 뇌의 경계를 넘지 않고 있다. 앞서 언급한 것처럼 리모나반트는 CB1 수용체의 영향을 차단해 식욕을 줄여주는 약으로, 정신활성 부작용으로 인해 시장에서 사라졌다. 하지만 이런 부작용은 이들 신약이 CB1 수용체들을 차단 혹은 방해하는 능력을 제한함으로써 감소할 것으로 보인다.

다른 후보 약물들로 아난다미드(anandamide: 주요 엔도카나비노이드들 중 하나)가 신속하게 대사되는 속도를 늦추는 것들이 있는데, 이런 약물은 암에서 대장염에 이르는 다양한 병에 대한 치료제로서 가능성을 보여주고 있다. FAAH와 같은 엔도카나비노이드 시스템 효소의 작동을 방해하는 이들 신약은 엔도카나비노이드 시스템과 상호작용하는 많은 근육이 다른 단백질과도 상호작용하는 경향이 있어 개발이 쉽지 않다. 2016년 1월, 포르투갈 사람에 의해 만성 통증 치료용으로 개발된 실험용 FAAH 억제제인 BIA 10-2474는 프랑스 임상 시험 참가자 중 다섯 명을 감동시켰고 한 명을 사망에 이르게 했다. 이 실패한 임상 시험을 분석한 결과, BIA 10-2474는 혈액 응고에 관여하는 주요 단백질 성분을 억제하는 것으로 밝혀졌는데, 재판 참가자들 가운데 몇몇이 출혈을 언급한 것도 이 때문으로 풀이된다.

아직 발견되지 않은 것들

많은 연구원들이 다른 생리적 과정을 조절하는 더 많은 엔도카나비노이드 같은 매개체들이 있으며 아직 발견되지 않은 것들도 있다고 믿고 있다. 이탈리아 연구원인 빈센쪼 디마르쪼Vincenzo Di Marzo와 파비안나 피시텔리Fabianna Piscitelli는 엔도카나비노이드 시스템에 대해 '엔도카나비노이돔endocannabinoidome'이라는 확장된 견해를 제안했다. 이는 엔도카나비노이드 계열과 엔도카나비노이드 유형의 매개체들, 이들이 상호작용하는 수용체들, 그리고 이런 매개체들을 합성하거나 분해하는 효소들로 구성된다.

최근 이들은 대마와 다른 식물들에서 발견되는 다양한 식물성 카나비노이드들과 이들의 분자 타깃을 총칭하는 '파이토카나비노이돔phytocannabinoidome'이란 개념을 추가해 이 모델을 한 단계 더 확장시킬 것을 제안했다.

파이토카나비노이드와 테르페노이드

    카나비노이드 식물에서는 700가지 이상의 화학 성분이 생성되며, 이들 가운데 주요 유효 성분active ingredient은 파이토카나비노이드와 테르페노이드다. 자한 마르쿠Jahan Marcu와 파이텍의 에단 루소 박사의 대마 약리학에 대한 최근 연구는 이들 화합물에 대해 밝혀진 것들을 심도 깊게 분석하고 있어 강력히 추천하는 바다. 700여 가지의 화합물들 가운데 연구원들의 가장 큰 관심을 받고 있는 것은 바로 파이토카나비노이드이다.

    앞서 언급했듯이 신체는 엔도카나비노이드의 형태로 자체 카나비노이드를 생성한다. 이와 대조적으로 파이토카나비노이드는 대마 식물에 의해 카르복실산, THCA, CBDA 등의 형태로 생성된다. 연기나 증기, 요리, 심지어 적당 시간 동안 실내 온도에서 저장될 때의 열기에 의해 이런 파이토카나비노이드산은 탈카르복실화 과정을 거쳐 화학적 중성 상태로 바뀌는데, 이것이 바로 THC나 CBD 등으로, 우리가 흔히 알고 있는 것들이다. 중성 THC는 보통 대마에 의해 생성되는 주요 정신작용 약물로 간주하고 있다. 파이토카나비노이드는 비교적 무독성이며 인간 치사량 기준치가 매우 높기 때문에 대마의 과다 투여가 직접 치명적인 영향을 미치는 일은 없다.

최근까지 파이토카나비노이드는 대마 식물에 의해 생성되는 카나비노이드만 관련된 것으로 여겨졌다. 하지만 보다 최근에는 이끼나 코파이바copaiba, 심지어 후추 등 다른 식물에서 생성되는 화합물도 카나비노이드 수용체와 상호작용한다는 사실이 밝혀졌다. 따라서 현재 파이토카나비노이드의 정의는 카나비노이드 수용체와 상호작용하는 모든 천연 식물 화합물들을 총칭하는 것으로 확대됐다.

100년이라는 긴 세월 동안 대마의 유일한 약리적 성분은 소수의 카나비노이드들 뿐이라고 알려져 왔다. 하지만 최근 10여 년간 연구원들은 사용자들이 서로 다른 품종의 약초 대마가 각각 다른 의약적 효과를 내는 것 같다고 주장하는 이유를 알기 위해 노력했다. 이런 차이는 카나비노이드들 사이의 시너지 효과와 테르페노이드나 테르펜 같은 대마 정유 등 대마의 다른 성분들과 카나비노이드의 상호작용 때문으로 풀이되고 있다.

지금은 카나비노이드와 테르펜이 여러 대마 품종에서 생성되는 의약적 효과와 정신작용 효과 모두에서 차이를 결정짓는 것으로 믿고 있으며, 이것을 소위 '측근 효과entourage effect'라고 부른다. 엘리자베스 윌리엄슨이란 연구원은 파이토케미컬(식물성 화합물)들 간 시너지의 중요성을 역설하며, 전통적인 형태의 의약제에 있는 단일 분자를 일컫는 '마법의 탄환magic bullet'에 반대되는 개념으로 '허벌 샷건herbal shotgun' 효과라는 말을 처음 쓰기도 했다.

파이토카나비노이드

2016년 실시된 포괄적인 조사에 따르면 대마에 의해 생성되는 파이토카나비노이드가 200가지가 넘는 것으로 확인되었는데, 이들 중 유효한 양이 되는 것은 소수에 불과하며 나머지 대부분은 다음 4대 주요 카나비노이드 계열의 분해물들에 불과하다.

- THC(테트라하이드로카나비놀tetrahydrocannabinol)
- CBD(카나비디올cannabidiol)
- CBG(카나비제롤cannabigerol)
- CBC(카나비크로멘cannabichromene)

다섯 번째 파이토카나비노이드인 CBN(카나비놀cannabinol)도 보통 주요 카나비노이드로 언급이 된다. 하지만 CBN은 식물에 의해 생성되는 게 아니라 산소에 노출됐을 때 시간이 경과하면서 생성되는 THC의 분해 산물이다. 대마와 다른 많은 식물에 의해 생성되는 베타-카리오필렌caryophyllene인 테르펜도 또한 파이토카나비노이드로 작용한다는 것을 보여주는 강력한 증거가 있다.

테트라하이드로카나비놀tetrahydrocannabinol/THC: 델타-9-THCA, 즉 델타-9-테트라하이드로카나비놀산은 대중적인 약물 대마 품종들에서 생성되는 가장 일반적인 파이토카나비노이드다. 수십 년의 선발 육종을 통해 현재 일부 약물 대마 재배자들은 말린 꽃봉오리에서 25% 이상의 THCA를 만들어낼 수 있게 됐는데, 이는 어떠한 식물에서 생산되는 하나의 2차 대사산물로서는 엄청난 양이다. 대마 식물 내에서의 THCA 생성은 효소인 델타-9-THCA 시냅스가 CBGAcannabigerolic acid에서 분자 내 단일 탄소-탄소 공유결합 형성에 촉매 작용을 하여 THCA를 합성할 때 발생한다. THCA는 열과 시간으로 인해 정신 활성 중성 형태인 THC로 바뀔 때까지 중독 효과가 발생하지 않는다. 일반적으로 THCA에서 THC로의 탈카르복시 반응은 완전치 못하기 때문에 대마 사용자는 혈청이나 타액, 대소변에서 THC와 THCA 모두 양성 반응을 보일 것이다.

THC 분자

THC는 단순히 정신작용만 하는 게 아니다. 이것은 강력한 소염 및 진통 효과가 있음이 밝혀졌고, 신경보호제이며, 안압과 경련, 근육 긴장을 완화해 준다. THC는 CB1 및 CB2 G-단백질 엔도카나비노이드 수용체와 상호작용한다. THC는 또한 희귀 수용체인 GPR55와 열 감지 TRP 이온 통로 수용체인 TRPV1을 활성화한다. 이온 통로의 활성화는 THC에 의해 억제될 수 있다. 이온 통로 수용체는 보통 세포막 표면의 구멍pore을 열며, 이들 구멍을 통해 칼슘이나 칼륨 이온이 흐르면서 전류를 형성한다. 이온 통로 수용체 활성화는 CB1이나 CB2 같은 G-단백질 수용체의 활성화보다 세포 내에서 훨씬 빠른 반응을 일으킨다. T형 칼슘 이온 통로는 저전위low-valtage 활성 이온 통로로 중추신경계 전반의 많은 신경 세포에서 발견된다. 이 통로는 여러 형태의 암의 진행과 생존에 적극적으로 작용하며, 이런 통로의 돌연변이는 일부 간질에서 일반적으로 나타나는 소발작absence seizure과 연관이 있다.

THC는 독성이 없지만, 다량의 THC를 과다 복용함으로써 생기는 불쾌감을 정신장애적인 것으로 규정하는 의사들도 있다. 예를 들어 THC

과다 투여는 초보 사용자에게 공황, 불안, 진정, 빠른 심장박동 등을 유발할 수 있다. 물론 이런 역효과의 대부분은 보통 치료 과정을 거치는 동안 경감된다. 시간 경과에 따른 THC 과다 투여 반응은 선택적 CB 수용체 하향 조절(이들 수용체의 밀도가 감소함)과 THC 영향에 대한 내성과 연관이 있다.

최근에는 THC의 산성 전구체acidic precursor인 THCA가 연구원들의 눈길을 끌고 있다. 효과적인 약물일 수 있다는 사실이 입증됐음에도 THCA는 정신작용의 부재로 인해 치료용으로 부족하다는 잘못된 믿음이 퍼져 있다. 사실 THCA는 항염증제, 면역조절제, 신경보호제 및 항종양제 등에서 약리학적으로 매우 큰 활약을 하고 있다. THCA의 작용 메커니즘에 대한 설명은 아직 발표되지 않았지만, 에단 루소는 혈액-뇌 장벽과 같은 생체이용률 장벽이 손상되는 질병에서 THCA가 생체에 보다 많은 영향을 미칠 수 있다고 주장했다.

한편 THCA가 CB1 수용체에 결합할 수 있다는 증거에는 논란의 여지가 있다. 최근의 한 실험에서는 THC가 CB1에 결합하는 방사능 합성 카나비노이드 화합물을 쫓아내는 것과 유사한 농도에서 THCA가 같은 화합물을 쫓아내는 것으로 나타났다.

카나비디올cannabidiol/**CBD**: CBDA, 즉 카나비디올산은 섬유 대마(헴프) 품종들에 의해 생성되는 가장 보편적인 파이토카나비노이드로, 최근의 품종 개량 작업을 통해 약물 대마 품종에서도 흔해지고 있는 추세다. 식물에서 생성되는 다른 모든 산성 카나비노이드와 마찬가지로 CBDA는 열이 가해지면 시간의 경과에 따라 탈카르복실화 과정을 거쳐 CBD로 전환될 수 있다. 임상 전 동물 실험에서 CBDA는 특히 참기 힘든 메스꺼움 증상이 예상될 때 이를 방지할 수 있는 처방제로서 큰 가능성을 보여주고 있다.

THCA와 마찬가지로 CBDA는 CBGA 전구체로부터 효소에 의해 생성되지만 THCA와는 다른 효소, 즉 카나비디올산 신티아제cannabidiolic acid synthase라는 생성 효소를 이용한다. 최근의 한 연구에서는 이러한 CBD 신티아제 효소를 담당하는 유전자가 THC 신티아제 효소를 생성하는 유전자의 진화를 앞당기는 것으로 나타났다. 어떤 관점에서 볼 때 이는 곧 원래의 대마는 CBD만을 생성했다는 의미이기도 하다. 하지만 이 가설은 확인되지 않았으며, 다양한 차세대 대마 품종들을 거쳐야 확인 작업은 완료될 것이다.

CBDA 신티아제는 CBGA 전환 시 THA 신티아제보다 효과적인 것으로 나타났는데, 이는 곧 THC와 CBD를 모두 생성하는 품종 가운데 THC보다 CBD 함유량이 적은 것들이 비교적 드문 이유로 언급되기도 한다.

CBD 분자

인디카 대마 품종이 사티바 품종보다 더 많은 양의 CBD를 함유하고 있다고 잘못 얘기하는 대마 판매점들이 많다. 아프가니스탄이나 파키스탄의 광엽 랜드레이스landrace들은 CBD를 생성하긴 하지만 서양으로 유입되지 못했는데, 그 이유는 선택할 때 언제나 THC 성분을 선호했기 때문이다. 판매점에서 인디카로 표시된 거의 모든 광엽 대마 품종에는 CBD가 전혀 없거나 미량이 함유돼 있다. CBD 함량에 대한 이러한 오해는 CBD가 약물 대마 품종의 진정 효과를 책임진다는 잘못된 주장으로까지 이어지는데, CBD는 얼마 되지 않는 투여량으로는 그 효과가 미미하다. CBD 함량이 높은 약초 대마 품종을 흡입하는 환자들에게서 흔히 목격되는 진정 효과는 이런 품종들이 특히 태양 아래서 재배할 때 생성되는 다량의 미르센 때문일 가능성이 더 크다.

2009년까지 고 CBD 대마 품종은 미국의 대마 판매점에서 거의 찾아볼 수 없었다. 이제 대마에 대한 분석적 실험이 늘어나고, 프로젝트 CBD와 같은 지지 단체의 노력, 그리고 웨이드 래프터Wade Laughter나 고 로렌스 링고Lawrence Ringe 같은 재배자들이 작업을 함께 하면서 CBD 함량이 높은 대마 품종들이 재등장하고 있다. 오늘날 가장 많이 널리 재배되고 있는 고 CBD/저 THC 대마 품종으로 ACDC와 샬롯의 거미줄Carlotte's Web이 있는데, 유전자 채취 결과 두 품종은 거의 동일한 것으로 나타났다. CBD는 중독성이 없지만 고 CBD/저 THC 약초 대마의 경우 THC 대마에서와는 매우 다르면서 가벼운 정신작용 유사 효과가 발견됐다. 이러한 정신작용은 아직 파악되지 않은 테르펜/CBD 상호작용 때문으로 추정된다.

사티벡스Sativex® 같이 THC와 CBD가 결합된 대마 약제에서 CBD는 THC의 불쾌한 역효과를 제거하고, 정신작용을 조절하며, THC가 일으키는 진정, 불안, 빠른 심장박동 현상을 줄여주는 것으로 밝혀졌다. 이러한 시너지 효과는 CBD가 CB1 수용체에서의 THC 상호작용을 위한 하나의 음성 알로스테릭 조절자negative allosteric modulator로서 작동할 수 있는 능력에 일부 기인하는데, 여기서 CBD는 이러한 수용체를 활성화시킬 수 있는 THC의 능력을 제한한다. 이것만 보더라도 CBD와 THC 사이의 시너지를 잘 알 수 있다. CBD/THC 결합체인 사티벡스의 경우, 난치성 통증을 앓고 있는 암 환자들을 대상으로 한 연구에서 CBD/THC

조합으로 이들의 고통을 현격히 줄여줌으로써 이러한 시너지 효과를 증명한 바 있다. THC만으로는 불가능한 일이었다.

CBD는 다양한 증상과 조건에서 진통과 항염증 효과를 보여주고 있다. CBD는 또한 매우 강력한 항산화제이기도 하다. 세포 연구자들에 따르면 CBD는 인간의 뇌와 유방, 그리고 다른 종양 세포들에 대한 체외 실험에서 효과적이었으며, 동시에 정상 세포를 보호해주기도 했다. CBD와 CBDV는 효과적인 항경련제이기도 하다.

CBD는 믿기 힘들 정도로 난잡한 리간드ligand다. 도발적인 표현이긴 하지만, 이는 곧 CBD가 THC 이상으로 매우 다양한 수용체들과 상호작용한다는 것을 의미하며, 광범위한 효과를 보이는 것도 이 때문이다. CBD는 CB1이나 CB2 수용체들뿐만 아니라 다른 G-단백질 카나비노이드 수용체인 GPR18이나 55, 그리고 바닐로이드 수용체인 TRPV1과도 상호작용한다. 이러한 상호작용 덕분에 뇌졸중에서 여드름에 이르기까지 다양한 증상에 CBD 기반의 치료를 할 수 있다.

CBD는 엔도카나비노이드 수용체들 외에도 아데노신, 글리신 및 5-HT1A 수용체 등 다양한 수용체와 이온 통로들을 활성화하고 억제하고 조절한다. 최근 한 연구에 따르면 CBD는 또한 알파-1-아드레노셉터alpha-1-adrenoceptor, 도파민dopamine 2, GABA-A, 뮤우/델타-아편유사수용체 μ/delta-opioid receptors들과도 상호작용하는 것으로 밝혀졌다. CBD는 심지어 MRSAmethicillin-resistant Staphylococcus aureus(감염을 유발하는 박테리아 균주)의 성장을 억제하는 데 있어 항생제인 반코마이신Vancomycin보다도 효과적이다.

대마에서 CBD를 추출할 때 한 가지 문제는 CBD의 작은 한 부분이 고리화cyclization되거나 THC로 변형될 수 있다는 것이다. CBD를 투여받는 소아 환자들에게 THC 양을 조절하려 할 때는 이러한 고리화 과정을 신중하게 제어할 필요가 있으며, 대마 제품을 소아용으로 제약할 때 바로 이런 단계를 거친다. 최근에는 CBD가 산성 위액이 존재할 때 THC로 고리화된다는 주장이 제기됐다. 고리화가 가능하다고 주장하는 연구원들과 이런 개념을 일축하는 이들 사이에서는 각자 증거들을 가지고 논쟁이 벌어지고 있다.

카나비제롤cannabigerol/**CBG**: CBGA, 즉 카나비제롤산은 대마 식물이 생성하는 카나비노이드 중 THCA와 CBDA 다음으로 중요한 진통성 무중독 카나비노이드다. 카나비제롤은 대마 식물 효소가 THC와 CBD, CBC를 생합성하기 앞서 사용하는 카나비노이드다. 약물 대마는 일부만이 성숙한 상태를 유지하고 있는 다량의 CBGA를 갖고 있지만. 섬유 대마에서는 약물 대마보다 더 많이 축적되는 것으로 짐작된다. 열과 시간에 의해 탈카르복실화 되었을 때 CBGA는 CBG로 전환된다.

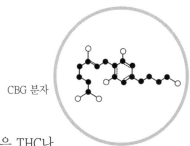

CBG 분자

최근까지 CBG의 치료 적용 가능성은 THC나 CBD만큼 연구되지 못했다. 최근의 임상 전 연구에 따르면 CBG는 방금 음식을 섭취한 동물에서도 강력한 식욕촉진의 효과를 보이는 것으로 밝혀졌다. 임상 전 실험은 또한 화학요법으로 유발된 악액질cachexia 치료제로도 그 가능성을 보여주고 있다. 앞서 한 이탈리아 연구에서는

CBG가 IBD(Inflammatory Bowel Desease; 염증성 질환)에 걸린 쥐 모델을 치료하는 데 효과적인 것으로 드러나기도 했다.

CBG는 엔도카나비노이드 시스템 수용체들 외 다른 다양한 수용체들과 주로 상호작용한다는 면에서 다른 일차 카나비노이드들과 구분된다. CBG는 또한 MRSA 등의 병원균에 대한 매우 강력한 항세균제이기 때문에 부패 방지와 항균 부문에서 많은 관심을 끌고 있다. 이뿐만 아니라 CBG는 특히 전립선암과 구강암 등의 항암제로도 조명 받고 있다.

CBG는 핀처 크릭Pincher Creek, 그린 크랙Green Crack, 아일랜드 스위트 스컹크Island Sweet Skunk 등 데이비드 왓슨Davaid Watson이 재배한 스컹크 Skunk #1에서 나온 스위트 스컹크 품종들과 기타 오시멘 함량이 높은 품종에서 1.5% 이상의 상당한 양이 발견되고 있다.

카나비크로멘cannabichromene/CBC: 카나비크로멘산, 즉 CBCA는 대마 식물의 개화 주기에서 어린 시기에 생성되는 파이토카나비노이드로, CBCA를 카르복실화시키면 CBC를 얻을 수 있다. 지금까지 몇몇 중앙 아시아 품종으로부터 나오긴 했지만, 다른 많은 대마 품종에도 CBCA가 존재할 것으로 예상되는데, 그 이유는 꽃의 개화 초기에 CBCA 함량을 검사한 바가 거의 없기 때문이다. 현재는 카나비크로멘을 확보하기 위해 완전히 성숙되기 6주 전의 꽃을 수집하고 있다.

CBCA는 또한 줄기 두상 트리콤의 머리를 제외한 다른 부분에 집중돼 있는 것으로 보인다. CBC는 일반적인 카나비노이드 수용체와 상호작용하지 않으며, 주로 TRP 통로를 타깃으로 한다. CBC의 효과는 항생제와 항진균제 등 다양하다. 대마가 개화 초기 단계에 박테리아와 곰팡이에 감염되지 않는 원인으로 CBC의 효과가 거론되기도 한다. 다른 많은 카나비노이드들과 마찬가지로 CBC는 항염증제이자 진통제 역할을 하며, 동물 실험에서는 항우울제 효과를 나타낸 바 있다.

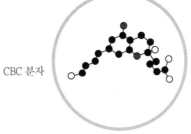

CBC 분자

카나비놀cannabinol/**CBN**: CBN은 THC의 산화부산물이며, 대마 제품에서 비교적 흔히 발견되는 카나보이드에 속한다. CBN은 대마 식물에 의해 생성되지 않지만, 대마와 대마 수지 또는 기름의 오래된 샘플에서 쉽게 검출된다. CBN이 존재한다는 것은 보통 대마 제품의 상태가 좋지 못하거나 장기 보관됐음을 의미한다.

1980년 이전 많은 약물 대마들이 다른 나라로부터 미국으로 불법 수입됐을 때는 밀반입되는 과정에서 THC의 품질이 떨어졌기 때문에 CBN 함량이 훨씬 높았다. 오늘날 네덜란드에서는 수입된 대마와 대마 수지들 일부가 커피숍에서 판매되고 있는데 이들 수입 제품에는 자국 제품보다 훨씬 많은 양의 CBN이 함유돼 있다.

CBN은 정신작용이 많지 않지만, 의료 대마 환자의 경우 CBN이 THC와 시너지 진정 효과를 내는 것으로 보고된 바 있다. 다량의 CBN이 함유된(건조 무게의 0.5%) 고 THC 약초 대마 의약품을 사용한 환자들의 주관적 표현을 빌자면, 투약에 따른 정신적 반응은 '둔하고', '멍청해진' 느낌이었다.

경구 투여 시 CBN은 첫 단계인 간 대사작용에 의해 11-히드록시-CBN으로 전환되어 CB1 수용체에 더 효과적으로 결합되는데, 이 때문에 흡입보다는 경구 투여가 더 선호되고 있다. CBN 또한 CBD와 마찬가지로 MRSA 감염에 효과적일 수 있다. 나아가 최근 한 연구에서는 CBN이 열에 대한 민감성을 감소시켜 주기 때문에 화상 치료에도 유용한 것으로 나타났다. 이러한 CBN 활용성은 아무리 소홀하게 취급되고 보관된 대마라 하더라도 나름의 의약적 가치를 지니고 있음을 입증해 준다.

CBN 분자

펜틸 vs. 프로필 카나비노이드

THC 같은 보편적인 카나비노이드에는 5개의 탄소 원자로 구성된 '꼬리tail'라는 작은 곁사슬side chain이 있다. 이 5개의 탄소 원자가 있는 카나비노이드들을 펜틸pentyl 카나비노이드라고 한다. CBGA의 전구체는 소위 올리브톨릭olivetolic산이며, 그다음 CBGA로서 THCA나 CBDA, CBCA를 만드는 데 사용된다. 하지만 3개의 탄소 원자 곁사슬을 가진 다른 등급의 카나비노이드들도 있는데, 이들을 프로필propyl 카나비노이드라 한다. 일부 대마 식물에서는 다이베리닉divarinic산이라는 또 다른 형태의 CBGA 전구체가 만들어진다. 대마가 CBGVA라는 프로필 CBG산을 만들 때 다이베리닉산을 사용하게 되면, CBGVA는 효소 활동으로 THCVA, CBDVA, CBCVA 등의 프로필 카나비노이드로 생합성된다.

테트라하이드로카나비베린tetrahydrocannabivarin/THCV: THCVA, 즉 테트라하이드로카나비베린산은 THCA로부터 나오는 양이 적은 프로필로 아프가니스탄이나 파키스탄, 남아프리카의 몇몇 대마 재배 품종에서 생성된다. THCV는 더반 포이즌Durban Poison이나 스왓지 스컹크Swazi Skunk 같은 남아프리카 품종에서 가장 흔히 발견되지만 1.5%를 넘는 것은 보기 힘들다.

THCVA는 모든 산성 카나비노이드와 마찬가지로 열과 시간에 의해 생물학적으로 중성 상태인 THCV로 전환된다. 이런 품종들의 경우 THCVA 비율은 건조 중량이 1.5%를 거의 넘지 않는다. 영국 GW 파머수티컬즈의 저명한 재배자인 에티엔 드 마이어는 THCVA가 11% 이상이 되도록 순수 THCV 품종을 육종했으며, 몇몇 캘리포니아 재배종의 경우 최고 6% 수준까지 실험한 바 있다. 최근 영국에서 시행된 THCV(10mg) 경구 투여에 대한 인체 연구 결과에 따르면 THCV는 정신 작용은 하지 않지만, 비만증에서 손상된 것으로 보이는 뇌망과 연관성이 높은 것으로 나타났다.

또 다른 연구에서는 정맥주사로 투여된 THC 1mg의 효과에서 경구 THCV의 전처리pretreatment 효과를 관찰했다. 이 연구에서 THCV는 일부 피실험자들을 THC의 기억 지연delayed recoll memory 효과로부터 보호했으며, 어떤 이들은 THCV가 THC의 효과를 덜 강하게 만드는 것 같다고 말했다. 다이어트 약으로서의 잠재력 때문에 THCV에는 계속해서 많은 관심이 쏠리고 있다.

THCV 분자

카나비다이베린cannabidivarin/CBDVA

CBDVA는 CBD의 프로필 형태로 최근 카나비노이드 의약 커뮤니티에서 따로 혹은 CBD와 짝을 이뤄 항경련제로서의 가능성을 주목 받고 있다. GW 파머수티컬즈는 6% 이상의 CBDV를 생산하는 순수 CBDV 품종을 육종하고 있으며, CBDV 함량은 전체 카나비노이드의 80%가 넘는다. GW의 CBDV 작업에 쓰이는 친계통parantal line은 파키스탄에서 육종되고 GW와의 계약에 따라 호타팜에서 개발된 클론들이다. 최근에는 미 서부 연안의 육종 실험에서 많은 양의 CBD와 CBDV를 함께 생성하는 재배 품종들이 생산됐다.

CBDV 분자

테르펜과 테르페노이드

향수나 신선한 꽃에서는 테르펜 냄새가 난다.

카나비노이드 자체에는 어떠한 향도 없기 때문에 대마에서 나는 냄새 또한 테르펜 냄새다. 대마는 200가지가 넘는 테르펜을 만들지만, 이들 중 상당량이 생성되는 것은 30% 정도에 불과하다. 테르펜은 자연에서 가장 흔한 식물 화학물질이다. 이들은 모든 식물성 정유 향 성분이며, 모든 향신료, 과일, 야채에서 발견된다.

테르펜은 FDA에서 안전한 식품 첨가물로 인정받았으며, 약리학적으로 활성이고 카나비노이드와 상승작용을 한다. 대마에서 발견되는 주요 테르펜들로는 알파 및 베타 피넨, 리모넨, 미르센, 시스 오시멘, 테르피놀렌, 리날룰, 후뮬렌, 그리고 베타-카리오필렌 등이 있다.

2001년 존 맥파틀랜드와 에단 루소의 〈대마와 대마 추출물: 부분의 합보다 큰가Cannabis and Cannabis Extracts: Greater than the Sum of Their Parts?〉란 논문은 대마 약리학에서의 테르펜의 역할에 대해 많은 관심을 불러일으컸다. 대마 이용자들은 오랫동안 다양한 대마 품종들이 일으키는 정신 작용 효과들 사이에 미묘한 차이가 있음을 목격해 왔다. 루소는 맥파틀란드와의 2001년 논문에 앞서 데이비드 왓슨, 로버트 클락과 함께 네덜란드에서 비공식적으로 THC와 타르펜의 상호작용을 분석하는 실험을 했다. 아쉽게도 이 실험의 데이터는 아직 발표되지 않았지만 향후 출판될 전망이다. 테르펜에 대해 그리고 테르펜과 카나비노이드의 시너지 효과에 대한 연구 덕분에 서로 다른 대마 품종이 거의 동일한 카나비노이드 성분을 공유하고 있음에도 불구하고 다양한 효과를 낼 수 있는 이유가 설명되기 시작했다.

최근에는 네덜란드 연구원인 아르노 헤이즈캠프Arno Hazekamp가 네덜란드 커피숍에서 판매되고 있는 네덜란드 상표 품종들의 테르펜 함량이 인디카 효과를 내는지, 사티바 효과를 내는지에 대해 조사했다. 인디카는 보통 편안하고 진정 효과를 내는 것으로, 사티바는 에너지와 자극 효과를 주는 것으로 알려져 있다. 이 조사에서는 리날룰linalool, 비사볼룰bisabolol, 구아이올guaiol 등처럼 '-ol'로 끝나는 이름이 붙은 테르페노이드 알코올은 거의 모두가 인디카 품종에서 발견됐다. 놀랍게도 피넨, 오시멘, 리모넨 등 보통 사티바 유형의 효과를 낸다고 믿고 있던 것들 중 일부는 실제로 커피숍에서 인디카 효과를 내는 품종으로 더 흔히 판매되고 있었다. 사티바 유형의 효과와 연관이 있는 테르펜으로는 테르페놀린과 베타-카리오필렌이 있다.

나프로 리서치NaPro Research의 마크 루위스Mark Lewis와 매튜 기스Mathew Giese를 필두로 대마 품종을 테르펜에 따라 분류하기 위한 운동이 시작됐다. 나프로는 캘리포니아 재배 품종의 각기 다른 테르펜 발현 그룹을 감별했다. 최근에는 저스틴 피시딕이 대마의 화학형chemotype 식별에 대한 자신의 풍부한 경험을 활용해 판매점 품종들에 대한 뛰어난 연구를 수행한 바 있다.

테르펜은 주로 대마의 선상 트리콤glandular trichome 꼭대기에 있는 수지 머리에서 발견된다. 테르펜, 특히 향기로운 모노테르펜monoterpene은 휘발성이 강하며 제대로 보관되지 않을 경우 건조 대마에서 금방 사라진다. 네덜란드에서는 미생물 수를 줄이기 위해 약국에서 잭 헤레르Jack Herer 대마를 감마 방사선 처리하는데, 이런 과정을 통해서도 테르펜은 파괴될 수 있다. 마찬가지로 감마 방사선 처리된 오렌지 주스에서도 과정 중에 일부 테르펜 손실이 발생했다. 테르펜은 0.05%밖에 되지 않는 적은 함량이나 농도에서도 약리학적으로 활성이다. 흥미롭게도 카나비노이드는 테르펜의 막 투과성membrane permeability을 향상시켜 혈액/뇌 장벽을 더 잘 통과할 수 있게 해준다. 테르펜은 카나비노이드와 마찬가지로 지방 친화적이고 소수성hydrophobic, 뇌와 신체 전반에 걸쳐 다양한 수용체들과 상호작용할 수 있다.

피넨pinene: 알파 피넨과 베타 피넨은 많은 침엽수에서 발견되는 모노테르펜이다. 피넨은 크리스마스 트리에서 나는 향의 상당 부분을 책임지며, 테레빈유의 주요 성분이기도 하다. 피넨은 용매 활동을 하기 때문에 대마를 보관할 때 부드러운 비닐 봉지를 사용하면 안 된다. 약간의 테르펜에도 비닐은 녹을 수 있다. 피넨은 뇌의 효소 활동을 억제하며 이러한 억제 작용이 단기 기억 활동을 도와주는데, 이 때문에 피넨 함량이 많은 대마 품종은 다른 고 THC 품종들과 연관되는 기억 문제를 유발하지 않는 것으로 알려져 있다. 이 테르펜은 코나 골드Kona Gold나 블루 드림Blue Dream 같은 대마 품종과 관련이 있다. 최근 캘리포니아에

서는 피넨 쿠시Pinene Kush 같은 피넨 중심의 품종
이 등장하기도 했다.

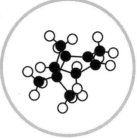

알파 피넨 분자

리모넨limonene: 리모넨은 감귤류 과일, 특히 이들의 껍질에 흔한 모
노테르펜이다. 리모넨과 테르피놀렌은 대마 품종에서 발견되는 감귤
향을 내는 성분이다. OG나 부바 쿠시Bubba Kush품종처럼 탄제린 드림
Tangerine Dream이나 젤라토 같은 품종에도 리모넨이 많다. 대마에서 리모
넨은 쾌감euphoric 효과와 연관이 있다. 리모넨과 감귤유citrus oil에 대한
임상 연구에서는 강력한 항우울제 효과가 있다
는 사실이 밝혀지기도 있다.

리모넨 분자

베타-미르센beta-Myrcene: 베타-미르센은 대
마 품종에서 발견되는 모노테르핀 중에서 가장 높은 농도에 도달했
는데, 총 정유량의 30% 이상을 차지하고 있다. 네덜란드의 베드로칸
Bedrocan BV에서는 미르센 함유량이 많은 약초 대마 블렌드를 생산하고
있으며, 특히 진정 효과가 뛰어나도록 제조하고 있다. 미르센은 일반적
으로 인디카 유형의 대마 '카우치락couchlock(소파에서 일어나기 힘들 정도로 취
함-역주)' 효과와 관련이 있으며, ACDC나 갓파더Godfather OG 같은 품종
들을 구분 짓는 특성이기도 하다. AK-47, 펍스Purps, 그레이프 에이프
Grape Ape 등 다른 품종에서도 많은 양이 생산된다. 미르센은 동물 모델

에서 근육을 이완시키고 진정제 효능을 증가시켜 준다. 루소와 마르쿠가 최근 논문에서 언급한 바와 같이 미르센은 항영즘 및 진통과 같은 다양한 약리 효과를 낸다. 헤이즈캠프는 최근 인디카와 사티바의 효과 비교 연구에서 미르센 함량이 네덜란드 커피숍에서 인디카로 팔리는 품종들과 깊은 연관이 있다고 지적했다.

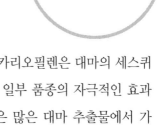

미르센 분자

베타-카리오필렌beta-caryophyllene: 베타-카리오필렌은 대마의 세스퀴테르펜sesquiterpene 중에서 가장 흔한 것으로 일부 품종의 자극적인 효과들과 관련이 있다. 또한 베타-카리오필렌은 많은 대마 추출물에서 가장 흔히 볼 수 있는 테르펜이기도 한데, 휘발성이 강한 모노테르펜들과 달리 추출물에서의 생존력이 뛰어나기 때문이다.

베타-카리오필렌은 쿠키 계열 재배 품종에서 가장 많으며, 미르센 함유량이 낮은 몇몇 재배 집단에서도 발견되고 있는데, 이것은 콜롬비아와 파나마의 전통적 유전인자와 관련이 있다. 셔버트Sherbert나 고릴라 글루Gorilla Glue #4 같은 품종들도 카리오필렌이 많다.

베타-카리오 필렌 분자

베타-카리오필렌은 CB2 수용체와 강하게 상호작용하며 후추, 정향 clove, 홉에서도 생성이 된다. CB2의 활동은 베타-카리오필렌을 진정한 카나비노이드로 만들어 주며, 저명한 스위스 연구원 쥐르그 게르츠가 개척한 연구에 따르자면 유일한 '다이어트 카나비노이드dietary cannabinoid'이기도 하다. 베타-카리오필렌은 강력한 항염증 화합물이며, 진통 및 면역 조절 작용을 한다. 그리고 이러한 효과들로 인해 항관절염 화합물로도 유망하다. 베타-카리오필렌이 들어 있기 때문에 카나비노이드 유사 식품의 배포를 엄중히 금하는 미국의 연방 및 주 법규로 따지자면 후추나 정향도 불법으로 간주돼야 할 것이다.

베타-카리오필렌은 대마 속genus에서 최초로 분리된 파이토카나비노이드로, 내부적으로나 국부적으로 효과적인 항염증제다. 또한 THC 과용으로 인한 숙취 증세를 완화시키는 데도 어느정도 효과를 볼 수 있다.

베타-카리오필렌의 산화물은 카리오필렌 옥시드caryophyllene oxide다. 약물 탐지 견들은 대마의 카리오필렌 옥시드 냄새를 맡도록 훈련돼 있다. 강력한 CB2 수용체 활성화 작용로 인해 베타-카리오필렌은 CBD 이후 가장 핫한 카나비노이드로 떠오를 전망이다.

리날룰Linalool: 라벤더에서 발견되는 리날룰은 약간의 정신작용이 있다. 자연적으로 생겨나는 이 화학 물질은 진정 및 항불안 효과를 낸다. 이것은 부바 쿠시나 몇몇 보라색 인디카 품종에서 발견되며, 의약적으로 보자면 강력한 진정제, 진통제 및 마취제가 될 수 있다.

리날룰 분자

리날룰이 높은 대마 품종은 거의 없지만, 부바 쿠시의 독특한 향은 리날룰과 리모넨 때문이다.

테르피놀렌Terpionlene: 잭 헤레르, 트레인렉Trainwreck, 빅서 홀리 위드 Big Sur Holy Weed, S.A.G.E. 및 제타Zeta 등과 같이 매우 자극적인 대마 품종들과 관련이 있는 감귤류 테르펜이다. 진정작용을 한다는 주장이 있긴 하지만 테르페놀렌은 인지적 명확성과 '사티바'들과 밀접하게 연관돼 있다. 테르피놀렌은 초기의 감귤류 타이 랜드레이스들에 있는 자극적인 테르펜이다.

테르피놀렌 분자

오시멘Ocimene: 스컹크 #1이나 핀처 크릭Pincher Creek 같은 고전적인 스컹크 품종과 관련 있는 달콤한 과일 같은 테르펜이다. 오시멘은 또한 너무 자극적이지도 너무 진정시키지도 않는 '골디락스 효과Goldilocks effect'를 내는 데도 관련이 있다. 오시멘은 응애spider mite의 공격에 반응해 식물에서 방출되는데, 이것이 응애를 먹는 포식성 진드기를 유인한다.

오시멘 분자

☞다음의 표는 대마의 7가지 주요 테르페노이드와 이들 테르페노이드를 생성하는 식물들, 그리고 관련된 약리 작용들을 정리한 것이다. 대마 식물은 200가지 이상의 테르페노이드를 생성하지만 대부분 그 양이 얼마 되지 않는다.

테르페노이드와 이들의 약리 작용

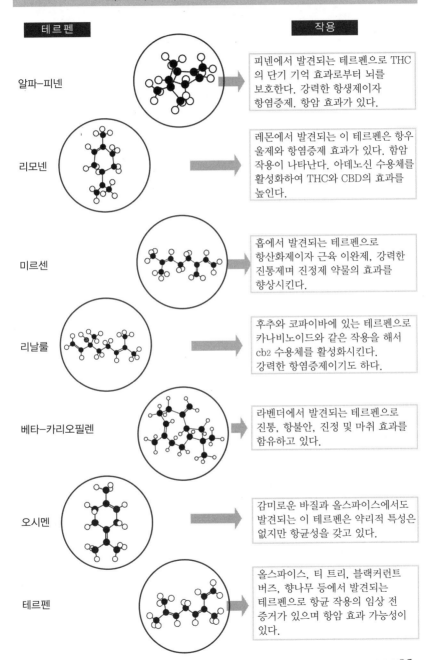

테르펜 | **작용**

알파-피넨 | 피넨에서 발견되는 테르펜으로 THC의 단기 기억 효과로부터 뇌를 보호한다. 강력한 항생제이자 항염증제. 항암 효과가 있다.

리모넨 | 레몬에서 발견되는 이 테르펜은 항우울제와 항염증제 효과가 있다. 함암 작용이 나타난다. 아데노신 수용체를 활성화하여 THC와 CBD의 효과를 높인다.

미르센 | 홉에서 발견되는 테르펜으로 항산화제이자 근육 이완제, 강력한 진통제며 진정제 약물의 효과를 향상시킨다.

리날룰 | 후추와 코파이바에 있는 테르펜으로 카나비노이드와 같은 작용을 해서 cb2 수용체를 활성화시킨다. 강력한 항염증제이기도 하다.

베타-카리오필렌 | 라벤더에서 발견되는 테르펜으로 진통, 항불안, 진정 및 마취 효과를 함유하고 있다.

오시멘 | 감미로운 바질과 올스파이스에서도 발견되는 이 테르펜은 약리적 특성은 없지만 항균성을 갖고 있다.

테르펜 | 올스파이스, 티 트리, 블랙커런트 버즈, 향나무 등에서 발견되는 테르펜으로 항균 작용의 임상 전 증거가 있으며 항암 효과 가능성이 있다.

유전자형, 표현형, 화학형

처음 대형 대마 판매점에 들어가는 사람은 수십 가지 품종의 약초 대마 광고에 둘러싸여 선택의 난관에 부닥칠 것이다. 이들은 아마도 평생 동안 몇 종류 외에 대마를 본 적이 없었을 것이기 때문이다. 이제 판매점이나 종자 업체를 통해 수백 가지 품종을 선택할 수 있게 됐지만, 사실 그다지 소용 없는 일이다. 아무리 종류가 많아 보인다 하더라도 결국은 한 묶음의 강력한 근친교배 품종들에 불과하며, 차이점보다는 유사성이 훨씬 더 많기 때문이다.

대규모 재배 시설을 찾아가서 실제로 차이점을 찾아 보라. 찾기가 힘들어서 그렇지 있긴 있을 것이다. 소어 디젤Sour Diesel 같은 소위 사티바 품종조차도 대부분 잎이 넓다. 트레인렉을 제외하고는 1970년대의 사티바와 유사한 것들은 거의 없는데, 트레인렉은 사실상 실내 재배에 적당한 크기의 분재 사티바이다. 요컨대 오늘날 재배되고 있는 대마들을 보자면 사촌들, 심지어 형제들로 가득 찬 방을 보고 있는 것 같다. 그렇다면 과거의 전통적인 품종들은 어떠했을까? 콜롬비안 골드Colombian Gold, 마우이 워위Maui Wowie, 아카풀코 골드Acapulco Gold, 혹은 타이Thai는? 미국에서는 발견되지 않으며 수십 년 동안 보지 못했다. 대체 어떻게 된 일일까?

현대의 대마 유전학이라는 작은 외딴 마을에 오신 것을 환영한다. 이 섬에서는 한 무리의 혈족끼리 근친 결혼을 해서 근친성이 매우 강한 자식들을 낳았다. 여기에 종자가 아니라 꺾꽂이에서 재배한 식물을 선호하는 오늘날의 성향이 더해져 대마의 유전적 다양성은 훨씬 더 손상되었다. 지금의 의약 대마 품종들은 정부의 마약과의 전쟁 시대에 나온 것들임을 상기할 필요가 있다. 이들은 THC 함유, 은밀한 재배의 용이성, 높은 수확률, 그리고 최소한의 공간 요건을 기준으로 선택된 것들이다. 다시 말해 가장 짧은 기간 내에, 가능한 가장 작은 면적에서, 몰래 재배가 가능하고, 가장 많은 THC를 수확할 수 있어야 했다. 그리고 이것이 바로 지금 우리가 갖고 있는 것들이다.

크리스마스가 될 때까지 수확할 준비가 되지 않았던 산타크루즈 헤이지즈Santa Cruz Hazes는? 크고 호리호리한 코나 골드Kona Gold는? 둘 다 디스코와 함께 사망했다. 1960년대와 70년대에 이런 품종을 돋보이게 했던 특성들은 지금도 여전히 존재하지만, 이들은 열성 유전자로 쪼그라들어 인습 타파적인 재배자의 손길만 기다리고 있다. 언젠가 이들이 와서 대중적인 유전자들 사이에 숨어 있는 자기를 꺼내주기만 기다리면서 말이다.

1970년대 후반 미국으로 오는 최초의 아프가니스탄 유전자로 소비에트가 아프가니스탄을 침공하기 전 이 지역을 가득 채웠던 스컹크향 쿠시인 '아프팍Af-Pak' 해시시 유전자가 뽑힐 수 있는 충분한 기회가 있었다. 하지만 그렇게 되지 못했으며, 대신 이 지역에서 흔히 발견되는 THC/CBD 유전자들보다 THC 함량이 더 높은 것들이 선택됐다. 이때 선택된 식물들 중 하나가 바로 전설의 아프간 #1이다. 아이러니하게도 당시 아프가니스탄이나 파키스탄에서 오늘날의 이것과 유사한 다른 식물을 찾기는 힘들었을 것이다. 아프간 #1은 높은 수지 함량과 컴팩트한 모양, 짧은 수확기 때문에 선택됐지만 높은 THC 함량도 한몫했다. 이것이 아프가니스탄에서 의약적으로 가장 흥미로운 식물이었을까? 그렇지 않았다. 아니, 아마도 그렇지 않았을 것이다. 사실 이것은 작은 마을에서조차 의약적으로 그다지 흥미로운 대마 식물이 되지 못했을 것이다.

하지만 좋은 소식도 있다. 아직도 독특한 대마 유전자들이 생존해 있는 곳이 세계 도처에 있다는 사실이다. 아마 40년 전만큼 많진 않겠지만 그럼에도 불구하고 여전히 많다.

더 좋은 소식은? 오늘날 우리는 이 식물에 대해, 그리고 화학형 관점에서 대마를 흥미롭게 만드는 것들에 대해 훨씬 많은 것을 파악하고 있다는 사실이다.

대마의 주요 화학형

대마 화학형을 가장 간단하게 구분하자면 THC가 많은지 CBD가 많은지에 따라서다. 다음 구분법은 어떤 테르펜이 지배적인가 하는 것이다. 놀랍게도 생각보다 테르펜의 종류는 얼마 되지 않으며, 대부분의 약물 대마에서 주가 되는 것들로는 미르센, 리모넨, 베타-카리오필렌, 테르피놀렌, 피넨 등이 있다. 후물렌이나 리날룰, 오시멘 중심의 품종들은 재배가 되긴 했지만 아직 드문 상태다. 대부분의 대마 품종은 리모넨과 함께 미르센이 지배적인 성향이 있는데, 이것은 높은 THC 생성과 연관될 수 있다. 테르페노이드 조합은 대마 품종의 향을 변화시키겠지만, 테르펜은 또한 정신작용과 의약적 효과에도 큰 영향을 미친다. OG 쿠시나 핀처 크릭처럼 서로 다른 많은 양의 테르펜을 생성하는 것들도 있는데, 이런 '측근entourage'들은 환자들 사이에서 매우 인기가 높다.

인디카 대 사티바

이제부터 바로 인디카와 사티바의 신화 속으로 들어가 보자. 대부분의 대마 환자들에게 사티바에 대해 물으면 자극적이고 기분을 좋게 하며 낮에 사용하기 좋다고 말한다. 인디카에 대해서는 취하고 가라앉으며 진정되고 사티바보다 강력하다고 한다. 설명은 정확하지만, 이름들이 틀렸다. 그러나 이런 명명법은 널리 퍼져 있고 자세히 설명되고 있어 뒤집기는 불가능해 보인다. 그렇다고 해서 이것이 옳다는 것은 물론 아니다.

10년 전 칼 힐링은 인디애나 대학에서 박사 논문을 쓰고 있었다. 힐링의 논문 중 일부는 전 세계 대마 품종간의 유전자 차이를 연구하는 것이었는데, 그는 여기서 흥미로운 점을 발견한다. 즉 모든 약물 대마 계통에서 공유되는 유전자 수가 얼마 되지 않는다는 사실이다. 그리고 우리가 헴프라고 부르는 모든 섬유 대마 계통들은 또 다른 소수의 유전자를 공유하며, 이들 간에는 우리가 예상했던 것만큼 그렇게 많은 크로스오버가 없다는 것도 알게 됐다. 그는 모든 섬유 대마 품종들(헴프)을 사티바 대마Cannabis sative로 분류하기로 결정했다. 그리고 모든 약물 품종들을 인디카 대마Cannabis indica로 분류하지만, 여기에 몇 가지 중요한 차이를 명기했다.

그는 약물 인디카 대마를 BLD(broad-leafleted drug: 잎이 넓은 인디카)와 NLD(narrow leafleted drug: 잎이 좁은 인디카) 품종으로 나누었다. 오늘날 대부분의 약물 대마 품종은 이들 두 가지 유전자형의 혼합형hybrid으로 외견상으로는 BLD 쪽으로 기울지만, 두 가지의 특성을 모두 갖고 있다. NLD 중심의 하이브리드들은 대부분 부바 쿠시같은 순수 BLD들에 비해 다소 자극적이며 대뇌 활동을 자극한다.

대마 사티바는 어떨까? 사티바는 단순히 섬유나 밧줄에 사용되는 것 이상이라는 게 드러났다. 이들은 CBG를 THC가 아닌 CBD로 전환시키는 효소를 만드는 유전자를 갖고 있다. 모든 CBD 유전자들은 헴프 품종 대마를 그 기원으로 하는 듯하다. 그리고 중동 지역의 해시시 재배종들은 진정한 인디카/사티바 혼혈일 가능성이 많다. 헤이즈Haze 같은 전통적인 초기의 약물 품종에는 THC와 함께 얼마간의 CBD가 들어 있었다. 결국 인디카와 사티바의 구분은 품종의 카나비노이드 함유가 아니라 테르펜 함유를 기준으로 하게 될 것이다.

쿠시란 무엇인가

쿠시Kush란 이름은 지금의 아프가니스탄과 파키스탄 가운데 있는 중앙아시아의 힌두 쿠시 산에서 따온 것이다. 이 산악 지방에서는 전통적인 해시시 수집 문화가 자리 잡고 있는데, 이곳의 주민들은 대마를 체로 걸러 수지 분비물을 모았으며, 이렇게 걸러진 것들은 해시시로 압축된다. 진짜 쿠시 대마들은 등급이 매겨져 있거나 달콤한 스컹크 향과 매운 연기가 있는 땅딸막한 넓은 잎의 고 THC 식물들이다. 대마 품종 구분에 있어 현존하는 문제의 좋은 예로 유명한 OG 쿠시를 들 수 있는데, 이름으로 보면 하이브리드 같지만, 중앙아시아의 힌두 쿠시 품종들과 효능 외에는 공통점이 없다.

세계의 대마들

약물 대마는 출생지인 아시아에서 아프리카로, 이후 아메리카 대륙으로 전해지면서 그 화학성분도 변하게 됐다. 랜드레이스라고 불리는 로컬 품종들이 현지의 조건에 순응하게 된 것이다. 타이Thai, 아카풀코 골드Acapulco Gold, 더반 포이즌Durban Poison 등이 이에 해당된다. 이런 품종들은 새로운 혹은 이전과는 다른 특성들을 나타내기 시작했다. 어떤 테르펜은 곰팡이를 격퇴하고, 어떤 것들은 곤충 해충을 박멸하는가 하면, 방목 중인 동물들을 방해하는 것들도 있었다. 식물은 생존을 위해 적응하게 돼 있다. 마취성이 있는 마이센 품종들은 아프가니스탄과 북인도 지역의 산에서 번성했으며, 보다 자극적인 테르페놀렌, 카리오필렌, 심지어 피넨 품종들까지 남아시아와 아프리카에서 선택되어 열대 기후에 대처하는 데 도움을 주었다. 중앙 멕시코의 고원지대에 도착해 선택된 대마의 고양 효과는 거의 종교적인 수준으로까지 묘사되고 있다. 많은 사람이 이러한 멕시코 고원지대 품종을 지구에서 가장 훌륭한 대마로 여기고 있다.

의약적으로 흥미로운 대마는 베트남에서 레바논까지, 이집트에서 남아프리카까지, 아르헨티나에서 콜롬비아까지, 그리고 파나마에서 러시아에 이르기까지 재배되고 있다. 이런 랜드레이스 품종들 중 의약적 가능성이 입증된 것은 아직 소수에 불과하다. 대마 금지령이 철회되면 세계의 많은 대마들이 다시 등장하거나 심지어 새로 발견될 수도 있을 것이다. 대마 품종의 황금 시대는 이제 그 실현을 눈앞에 두고 있다.

잃어버린 기원을 찾아서

늙은 대마 재배자들이 테이블에 둘러앉으면 전설의 품종들을 종종 들먹이곤 하는데, 코나 골드Kona Gold, 파나마 레드Panama Red, 레몬 타이Lemon Thai 등은 시작에 불과하다. 금지령이 미국, 그리고 아마도 세계 도처에서 철회되면서 현재 대마 유전자형의 기반이 된 랜드레이스 품종을 한때 재배했던 나라들을 방문할 기회도 어렴풋이 열리고 있다.

또 다른 길은 조직 배양 기술을 이용하는 것이다. 미국 전역에는 빈티지 대마 종자들로 가득 찬 항아리들이 흩어져 있다. 평범한 기술로는 이런 종자를 발아시키기 힘들겠지만, 식물 배아 배양 기술로 가끔씩 몇몇은 되살릴 수도 있다. 마침내 우리는 할아버지의 대마 약상자를 열어볼 수 있을지도 모른다. 이런 품종들을 구함으로써 얻을 수 있는 또 한가지 이점은, 현대 대마 품종에서는 사라진 화합물을 찾을 수도 있다는 것이다. 이런 화합물은 아직 약물로서의 가치가 한 번도 제대로 연구되지 못한 것들이다.

제2부

대마 사용법

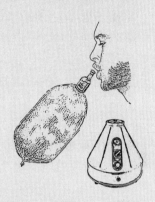

식물 약제로서 대마는 경구, 연기, 증기, 국부 치료제, 설하로 투여될 수 있으며, 좌약이나 조제 페서리로도 이용되고 있다. 역사적으로 볼 때 대부분 대마의 약용 섭취는 경구 복용이었지만, 사람들은 보통 약으로 대마를 사용할 때 연기 흡입을 떠올린다. 오늘날에는 흡연 요법과 유사하게 발현 속도와 투여량을 조절할 수 있는 증기 요법이 비흡연식 대안으로 대두되고 있다.

의료 대마의 대사 작용: 환자에게 맞는 투여 방식과 투여량 정하기.

대마 보관법: 대마약을 제대로 보관하려면 비닐봉지 이상이 필요하다.

대마를 오염시키는 것들: 의약 대마에게 발생할 수 있는 최악의 상황과 이를 피할 수 있는 방법.

대마의 형태들: 꽃에서부터 미래의 형태까지, 대마를 약으로 사용할 수 있는 무수한 형태들을 알아본다.

투여 방식과 용량: 연기나 증기식, 팅크제나 국부 크림 등, 대마약의 다양한 투여 방식과 정확한 용량에 접근하는 방법.

직장 내 의료 대마 사용: 무관용의 약물 규제와 이것이 의료 대마 사용자에게 미치는 영향.

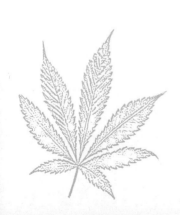

의료 대마의 대사 작용

대마의 형태와 복용 방법은 이것이 약으로 작용하는 방식에 큰 영향을 미친다. 그 형태에 따라 화학적 성질이 다르며 신체가 이들을 대사하는 방식도 달라지기 때문이다. 투여 방식에 따라 대마약이 효력을 발휘하는 속도와 효율성도 달라지며, 효과가 지속되는 시간도 달라진다.

천연 제품인 대마는 쉽게 부패하지만, 보관 방법을 잘 알고 있다면 유통 기한을 연장할 수 있다. 의료 대마 제품에는 가끔 있어야 할 것보다 더 많은 게 들어 있는 경우도 있다. 따라서 소비자는 대마 제품에서 오염 물질과 부패한 것을 찾아내는 방법을 배우고, 실험실로 보내야 할 오염 물질이 무엇인지 알아내는 게 필수 기술이다. 자신의 특정 질병을 치료하는 최선의 방법을 찾기 위해서는 무엇보다도 대마의 투여 방식과 투여량을 정확히 아는 것이 큰 도움이 된다.

투여량

많은 환자들, 심지어 일부 의사들까지도 약초 대마약을 투여하고 관리하는 방식에 대해 거의 알지 못한다. 대마 사용자를 다루는 언론들은 대마가 정신없는 중독성만 가져온다는 잘못된 관념만 부추길 뿐이다. 리얼리티 TV나 유튜브도 여기에 대해 별로 한 일이 없다. 쿠시의 큰 봉bong이나 THC 오일 80%의 두툼한 댑dab을 감정가처럼 설명하고 있을 뿐이다. 간헐적 사용자와 매일 사용자 모두에게 대마가 미치는 인지적 영향에 대한 2016년 연구에서는, THC로 인해 유발되는 신경인지 장애가 사용의 빈도에 따라 경감되지 않는다는 사실이 밝혀졌다. 다시 말해 자주 많이 사용하는 사람은 다량의 THC 투여에 대한 내성이 생겼다고 주장할 수 있겠지만, 테스트 결과 그렇지 못했다.

THC의 의료 대마 투여량에 대해서는 보다 합리적인 접근법이 있다. 필요한 효과를 미치는 가장 적은 양의 THC 대마를 투여함으로써 인지 및 운동 장애를 최소화한다는 것이다. 그 근거는 THC가 이중적 효과를 낸다는 약리학자들의 의견으로, 이들의 연구는 적은 양의 THC가 수용체를 어떻게 활성화시키는지, 그리고 투여량을 늘리면 같은 수용체가 어떻게 억제되는지를 보여 준다.

대마의 최소 유효 투여량은 적게 그리고 제어와 측정이 가능한 투여 방식을 강조하는 '조금만just a little bit'이란 문구로 요약이 된다. 새로운 환자들의 경우 과다 투여를 피하기 힘들 수 있는데, 그 이유는 일반적으로 사용되는 대마용 도구(봉bong이나 댑 릭dab rig)에 정확한 투여량이나 주의사항을 명기한 설명서가 없거나 미비한 경우가 많기 때문이다. 고 THC 약초 대마나 그 추출물들을 지

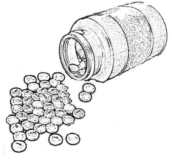

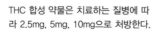

THC 합성 약물은 치료하는 질병에 따라 2.5mg, 5mg, 10mg으로 처방한다.

속해서 과다 투여할 경우 CB1 수용체의 밀도가 감소함으로써 실제 중독 효과가 아니라 대마의 일부 약효에 대한 내성이 생길 수 있다. 이러한 내성은 앞서 적은 양에도 편안해졌던 증상에 이제는 더 많은 양이 필요하게 만든다.

THC 중심의 대마약에서 용량 설명서는 특히 유용한데, 그 이유는 이런 약은 과도하게 투여될 경우 중독성이 매우 강할 수 있기 때문이다. 그렇다면 투여량은 어떻게 알 수 있을까? 가장 잘 연구된 대마약으로는 순수 THC 처방제인 드로나비놀dronabinol(마리놀Marinol®)과 거의 동일한 양의 THC와 CBD가 함유된 카나비노이드 기반의 경구 스프레이 나빅시몰nabiximol(사티벡스Sativex®)이 있다. 이 두 제품은 투여량을 이해하기 쉽도록 명시하고 있는데, 두 제품 모두 완전한 임상 시험과 용량 분포조사를 거쳤기 때문이다. 이런 연구들을 참고해서 다른 대마약의 유효 투여량을 추론해 볼 수 있다.

식욕 부진에 대한 드로나비놀 투여량은 THC 2.5mg에서 시작된다. 화학요법으로 유발되는 메스꺼움을 위한 드로나비놀의 유효 투여량은 환자의 체질에 따라 15mg을 초과할 수 있다. 정신작용은 보통 대마 초보 환자들의 경우 2mg의 THC를 복용했을 때 목격되며, 15mg은 극도의 불쾌감을 주는 강한 중독성을 나타낼 수 있다. 연구 결과 2.5~10mg의 THC가 전달되는 대마 투여량은 정신작용에 잘 견디면서 다양한 증상들을 치료할 수 있는 것으로 나타났다. 일부 대마 품종에서 발견되는 또 하나의 주요 카나비노이드인 CBD가 THC의 정신작용을 조절한다는 인간과 동물에 대한 확실한 임상 전 실험 증거들이 있다.

올바르게 투여할 경우 대마는 경구나 설하 방식 모두 효과적일 수 있다. 대마약을 삼켰을 때 효과가 나타나는 데는 45분~2시간이 걸릴 수 있다. 혀 아래나 측면(구강 조직을 통해 흡수)으로 투약했을 경우 델타-9 THC는 혈류에 직접 흡수되며 보통 15분 이내에 느낌이 오긴 하지만, 최고 효과는 45분에서 최대 2시간이 되어야 도달할 수 있을 것이다. 대마 경구 복용은 연기나 증기식의 약초 대마보다 두세 배 더 효과적이기 때문에 반복 투여할 필요가 줄어든다.

용해도 문제

대마약을 사용할 때 까다로운 문제 중 하나는 카나비노이드가 물을 싫어하고(hydrophobic) 지방을 좋아한다는(lipophilic) 것이다. 대부분의 약은 입으로 먹기 때문에 물에 대한 이러한 불용성은 몇 가지 문제를 일으킬 수 있다. 대마를 경구로 복용하면 흡수가 불충분하고 불규칙적이다. 지난 20년간 연구원들은 설하식과 증기식 투여에서부터 카나비노이드를 변성 전분modified starch에 결합시켜 용해도를 높인 최신 제제들에 이르기까지, 대마와 카나비노이드가 효과적으로 흡수될 수 있는 방법에 대해 많은 것을 발견했다. 이 기술들 중 상당수는 장 주변을 우회해서 흡수력을 높이고 가능한 한 빨리 약이 혈류로 전달될 수 있게 하기 위한 것들이다.

대마의 효능

언론에서는 대마의 효능이 지난 30년간 극적으로 증가했다는 연구 결과를 종종 언급하곤 하는데, 이는 아마도 오늘날의 대마가 1960년대보다 더 위험하다는 암시에 다름 아닐 것이다. 과연 사실일까? 연기식 대마는 대마의 투여량을 조절할 경우 환자들이 금방 조절량에 적응한다는 연구가 있었다. 효능이 높은 THC 대마의 이점은 필요한 투여량에 도달하는 데 걸리는 시간이 짧다는 것이다.

1960년대의 대마는 평균 약 1~4%의 THC를 갖고 있었겠지만, 오늘날 캘리포니아 판매점의 신세밀라sinsemilla 대마의 경우 THC가 평균 15%에 가깝다. 특정 대마 농축물들은 효능이 매우 높아 투여량을 낮추는 게 거의 불가능하다. 대부분의 고효능 대마꽃들은 간단한 지침서와 함께 간단하고 효과적으로 투여할 수 있다.

대마 보관법

건조 대마꽃, 해시시, 팅크제, 오일, 왁스, 크림 등 어떤 형태의 대마
든지 가능한 오랜 기간 보존하고 보호할 수 있는 방법들이 있다. 여느
천연 제품과 마찬가지로 대마는 열, 공기, 빛, 그리고 과하거나 부족한
습기에 노출될 경우 손상되기 쉽기 때문에 이런 요소들을 잘 제어할 필
요가 있다. 보관하는 형태에 따라 (특히 꽃의 경우) 대마는 상처를 입거나
교차오염cross-contamination 될 수도 있다.

대마꽃

대마꽃을 좋은 상태로 보존하기 위해서는 항상 단단하게 밀폐된 용
기에 담아 어둡고 서늘한 장소에 보관해야 한다. 특히 미르센의 경우
모노테르펜monoterpene 손실이 발생하긴 하겠지만, 약 10℃에서 90일 미
만 보관하면 THC 함량을 유지할 수 있다.

90일이 지나면 THCA가 손상되기 시작하고 이후 6개월 경이면 THC
가 계속해서 CBN으로 산화하기 시작한다. 암흑 상태에서 20℃의 실내
온도로 4년간 보관하면 대마 수지에 함유된 THC는 거의 70% 감소될
것이다. 빛에 노출될 경우 상태는 더욱 심각해져서 같은 기간 동안 95%
이상 줄어든다. 이러한 카나비노이드 감소 현상은 -20℃에서 보관할

때 확실히 느려진다. 냉동 대마꽃은 해동 후 재냉동해서는 안 된다. 운송 시 대마는 27℃ 이상의 온도에 두어서는 안 되며, 냉장 보관 용기가 아니라면 글러브 박스나 트렁크처럼 뜨겁고 좁은 공간에 둔 채 운반해서도 안 된다. 자동차의 높은 열기에서는 비교적 짧은 노출이라도 많은 손상을 가져온다.

화학적 내성이 강한 플라스틱이나 유리: 마약상들이 판매용으로 대마를 포장할 때 종종 비닐봉지를 쓰곤 한다. 이럴 경우 대마는 빨리 멍들거나 손상되며, 트리콤 수지 머리가 파열된다. 더 오랜 기간 의료 대마를 좋은 상태로 유지하려면 보다 견고한 포장 방법이 필요하다.

대마를 보관할 때 폴리에틸렌이나 폴리프로필렌 같은 플라스틱들을 자주 사용하는데, 쿠시나 오렌지 품종 같은 대마꽃이나 그 추출물의 보관용으로는 부적합하다. 이들은 종종 많은 양의 테르펜을 함유하며 리모넨은 이런 플라스틱을 녹이는 강력한 용매 역할을 한다. 좋은 보관용기를 선택하는 열쇠는 이것의 화학적 내성을 살피는 것이다. 리모넨 내성이 가장 강한 플라스틱은 PET~polyethylene terephthalate~다. 뚜껑으로 밀폐된 단단한 PET, 폴리프로필렌, 폴리카보네이트, 폴리에틸렌 병은 의료 대마를 보관하는 데 효과적인 용기이다.

하지만 더 나은 선택은 유리다. 대마는 불투명한 유리병이 좋다. 모든 대마 용기에는 밀폐 뚜껑이 있어야 산화를 줄일 수 있다. 하지만 유리든 플라스틱이든 용기가 격렬하게 흔들리거나 충격이 가해질 경우 대마 트리콤을 보호할 수 없다. 플라스틱이든 유리든 공기 노출을 최소화하기 위해서는 보관량보다 용기가 너무 커서도 안 된다. 유리나 단단한 플라스틱 용기는 대부분 재사용이 가능하지만, 사용 전에 항상 깨끗이 세척해야 한다. 사용한 용기는 교차 손상이 발생하지 않도록 뜨거운 물과 비누로 철저하게 씻어야 한다. 대마는 절대 지저분한 용기에 보관해서는 안 된다. 사용했던 용기에 있는 대마 수지 축적물들을 91%의 이소프로필알코올로 제거하고 뜨거운 물로 헹군 다음 완전히 말려서 이용하도록 한다.

가열 봉합heat-sealing**과 진공 포장:** 김자칩처럼 봉지에 담아 가열 봉합한 벌크 대마는 공간이 확보되어 트리콤 손상을 줄일 수 있다. 이러한 밀폐 방식은 대마 향을 최소화할 수 있기 때문에 마약견의 코까지 피하긴 힘들겠지만, 여행이나 조심해야 할 경우 유용하다. 부드러운 봉지에 진공 포장하는 방식은 좋지 못한데, 트리콤이 파괴되어 봉지에서 꺼냈을 때 대마의 손상을 가속화시키기 때문이다. 대마를 보관할 때는 단단한 포장지로 진공 포장하는 편이 혐기성 세균으로부터 훨씬 더 안전하게 대마를 지킬 수 있다.

질소 포장nitrogen packing**:** 산소 노출은 THC와 테르펜을 신속하게 분해하므로 대마를 산소로부터 보호하는 것이 확실한 전략이다. 의료 대마 재배업자와 포장업자들은 질소치환 자루nitrogen-flushed bag에 작물을 보관함으로써 말린 꽃의 저장 수명을 성공적으로 개선시켰는데, 이런 공정을 보통 가스치환 포장이라 부른다. 질소는 불활성 가스로 대마의 성분과 상호작용하지 않는다. 하지만 질소 포장된 대마가 따뜻해지거나 빛에 노출되면 성분들 역시 분해될 것이다. 이러한 가스치환 방식은 신선한 식물에서는 미생물의 성장을 감소시키지 못했지만, 건조 대마나 대마 추출물을 장기간 보관하는 데는 어느 정도 효과를 발휘할 수 있다.

휴미도Humidor(습식) 포장: 담배를 신선하게 보관하는 데 사용되는 목제 휴미도는 가끔 대마의 신선도를 유지하는 데도 사용된다. 휴미도는 밀봉으로 사용하지 않는다. 따라서 이들의 습도를 지속적으로 관찰하고 유지해야 한다. 그리고 시거 보관에 필요한 습도(68~70%)는 대마(58~62%)보다 높기 때문에 실내 온도(20℃)에서 휴미도에 보관한 대마는 과도하게 수화할 수 있다. 휴미도에 보관하는 대마는 곰팡이가 발생하지 않도록 휴미도의 습기 공급원과 직접 닿는 일이 없어야 한다.

보베다Boveda® 팩은 정밀하게 습도를 유지하도록 설계된 증기 투과성 밀봉 파우치다. 보베다 62RH 팩은 대마의 테르펜 함유량을 보존하기 위해 만들어진 것이다(59RH가 최선이긴 하겠지만). 보베다는 또한 우수한 스테인리스 스틸 휴미도들을 생산하고 있는데, 가습 팩이 들어 있는 씨볼트C Vault의 경우 최고의 보관 용기가 될 수 있다.

실제로 보관되고 보호되는 것은?

대마를 정확하게 보관하는 목적은 수백만 개나 되는 조그만 마른 꽃들을 보호하기 위한 것이 아니다. 매우 미세한 수지 기름 성분은 트리콤이라는 작은 선모glandular hair의 끝에서 흘러나온다. 이들은 매우 섬세한 구조로 대마가 약물을 생성하고 저장하는 장소이기도 하다. 이런 트리콤 수지 헤드는 무엇이든 문지르면 파괴된다. 수지 헤드가 파괴되면 이들의 테르펜이 증발하고 카나비노이드는 분해된다. 트리콤 헤드의 기름진 외부 층은 대마에 있는 고도 불포화지방이 부패하지 않게 보호하는 역할을 한다. 실제로 건조 대마꽃은 단순히 대마 수지 헤드를 보호하기 위한 비계 역할을 한다고 보면 된다.

포장된 대마

사전에 밀봉 포장된 의료 대마를 판매점이나 가게에서 구입할 경우 대마의 신선도는 주인의 재량에 따라 달라진다. 초기에는 판매점에서 환자들이 검사하고 냄새를 맡아볼 수 있도록 샘플을 제공했지만, 현재 일부 관할권에서는 판매점에서 환자가 대마를 검사해보는 것을 부당하게 제한하고 있다. 꼼꼼한 판매점들은 대마를 매일 불투명한 유리에 포장한 다음 천천히 차갑게 해서 신선도를 유지한다. 최고의 의료 대마 샵들은 휘발성 성분을 보호하기 위해 자기 약들을 어떻게 보관해야 하는지 잘 알고 있다.

해시시hashish와 키프kif

대마를 해시시 슬랩slab으로 압축하는 전통적인 방식은 유효 성분의 부패를 막을 수 있게 해준다. 조심스럽게 눌린 해시시는 식품 안전봉지에 진공 밀봉된 상태로 일반 냉동고 온도인 -20℃에서 수년간 보관할 수도 있다. 해시시를 압축할 때 가해지는 압력이 높을수록 더 오래 저장할 수 있다. 고품질의 해시시는 유압잭을 이용해 12톤 이상의 압력을 가하는 경우가 많다.

압축하지 않은 물 추출water-extracted 해시시나 건조 체질dry-sifted 키프는 더 민감한데, 그 이유는 추출된 수지선은 부패나 산화를 막을 수 있는 어떤 방법도 없기 때문이다. 물 추출 해시시를 보존할 수 있는 열쇠는 우선 어떠한 잔여 수분도 남아 있지 않게 하는 것이다. 이러한 수분은 곰팡이와 세균 성장을 도울 수 있다. 일단 수분이 완전히 증발하면 어둡고 서늘한 밀봉 저장 용기에 담아서 사용하기 전까지 뜯지 말아야 한다. 또한 건조 과정에서 곰팡이가 생길 위험이 높기 때문에 언제나 이를 잘 점검해야 한다.

물 추출 해시시나 건조 체질 키프를 압축하면 산화를 줄일 수 있다. 최근 일부 화학자들은 노화된 해시시 샘플에서 몇 가지 새로운 카나비노이드를 발견했다. 전설적인 해시시 제조자이자 해시신hashishin(해시시 복용자-역주)인 캐미 "프렌치" 캐놀리Cami Frenchy Cannoli는 수년간 잘 숙성된 전통 수지의 복음을 전파하며 이것이 거쳐 간 화학 변화의 미덕을 높이 평가했다. 과학도 아마 그를 따라잡았을 것이다. 어쩌면 대마는 와인과 같을 수도 있다. 포도는 몇 주면 만들어지지만 훌륭한 와인은 수십 년을 거쳐야 향상될 수 있다.

재수화rehydraion의 미신

대마 보관에 이용되는 대부분의 용기는 밀폐형이 아니다. 이것은 건조 대마에서 계속 수분이 빠져나간다는 것을 의미한다. 대부분의 대마는 처음 수확했을 때 수분 함량이 12~14%며, 그 후부터 수분이 빠져나가기 시작한다. 건조 대마의 수분 함량이 7% 아래로 떨어지면 휘발성 테르펜 오일이 급격히 줄어들고 그 향과 일부 효능도 사라진다. 완전히 말라버린 상태의 대마를 재수화시켜 원래로 되돌릴 수 있다는 생각은 잘못된 것이다. 이는 사실이 아니며 대마의 테르펜은 일단 증발하고 나면 사라져버린다. 물은 대마에서 증발된 향 성분을 돌려놓을 수 없다. 어떤 사람들은 신선한 대마잎을 사용해 말라버린 대마를 재수화시키라고 권하기도 한다. 대마잎 기술은 매력적으로 보일지 모르지만 '도움이 될 것 같은' 이러한 방식을 사용할 경우 신선한 대마가 너무 천천히 마르고 붕괴되면서 모든 종류의 위험한 미생물과 곰팡이에게 사료를 제공하게 된다.

대마 팅크tincture

팅크는 주어진 시간 동안 에탄올(에틸 알콜)이나 글리세린에 식물을 담근 다음 그 결과물인 팅크로부터 식물 물질을 걸러내서 만드는 간단한 대마 추출물이다. 사람이 섭취하기에 안전하지 않은 변성 에탄올denatured ethanol은 절대 사용해서는 안 된다. 에탄올과 글리세린 팅크는 어둡거나 불투명한 용기에 담아 일반 냉장고에 보관하는 게 가장 좋다. 순수 에탄올에서 용해될 수 있는 순수 THC나 카나비디올의 최대량은 밀리리터당 약 35㎎이다. 글리세린의 용해량은 이보다 훨씬 적다.

팅크의 장기 보관은 어려울 수 있다. 용액에서 나온 끈적끈적한 카나비노이드가 용기 벽에 침전되기 때문에 카나비노이드를 에탄올이나 글리세린에 녹여 보관하기는 쉽지 않다. 이런 침전된 카나비노이드를 팅크 용액으로 완전히 되돌리기는 힘들지만, 사용 전에 1분 동안 용기를 격렬하게 흔들면 도움이 된다. 보다 장기적인 안정성을 위해 소형 균질기handheld lab homogenizer나, 더 나은 초음파 균질기를 사용해서 기계적으로 카나비노이드를 글리세린으로 유화시킬 수 있다. 고품질의 대마 추출물을 71℃에서 정제된 참기름에 용해시킨 다음 균질화함으로써 효능이 뛰어난 팅크를 쉽게 만들 수 있다.

대마 음식

많은 환자들은 과자나 사탕 같이 보통 '이더블edible'이라 부르는 먹을 수 있는 일상의 음식에 대마약을 주입해서 섭취하고 있다. 의료 대마 이더블은 대마가 주입되는 음식이 어떤 것이냐에 따라 부패가 좌우되기 때문에 실내 온도에서 대마 이더블의 장기 보관은 추천되지 않는다. 대마가 함유된 구운 음식은 얼렸다가 녹여 먹으면 된다. 구운 음식의 냉장 보관은 권장되지 않는데, 보통의 냉장고 온도는 곰팡이의 성장을 촉진시키기 때문이다. 딱딱한 사탕은 습기로부터 보호받으면 긴 수명을 유지할 수 있다. 대마 초콜릿은 구성 성분인 코코아가 좋아하는 시원하고 어두운 환경에 보관할 수 있다.

오일, 격리물, 테르펜, 왁스

대마 오일, 분리물 및 '왁스'는 보통 환자들이 접할 수 있는 의료 대마 가운데 가장 농축된 형태들로, 90%가 넘는 카나비노이드를 함유하고 있다. '대마 왁스cannabis wax'란 단어는 최종 제품의 견고성을 나타내는 것으로 끈적이는 왁스와 유사하다. 대마 오일이나 왁스를 만드는 데는 기본적으로 두 가지 방식이 있는데, 이산화탄소 같은 압축된 액체 가스를 이용하거나 부탄이나 에탄올 같은 용제를 이용해 추출하는 방식이다. 두 가지 방식 모두 원시 대마로부터 카나비노이드를 빼내는 데 효과적이다. 하지만 이런 방법들은 모두 식물이 생성하는 지방 또한 뽑아낸다. 추출된 대마 오일과 왁스는 이런 이질적인 식물 지방과 왁스가 제거되지 않으면 부패하기 매우 쉽다. 이들 다중불포화 식물 지방은 몇 시간 안에 산화되어 썩은 냄새를 풍긴다.

무엇보다 중요한 것은 모든 대마 오일과 왁스는 부패와 산화 방지를 위해 추출이 완료된 후 즉시 냉동해야 한다는 것이다. 훨씬 좋은 방법은 대마 오일 추출물을 2~3회 투여량으로 나누어 얼리고 필요에 따라 냉장고에서 녹여 사용하는 것이다. 대마 왁스와 오일은 끈적거리기로 악명이 높으며 고품질의 식품안전 실리콘으로 만들어진 논스틱nonstick

밀폐 용기에 보관해야 한다. 화학적 내구성이 아주 강한 것들을 제외하고 대부분의 플라스틱은 추출물 보관에 좋지 못하다. 대마 테르펜은 매우 손상되기 쉽기 때문에 질소치환 방식으로 불투명 용기에 담아 냉동고에 보관하는 게 좋다. 초고순도의 대마 격리물은 절대 빛에 노출돼서는 안 되며, 산소와 실내 온도 노출도 최소한으로 해야 한다.

대마를 오염시키는 것들

의료 대마는 환자가 병원균이나 살충제, 불순물 등 불필요하고 가끔은 위험하기도 한 것에 노출되지 않도록 깨끗한 상태를 유지해야 할 필요가 있다. 대마 오염을 피할 수 있는 가장 좋은 방법은 미생물과 화학적 오염을 탐지하는 검증된 전문 실험실에서 테스트했는지 여부를 확인하는 것이다.

카나비노이드 함량을 테스트할 수 있다고 해서 반드시 이 실험실이 필요한 수준의 오염물질 탐지에 적합한 장비나 기술을 갖고 있다는 의미는 아니며, 실제로 많은 실험실이 그렇지 못하다. 환자는 의료 대마 공급자에게 자신의 대마 제품이 어떤 검증 과정을 거치는지 물어볼 필요가 있다. 검증과 품질 관리 조치는 환자의 안전에 매우 중요하다.

흰가루병powdery mildew과 회색곰팡이병gray mold

흰가루곰팡이병이나 회색곰팡이병은 대마 식물에서 가장 빈번하게 보고되는 곰팡이병이다. 실내 재배 공간은 엄격한 예방 조치를 취하고 준수하지 않으면 보통 흰가루병이 생기기 쉽다. 개화 시기에 비가 내리는 서늘한 기후에 야외에서 재배하는 작물은 보통 회색곰팡이병에 자주 괴롭힘을 당한다.

회색곰팡이병은 꽃이 피는 작물을 불과 며칠 만에 파괴할 수 있다. 이것은 보통 대마 버드bud 안에서 회색 뭉치들처럼 보이는데 안에서 꽃이 썩은 것처럼 보일 수 있다. 흰가루병이나 회색곰팡이병은 둘 다 환자에게 어떠한 건강상의 위험을 주지는 않으며 대마 식물 자체에만 해를 입힌다.

흰가루병은 두 가지 균에 의해 생기는데 하나는 식물의 호흡기에서, 다른 하나는 식물 표면에서 자란다. 흰가루병은 종종 식물이 빼곡하고 억압받기 쉬운 실내 재배 환경에서 감염되는 경우가 많다. 흰가루곰팡이는 포엽(대마의 꽃을 둘러싸고 있는 작은 잎인 꽃받침)을 둘러싸고 있는 더 작은 '수중엽water leaf'들 위에서 밝은 흰색 실처럼 보인다. 독성이 없긴 하지만 이것은 재배 기술의 부족을 의미하며 이 병에 감염된 의약제는 반드시 거절해야 한다. 위험한 곰팡이로 간주되지는 않는다.

병원성 곰팡이와 박테리아

대마를 감염시킬 수 있는 위험한 곰팡이와 박테리아는 흰가루곰팡이나 회색곰팡이와는 달리 육안으로 식별하기 힘들며, 테스트되지 않은 판매점용 대마에 존재할 수 있다. 누룩곰팡이나 후사리움Fusarium, 푸른곰팡이를 찾으려면 실험실 테스트가 필요하다. 이런 위험한 곰팡이들은 재배 기술이 열악해서가 아니라 후처리 기술의 부족으로 인해 생긴다.

치명적인 병원성 곰팡이는 방금 수확한 젖은 대마를 공격한다. 이들은 썩어가는 식물 자재를 공격하기 때문에 기회주의적 균류opportunistic fungi라 부른다. 특히 이들은 수확한 대마를 후처리 과정에서 너무 오랫

동안 젖은 상태로 두었을 때 공격을 감행한다. 병원성 곰팡이는 보통 15~22%의 수분 비중일 때 대마를 공격한다. 이와 달리 정확히 후처리된 대마의 수분 비중은 보통 8~12%며, 대부분 품종의 이상적인 비중은 10% 정도다. 이러한 저장성 곰팡이에 의한 침입을 피할 수 있는 열쇠는 대마를 충분히 빨리 건조시켜 수분 '위험 지대danger zone'에 두는 시간(식물의 수분 함량이 15%에 도달하는 데 걸리는 시간)을 최소화하는 것이다.

병원성 곰팡이들로 인해 발생하는 가장 큰 위협은 특정 종류의 누룩 곰팡이에 의해 생성되는 아플라톡신aflatoxin이란 독이다. 아플라톡신은 환자에게 독성이 있을 뿐만 아니라 발암성도 매우 높다. 대마 식물에서는 매우 희귀하며 신중한 건조 및 저장 과정을 통해 예방할 수 있다.

포도상구균이나 대장균E. coli 같은 위험한 박테리아도 대마에서 간혹 발견되는데, 이는 사람과의 접촉을 통해 식물로 전달된다. 재배, 가공 및 취급 과정에서 비누로 철저히 손을 씻는 것이 이런 위험한 박테리아를 예방할 수 있는 간단하지만, 효과적인 방법이다.

보통 저산소 환경에서 번식하는 병원성 혐기성anaerobic 박테리아는 이런 환경에 거의 노출되지 않은 대마에서는 찾아보기 힘든 편이지만 예외도 있다. 원시 대마 버드를 통째로 우려낸 올리브 오일은 혐기성 환경을 제공할 수 있으며, 극히 드문 경우 일종의 식중독인 보툴리눔botulism 중독을 일으킬 수 있다.

환자나 간병인 입장에서는 너무 축축하거나 향이 튀는 약초 대마는 구입하지 않는 게 중요하다. 약초 대마에 있는 누룩곰팡이는 면역력이 약해진 환자에게서 심각한 혹은 치명적인 감염 병을 유발할 수 있다.

의료 대마의 유기농 생산 방식

전통적인 대마 생산에서는 화학 비료와 합성 살충제가 사용된다. 반면 대마의 유기농 생산에서는 유기질 거름과 퇴비를 비료로 사용할 뿐만 아니라, 해충을 막는 데 식물 추출물과 인간에게 이로운 익충을 사용한다. 재래식 농법은 잡초 제거에 합성 제초제에 크게 의존하는 반면에, 유기농에서는 윤작, 논밭 갈이tilling 및 피복mulching 등을 통해 잡초를 통제하며, 때에 맞춰 식물에서 추출된 제초제를 쓴다. 이 때문에 대마를 포함한 약초 약물은 유기농 생산이 훨씬 낫다는 게 일반적인 믿음이다.

최근 들어서는 의료 대마 재배에 있어 또 다른 유기농 방식들이 신뢰를 얻고 있다. 카일 쿠시맨Kyle Kushman이 개척한 비거닉스Veganics는 식물에서 추출한 영양소와 병충해 방지제만 사용하는 유기적 접근 방식이다. 무독성 재배 nontoxing cultivation는 합성이든 유기농이든 그 유래 여부와 관계없이 그 어떤 독소도 대마 재배 환경에서 사용하지 않는다. 의료 대마의 가장 이상적인 생산 방식은 최종 제품에 잔여 영양소나 첨가제나 잔류물 같은, 대마를 제외한 그 어떠한 흔적도 들어 있지 않도록 하는 것이다.

지난 10년간 대마 재배에 대한 양질의 정보들이 상당히 많이 나왔다. 현재 대마 재배 안내서로 가장 좋은 자료는 호르헤 세르반테스의 종합적인 논문인 〈대마 백과The Cannabis Encyclopedia〉다. 영국 GW 파머수티컬즈의 재배 책임자인 데이비드 포터는 의약 등급의 대마 재배에 대해 박사 논문을 썼으며, 이것은 온라인으로 볼 수 있다. 미시시피 대학에서 미국 정부의 연구용 대마를 재배하는 연구진에서도 대마 재배 방법에 대한 논문을 발표한 바 있다.

살충제

많은 국가에서 의료 대마에 대한 규제가 늘어나면서 살충제 검사를 요구하는 곳도 늘어났다. 통제가 없는 의료 대마 시장에서는 살충제 사용이 비교적 흔하며, 진드기와 같은 일부 대마 해충들은 일단 자리를 잡으면 박멸하기가 극도로 힘들다.

미국은 현재 판매되는 대부분의 과일, 채소 및 약초에 대해 농작물에 남아 있을 수 있는 특정 살충제 잔류물에 대한 살충제 허용 한계치를 두고 있지만, 의료 대마용으로는 이런 제한을 정하지도 발표하지도 않았다. 이러한 규제 공백 상황에서 워싱턴과 콜로라도를 비롯한 미국의 많은 주에서 대마 품질 기준에 관한 미국약초약전American Herbal Pharmacopoeia을 함께 만들고 여기에 독물학자와 해충관리 전문학자들의 지식을 더하여 각자의 지침을 마련하고자 시도하고 있다.

오염된 대마에서 검출되는 살충제 잔류물은 포유동물에게는 거의 독성이 없지만, 꿀벌이나 어류 같은 다른 생물에게는 치명적일 수 있다. 하지만 이런 잔류물들이 대마 연기로 태워지거나 해시 오일 같은 대마 추출물에 농축이 되면 그 잔류 독성은 크게 증가할 수 있다.

피레트린pyrethrin 같은 일부 유기 농약들은 의료 대마 식물에 안전하게 사용할 수 있지만, 활성 살충제가 식물을 청소하는 데 얼마의 시간이 필요한지를 재배자가 정확히 알고 있는 경우에 한한다. 수확기를 짧게 앞둔 상황에서 이를 사용하는 재배자들로부터 살충제 양성 반응이 나오는 경우가 많다. 아마도 살충제에 가장 크게 노출되는 것은 검사되지 않은 대마꽃 추출물일 것이다. 추출 과정에서 대마와 살충제가 함께 농축되기 때문이다.

합성 식물생장조절제

다미노자이드daminozide나 파크로부트라졸paclobutrazol 같은 식물생장조절제, 즉 PGRplant growth regulator은 더 빨리 꽃을 피우게 하고, 크고 빽빽한 버드를 생산하기 위해 사용한다. 이런 화합물들은 미국에서 사람이 소비하는 어떠한 식물에도 사용이 금지돼 있다. 다미노자이드의 경우 미국 정부는 인간에게 암을 유발하는 물질로 간주하고 있다. 비양심적인 일부 대마 비료 제조업자들은 제품 라벨에 별다른 언급도 없이 이런 PGR을 제품에 집어넣고 규제 기관의 눈을 피해 인터넷으로 판매하고 있다. 비정상적으로 거대한 실내 재배 대마 버드는 언제나 의심해 보아야 한다. 이들게는 이런 불법 '식물 스테로이드'가 사용됐을 가능성이 많기 때문이다. 대마 재배를 규제하고 있는 많은 주에서는 PGR 검사가 의무화돼 있다.

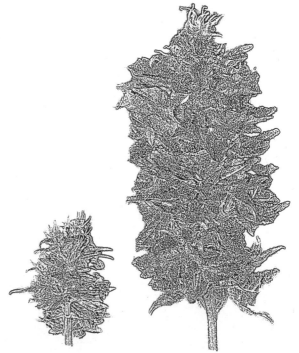

식물생장조절제
(PGR): 실내 재배
하는 일반적인 킹
쿠시 버드는 약
4cm로 성장하는
반면, PGR이 사용
된 킹 쿠시의 경우
10cm를 넘을 수
있다.

해충

건조 대마꽃에 해충 침해에 대한 눈에 보이는 증거들(거미줄, 유충의 똥, 벌레 잔재물 등)이 있다는 것은 재배 기술이 부족하고 약의 품질이 떨어진다는 표시다. 이러한 공격형 해충들은 종종 대마 식물을 약화시키고 죽여서 산물의 효능을 떨어뜨린다. 실내에서 가장 흔히 발견되는 대마 해충인 응애spider mite는 일단 자리를 잡으면 박멸하기가 매우 힘들다. 대부분의 실내 및 온실 재배 환경에서는 어느 시점에 반드시 이런 응애의 침입에 대처해야 한다. 이 해충은 대마 식물에서 생산할 수 있는 약의 품질을 떨어뜨리는데, 식물을 약화시켜 약용 수지 생산 능력을 저해하기 때문이다. 응애는 매우 빠르게 번식하기 때문에 몇 주만 지나도 그 수가 폭발적으로 늘어날 수 있으며, 수천 마리의 응애들이 모든 식물을 갉아 먹을 수 있다. 지금은 이런 진드기에 대해 많은 정보들이 나와 있으며 위생적인 기술을 이용해 침해를 방지할 수 있다.

차먼지응애broad mite는 아주 작은 진드기로 크기가 0.33mm밖에 되지 않는다. 이들은 대마를 포함해 60종이 넘는 식물에 출몰한다. 이들은 너무 작아서 대마 재배자들이 작물을 검사할 때 가끔씩 빠뜨리며 농작물 피해가 바이러스 때문인 것으로 착각하곤 한다.

뿌리파리fungus gnat 같은 해충은 대마 뿌리를 공격하고 식물을 약화시킬 수 있는 유충을 생산한다. 성인 뿌리파리는 트리콤 수지에 갇혀서 완성된 꽃에 달라붙을 수 있다. 총채벌레trip는 대마 식물의 수액을 빨아먹어 약화시키는 뛰어다니는 해충이며, 대마를 공격하는 것들이 다섯 종류나 있다.

해충의 침해를 받고 있는 재배 시설의 경우 재배자는 의료 대마에서 결코 사용해서는 안 되는 독소를 사용하고 싶은 유혹을 느낄 것이다.

심각한 문제를 일으키기 전에 해충을 제거하는 예방 조치를 마련할 수 있는, 합리적인 해충 관리 방안을 알고 있는 재배자들로부터 대마약을 구하는 게 좋다.

대마의 해충 방제 전략에 대해 가장 추천하고 싶은 책으로 존 맥파틀랜드, 로버트 코넬 클락, 데이비드 왓슨 공저의 『헴프 질병과 해충들 Hemp Diseases and Pests』이 있다.

대마 음식 부패와 부정확한 라벨링

쿠키나 초콜릿 같은 대마 음식은 상할 수 있다. 이런 부패하기 쉬운 음식들은 제조일과 유통기한을 확인해야 한다. 상식적으로 생각해 보자. 예를 들어 집에서 구운 쿠키는 일주일이 지나면 상해서 먹을 수가 없다. 대마 쿠키가 달라야 할 이유가 있을까? 이 책의 초판본을 썼을 때는 속임수가 있는, 정확한 정보가 없는 라벨링이 아직 만연했었으며 이로 인해 많은 환자들이 과다 복용하고 있었다. 현재는 미국의 여러 주에서 음식의 카나비노이드 함유량을 포장당 10mg으로 제한하고, 모든 식용 제품에 정확한 라벨링과 판매기한을 명기하도록 요구하고 있다.

가짜와 유사품들

잘못 표시된 대마 품종은 믿을 수 없을 만큼 흔하다. 가끔은 단순한 무지에서 비롯되기도 하지만, 보통은 평범한 대마 품종을 훨씬 우수한 것으로 바꿔치기하고자 하는 경우이다. 품종 오식별의 문제를 해결하기 위해서는 유전자 검사와 화학 검사를 함께 이행해야 한다.

지난 10년간 미국과 유럽에서는 합성 대마 제품이 점차 보편화되고 있다. 미국에서는 잠시 합법적으로 판매되던 때도 있었는데, 편의점에서 처방전 없이 구입할 수 있게over-the-counter 되면서 '리걸 하이ligal high'를 찾는 청소년들에게 심각한 부작용을 초래하기 전까지였다. 애초에 합성 카나비노이드는 대마 식물에서 추출한 고전적인 카나비노이드와는 다른 효능을 발휘하는 것을 만들어내기 위해 1990년 몇몇 대학에서 합법적으로 연구 개발했다. 그러나 연구원들은 규제하지 않을 경우 발생할 수 있는 문제를 신속하게 파악하고 위험 가능성이 있는 부작용들을 경고했다.

2010년까지 이런 합성 카나비노이드 이용과 관련된 미국 응급실 방문 건수는 1만 건이 넘었다. 천연 카나비노이드와 달리 이들 합성 카나비노이드는 사람들에 의해 널리 사용된 적이 거의 없으며, 이들의 안전성 또한 검증되지 못했다. 이들로 인해 이미 발생한 역효과들의 수를 감안할 때 사람에 대한 임상 시험의 가능성은 아직 요원한 상태다.

의료 대마의 품질 보증, 분석 테스트

대마에 시행하는 분석 테스트 가운데 가장 일반적인 형태는 카나비노이드의 효능에 대한 것으로, 크로마토그래피 방식이 이용된다. 액체나 가스 형태의 준비된 샘플 시료를 혼합물의 화학성분이 각기 다른 속도로 이동하게 될 매질을 통해 통과시킴으로써, 그 이동 속도에 따라 화학성분을 식별해내는 방식이다. 샘플 내의 분자는 이들이 통과하는 매질과 각자 다른 상호작용을 하며, 이러한 상호작용을 기반으로 분자와 그룹을 분리한다. 매질과 강력한 상호작용을 보여주는 분자는 약하게 상호작용하는 것보다 천천히 통과하는 경향이 있다. 이런 식으로 혼합물 내의 분자들은 그 유형에 따라 서로 분리될 수 있다. 크로마토그래픽 분리에는 판유리 위의 실리카, 휘발성 가스, 종이 및 액체 등 다양한 매질을 사용할 수 있다. 현재 대마 연구소들 사이에서 가장 인기 있는 형태는 가스와 액체 크로마토그래피다.

크로마토그래피는 THC나 CBD 같은 대마 샘플 내의 카나비노이드와 테르펜을 분리할 수 있으며, 질량분석기나 DAD diode array dector 같은 탐지 장비로 함유된 물질의 양을 측정할 수 있다. 정확한 대마 크로마토그래피 테스팅을 위해서는 고급 기술이 필요한데, 그 이유는 어떤 대마 화합물들은 매우 유사한 화학적 특성을 갖고 있어서 테스트 시 쉽게 혼동될 수 있기 때문이다. CBG는 CBD와 실수로 종종 혼동되며, 각자에 맞게 제대로 오차보정 calibration이 되지 않았을 때 일부 테르펜들이 겹칠 수 있다. 무엇보다도 테스트 과정에서 공식적으로 검증된 방식을 사용하는 연구소를 찾는 게 중요하다. ISO 17025 인증 과정을 통과했다고 자랑하는 연구소에서 시작하는 것도 좋은 방법이다.

의료 대마가 거쳐야 하는 가장 중요한 테스트는 병원성 곰팡이, 박테리아 및 살충제 잔류물에 대한 안전성 점검이라 할 수 있다. 곰팡이나 박테리아 테스트에는 대마 샘플이 주입된 배양접시 culture plate를 사용하는 경우가 많으며, 살충제는 보통 크로마토그래피로 검출한다.

대마의 형태들

레바논의 베카 밸리Beqaa Valley나 아프가니스탄 같은 건조한 기후에서 수확한 대마는 카나비노이드가 풍부한 선모를 모으기 위해 수 세기 동안 건조되고 체질돼 왔다. 이렇게 수집한 수지 가루는 해시시로 압축된다. 인도에서는 미수분된 암대마 꽃밭을 경작하여 씨 없는 건조 꽃들로 만든 강력한 마리화나 제재인 간자ganja를 생산하는데, 이는 18세기 후반에 등장한 기술이다. 1960년대에 인도에서 캘리포니아로 돌아온 히피들은 이 기술을 가져와 신세밀라sinsemilla라는 이름을 붙였다.

1970년대 초반 아프가니스탄에서는 캘리포니아 헌팅턴 비치Huntington Beach에서 온 서퍼들의 밀수꾼 집단인 '영원한 사랑 형제회Brotherhood of Eternal Love'가 캘리포니아에서 개발된 추출 기술을 이용해 아프가니스탄 해시시로부터 초고농축 오일을 만들었다. 해시 오일은 기존의 해시시보다 더 많이 농축된 상태라서 밀수가 더 수월했다. 이러한 혁신은 40년 후 미 서부 연안의 의료 대마 환자들 사이에서 기화된 대마 오일과 왁스를 흡입하는 '대빙dabbing' 열풍을 불러일으키게 된다.

대마꽃 재배

많은 대마 품종들이 9월과 10월, 캘리포니아의 야외 지대에서 수확되며, 일부 열대 품종은 동지나 그 이후까지도 개화가 끝나지 않는다. 수확한 꽃들은 조심스럽게 건조하고 관계없는 잎들을 제거하는 손질 과정을 거친다. 하지만 여기서 '관계없는'이란 말은 논쟁의 여지가 있는데, 모든 잎이 제거된 것을 선호하는 환자들이 있는 반면, 잎을 그대로 두는 게 민감한 트리콤을 보호하는 데 더 낫다고 주장하는 사람들도 있기 때문이다. 무엇이 '적절한지' 여부는 보통 이런 잎들을 유지하는 데 드는 비용에 따라 달라진다. 돈이 목적이 아닐 경우 꽃을 보호하기 위해 작은 잎들을 그대로 둔다. 이렇게 잎을 손상하지 않은 상태로 두면, 건조 대마꽃의 트리콤이 손상될 가능성이 줄어들지만 그만큼 부패는 더 빨라진다.

야외 재배: 대마는 햇빛을 좋아한다. 대마 식물은 알래스카에서 브라질까지, 베트남에서 중국 투르케스탄, 캘리포니아의 훔볼트 카운티에 이르기까지 야외에서 번성한다. 랜드레이스 품종이라 불리는 많은 토종 대마 품종들이 전 세계 곳곳의 야외에 적응하고 있다. 이런 랜드레이스들 중 일부에서는 현재 미국에서 재배되고 있는 보통의 의료 품종들보다 훨씬 다양한 테르페노이드와 마이너 카나비노이드가 나타나고 있다. 타이나 콜롬비아 품종 같은 일부 열대 야외 대마 랜드레이스들은 수확기에 키가 매우 크기 때문에 실내에서 재배하기 어렵다.

대마 금지법으로 인해 개화기가 짧은 소형 대마 품종들의 인기가 높아졌는데, 그 이유는 단순히 열대 품종들보다 재배가 더 안전했기 때문이었다. 나아가 개화가 빠른 이런 품종들은 온대 지역에서 이른 서리가 내리기 전에 수확할 수 있기 때문에 훨씬 높은 위도에서 재배할 수 있다.

야외 대마 식물은 키가 6m 이상 자라고 하나의 일년생 작물에서 개당 2.3kg 이상의 꽃을 양산할 수 있다. 대마 식물은 전체 스펙트럼의 햇빛이 있어야 최적량의 테르펜과 카나비노이드를 생산하기 때문에 실내 재배보다 실외 재배가 낫다는 주장도 있다. 야외 대마 식물은 실내 식물보다 언제나 더 많은 박테리아와 곰팡이가 생기지만, 일반적으로 더 건강하고 강인하기도 하다. 현재 미국의 대규모 야외 재배는 멀리 고립된 산이나 계곡에서 이루어지는 경향이 있는데, 수확물의 크기가 한계가 있다.

야외와 낮은 등급의 상용 대마를 함께 묶는 경우가 많은데 실제로 최상급의 야외 대마는 대부분의 실내 재배 대마와 품질이 동등하다. 햇빛에서 자라는 야외 대마는 그 본성상 다른 대마들보다 미생물이나 곰팡이 수위가 더 높기 때문에(마크 루이스 박사의 표현으로는 '새똥 문제bird poop issue') 면역 장애가 있는 환자들의 경우 안전한 미생물 수치를 보장받기 위해 실험실에서 테스트된 의약품만을 이용하고자 할 것이다.

간자에서 신세밀랴까지, 인도에서 훔볼트까지

미국과 유럽, 이스라엘의 모든 의료 대마 식물은 씨 없는 암컷이다. 이러한 암대마 식물의 씨 없는 꽃은 수정된 암컷들보다 훨씬 많은 의약 수지를 생산한다. 이 기술로 생산된 암꽃을 신세밀랴라 하며, 이 방식이 개발된 남아시아에서는 간자라는 이름으로 불린다. 이러한 방식은 1960년대 후반 미국으로 건너와 1970년대 후반부터 서양 국가들에 널리 퍼졌다. 씨 없는 대마 생산 기술은 오늘날 북인도의 마날리 비탈 지대부터 영국 시골에 있는 GW 파머수티컬즈의 안전한 하이테크 대마 온실에까지 널리 사용되고 있다.

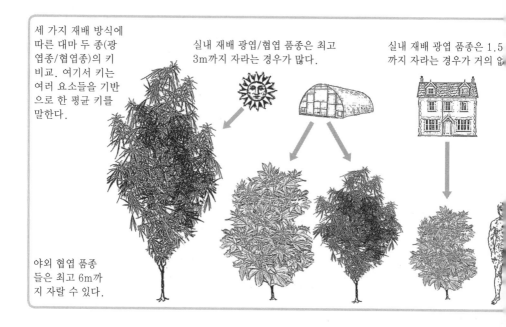

세 가지 재배 방식에 따른 대마 두 종(광엽종/협엽종)의 키 비교. 여기서 키는 여러 요소들을 기반으로 한 평균 키를 말한다.

실내 재배 광엽/협엽 품종은 최고 3m까지 자라는 경우가 많다.

실내 재배 광엽 품종은 1.5 까지 자라는 경우가 거의 없

야외 협엽 품종들은 최고 6m까지 자랄 수 있다.

온실 재배: GW 파머수티컬즈의 의료 대마 재배 본거지는 영국 월트셔Walshire에 있는 포톤 다운Porton Down 군사연구시설의 안전한 온실이다. 영국의 다소 평범해 보이는 시골 한가운데 위치한 이 온실에서 GW는 대마를 수확하고 추출하여 유럽과 캐나다에서 판매되는 설하용 대마 스프레이인 사티벡스를 만들었다.

환경이 제어되는 온실 재배는 의료 대마 재배에 있어 실내와 야외 방식의 타협점이 된다. 온실 내의 보충 전기 조명 덕분에 개화기가 아무리 긴 열대 품종들도 온대 겨울의 짧은 낮을 견디며 재배할 수 있다.

대부분의 온실에서는 연간 최대 3회 수확이 가능하다. 보통의 야외 수확 주기는 연 1회며, 겨울철 태양과 강제 개화를 위한 보충 조명이 있을 때 생산되는 작은 식물의 실내 수확 주기는 연 2회다. 온실 재배 방식은 네덜란드와 캐나다, 그리고 미 북부 지역에서 성공적으로 이행되

고 있다. 온실 의료 대마의 오일 함량(테르펜과 카나비노이드)은 최고 수준이며, 온실 재배야말로 최고 품질의 대마를 얻을 수 있는 미래로 평가받고 있다.

실내 재배: 실내 재배는 대마 금지법 때문에 본격화됐는데, 그 이유는 실내 재배를 검거하기가 무척 힘들기 때문이다. 실내 대마 재배는 거대한 밀실 산업이 되고 있다. 북미와 유럽 어느 도시에서나 수경재배 상점들을 찾을 수 있으며, 수백 가지의 대마 영양제들이 이런 곳에서 판매되고 있다. 실내 재배의 가장 큰 이점은 대마꽃과 수지로 가득 찬 트리콤을 보호할 수 있다는 것이다. 실내 대마 재배는 가장 좋다고 할 수만은 없지만, 가장 순수한 대마꽃을 생산할 수 있다.

기존의 실내 원예 조명은 태양광의 넓은 스펙트럼에 미치지 못하는 제한된 스펙트럼의 빛이었다. 이러한 스펙트럼 부족은 대마가 인공 시설에서 생성 가능한 화학 성분의 수를 제한한다. 최근에는 LED와 플라즈마 램프가 도입되면서 대마 재배를 위한 실내 원예 조명의 스펙트럼을 태양빛에 더욱 가깝게 넓힐 수 있게 되었다. 게다가 이런 LED 시스템은 기존의 고휘도 램프보다 에너지효율이 높으며 열 발생이 적다.

대마꽃의 품질 평가

대마꽃의 품질 평가는 간단하다. 좋은 연구소를 찾으면 된다. 그러지 못할 경우에는 먼저 향에 주목하라. 고품질의 대마에서는 매콤한 향이 난다. 잔디나 풀의 향은 거의 없으며, 최상의 상태일 때는 과일과 향신료, 그리고 양질의 독특한 대마 향('스컹크skunk' 향)이 멋지게 어우러진 냄새를 낸다.

맥주에서 스컹크와 유사한 냄새가 나면 먹지 못하지만, 비슷한 향의 대마는 귀한 대접을 받는다. 스컹크 향은 순종 및 혼종의 초기 아프가니스탄 대마와 연관이 있다. CBD 함유로 인해 의약적으로 관심이 높은 섬유 대마 품종에서도 흥미로운 매콤한 풀 냄새가 난다. 방금 자른 잔디 냄새가 나는 대마는 제대로 후처리 되지 않은 것들이다. 향이 미미한 대마는 오래됐거나 열에 노출돼 테르펜이 증발한 것이다. 향이 없는 대마에도 강력한 효능은 있을 수 있는데, 그 이유는 카나비노이드에는 냄새가 없기 때문이다. 하지만 일단 테르펜이 사라지면 이들이 제공하는 복합적인 시너지 효과는 기대하기 힘들다.

대마 품질을 평가하는 두 번째 방법은 육안 검사로, 이를 위해서는 10~20배 확대 렌즈나 확대경이 필요하다. 햇빛은 변색을 일으키는 최고의 빛이다. 대마 재료의 색깔은 진한 녹색부터 밝은 녹색까지, 금색, 황색, 드물긴 하지만 적색에 이르기까지 매우 다양하다. 어떤 대마 품종들은 보라색이나 푸른 색조를 더해주는 색소인 안토시아닌을 생성하기도 한다. 이상한 변색이나 갈변은 대마가 망가졌다는 표시일 수 있다.

고품질 대마임을 알 수 있는 척도는 트리콤 선모의 크기와 밀도다. 여기에는 특수 세포로부터 분비되는 테르페노이드 오일과 카나비노이드의 작은 헤드들이 있을 것이다. 크고 온전한 트리콤 헤드를 찾으라. 이들이 많을수록 좋은 것들이다. 이런 헤드는 우선 깨끗해야 하지만, 어떤 것들은 유백색일 수도 있다. 호박색 헤드는 대마가 성숙한 후에 수확됐을 가능성을 의미한다.

당엽(sugar leaf: 꽃을 둘러싸고 있는 트리콤으로 덮인 잎) 위의 밝은 백색 덩굴들은 보통 흰가루곰팡병이의 징조며, 회색 솜털이 있다면 회색버드곰팡이를 의심해야 한다. 가능하다면 버드를 잘라서 내부를 살펴보라. 흰 종이 위에 버드를 올리고 가볍게 두드리면 곰팡이 포자들이 종이 위로 흩어지기 때문에 그 종류를 좀 더 쉽게 식별할 수 있다. 확대경을 이용하면 진딧물이나 진드기, 뿌리파리 등 끈적끈적한 트리콤 수지에 쉽게 걸리는 몇 가지 해충 감염도 가려낼 수 있을 것이다.

세 번째 특성은 대마의 감촉으로, 이것은 후처리라는 중요한 개념을 일깨워준다. 후처리 공정은 수확한 대마를 적절하게 건조시켜 엽록소나 카로티노이드와 같은 식물의 화학 성분이 분해되도록 하는 과정이다. 이 기술은 담배와 같은 다른 식물에도 발달돼 있다.

후처리 공정은 흡연 시 대마의 맛을 크게 향상시킨다. 성공적인 후처리의 열쇠는 공기에서 습기를 제거함으로써 건조한 꽃으로부터 수분이 빠져나가게 하는 것이다. 이때 공기의 이동이 많은 상태에서 실내 습도는 50~55RH로, 온도는 약 13℃로 유지한다. 대마를 처음 수확할 때는 여전히 많은 잔여 수분이 함유돼 있다. 첫 건조 공정은 말리는 식물의 수분 함량이 15% 아래로 떨어지도록 비교적 신속하게 이루어져야 한다. 최근 연구에서 대마는 건조 과정에서 수확 시 무게의 최고 67%가 감소하는 것으로 나타났다. 일단 수분 무게가 15% 아래로 떨어지면 정유의 무결성과 함량을 가능한 높게 유지하면서 품종에 따라 8~11%의 수분을 함유하도록 후처리가 시작된다. 후처리가 잘 된 고품질의 대마는 기름지면서도 분쇄할 때 좋은 바삭거림을 낸다. 질 좋은 대마는 부술 때 진하고 풍부한 향이 나야 한다.

감지해야 할 네 번째 특성은 연기의 맛이다. 첫 흡입에서 꽃향기와 매운 향이 나야 하며 쓰거나 화학적인 뒷맛이 없어야 한다. 이상한 뒷맛은 보통 잔여 영양물이 있다는 징후다. 고품질 대마꽃은 수확 전에 이런 영양물들이 다 쏟아져 나간다. 대마 연기의 향을 판단하는 전문가들의 비법은 깨끗한 유리 파이프에 대마를 충분히 넣고 두 번 흡입해 보는 것이다.

한 번 흡입하고 내뱉고 꽃향이 얼마나 오래 남아 있는지를 본다. 좋은 품질일 경우 연기는 15분 이상 입천장에 남아 있다. 하지만 뛰어난 품질의 대마꽃을 판단하는 열쇠는 두 번째 흡입 시 처음의 꽃향기에 얼마나 근접하느냐 하는 것이다. 대부분의 중간급 대마들의 경우 그 맛은 두 번째 흡입에서 사라져 버린다.

또한 증기도 약초 대마 품질 평가에 이용할 수 있다. 말린 대마꽃의 증기는 풍부하고 꽃향기가 많이 나며, '화학적인' 뒷맛이 전혀 없다.

테르페노이드와 카나비노이드 함량에 대한 실험적 분석은 대마 품질 측정의 마지막 단계다. 직접적인 관찰과 경험에 따른 평가와 실험실 결과를 비교해 보는 것은 언제나 매우 유용하다.

해시시와 키프

오늘날 최고 품질의 해시시는 건조 중량 기준으로 70%의 THC에 도달한다. 레바논과 모로코를 포함해 전통적인 방식으로 대마 품종들을 대규모 재배해 온 많은 나라들은 대마의 마른 잎에서가 아니라 수확물로부터 추출물을 생산한다. 이런 추출물은 낮은 효능의 대마 품종으로 이루어진 농작물로부터 카나비노이드와 테르펜을 농축하는 데 이용되어 매우 강력한 해시시로 만들어진다. 서양의 약초 대마의 미래는 말린 꽃에서 이런 추출물로 이동하게 될 가능성이 크다.

잘 생산된 대마 추출물의 이점은 연기나 증기를 마셨을 때의 순수하고 풍부한 맛이다. 로버트 코넬 클락은 자신의 책『해시시』에서 세계적인 수준의 대마 추출물은 만들어내기가 매우 어렵기 때문에 맛을 경험해 본 사람은 극소수라고 밝힌 바 있다. 많은 전통적인 해시시 생산 지역에서는 서로 다른 품종의 대마밭이 함께 모여 해시시로 추출된다.

실내 재배가 등장하면서 개별적인 대마 품종으로부터 추출되는 해시시에 중점을 둔 소규모 해시시 생산이 이루어지고 있다. 이들 변형 추출법은 사용되는 대마의 개별적인 화학형들을 농축한다. 여기서는 보다 다양한 효과를 낼 수 있도록 혼합 방식도 사용되는데, 건조 대마꽃과 밭의 대마꽃을 혼합해서 나온 것들이 포함된다. 모든 해시시는 위생적인 조건에서 생산되고 주의 깊게 보관돼야 곰팡이와 부패의 위험을 줄일 수 있다.

대마 품종 혼합하기 – 원래보다 더 좋게

두 가지 이상의 대마 품종을 결합하면 흥미로운 혼합물을 만들 수 있으며, 의학적 효과나 정신작용 효과의 적용 범위를 단일 대마 품종보다 넓힐 수 있다. 대마 금지조치는 실내 재배에 적합한 대마 품종만 선호하게 만들어 대마의 다양성이 감소하는 결과를 가져 왔다. 실내 재배에서는 꽃이 금방 피고 웅크린 상태를 지속한다. 이런 작은 실내 작물 중에도 거대한 열대 대마 조상들의 화학 성분을 보유하고 있는 것들이 있다. 협엽 품종들은 감귤 향 테르펜인 테르피놀렌을 다량으로 생성하는 한편, 광엽 품종들은 오시멘을 생성한다. 고 테르페놀렌과 오시멘을 결합함으로써 나오는 혼합물은 두 가지 품종의 의약적 성분을 갖고 있지만, 어느 쪽도 갖고 있지 않은 테르펜/카나비노이드 시너지 효과를 가져다줄 수도 있다. 이러한 혼합 방식은 자연에서는 발견되지 않는 대마의 화학형을 효과적으로 만들 수 있게 해준다.

혼합물을 만들려면 기름지고 후처리가 잘 된 두세 종의 건조 꽃이 필요하다. 정밀 배합을 위해서는 연구소의 분석자료를 가이드라인으로 참고할 수 있다. 결합 전 혼합물을 손이나 향신료 분쇄기를 이용해 거칠게 분쇄하거나, 꽃이나 분재 손질용의 날카로운 가위로 잘게 다질 수 있는데 후자가 더 나은 방법이다. 대마초 분쇄는 부패를 앞당길 수 있지만, 깨끗한 대마를 다진 혼합물은 작고 밀폐된 용기에 압축해서 시원하고 어두운 장소에 최고 일주일간 보관할 수 있다.

비빔형 해시시: 보통 습한 지역에서 자라난 대마는 체질되는 해시시를 만들 만큼 충분히 건조할 수가 없다. 인도나 네팔과 같은 습한 지역에서는 수지가 손바닥에 달라붙도록 대마 식물을 손으로 비벼서 소량의 대마 추출물을 만든다. 살아 있는 대마 식물의 잘 여문 꽃봉오리를 비비면 손바닥이 금방 수지로 뒤덮인다. 인도에서는 이런 비비기 기술로 최초의 농축 대마인 차라스charas를 만들었다. 인도와 네팔의 히말라야 지역에서는 비벼진 차라스로 마날리Manali와 네팔리즈 템플 볼Nepalese Temple Ball이라는 해시시를 만들었다. 서양에서는 대마꽃을 다듬는 트리머로 수지를 모으는데, 트리머와 손가락에 모인 수지로 가위 해시scissor hash라 불리는 비빔형 해시시를 만든다.

체질형 해시시: 가장 높은 등급의 해시시는 어떠한 트리콤 줄기나 식물 부위도 없는 순수한 선모들이다. 하얀 진주빛에 가까운 이 해시시 등급은 보통 건조한 수지 가루를 강렬하게 체질하고 또 체질해서 얻을

수 있지만, 그 양이 극히 적어서 확보하기가 매우 어렵다. 바짝 마른 대마꽃들을 미세한 망으로 통과시켜 대마 수지 가루를 모을 수 있는데, 카슈미르 지역에서는 이것을 가르다garda 혹은 구르다gurda라고 부른다. 망의 크기는 대마 트리콤 선모가 구멍을 통과할 수 있을 정도로 선택되며, 나머지 줄기와 식물 부위들은 남는다. 이들 선모가 모여서 고품질의 대마 수지 가루가 된다. 체질은 춥고 건조한 기후에서 가장 잘 되기 때문에 체질형 해시시는 파키스탄이나 아프가니스탄, 레바논, 모로코 등지의 높은 골짜기에서 생산되고 있다.

체질은 해시시를 만드는 매우 뛰어난 방식인데, 그 이유는 대마의 선모를 손상시키지 않고 카나비노이드와 테르페노이드 성분이 산화되거나 증발되지 않게 막아주기 때문이다. 일단 수지 가루(키프)가 모이면 이것은 보통 매우 서서히 덥혀져서 해시시 판으로 곧장 압축된다. 대부분의 해시시 전문가들은 가장 정밀하게 체질한 해시시를 대마의 궁극의 형태로 여긴다. 2017년에는 순수 선모로 만들어진 세계적 수준의 건조 체질된 해시가 쿠반 그로어Cuban Grower 같은 장인들에 의해 소량 생산됐으며, 판매 가격은 그램당 200달러에 가깝다. 이런 수지는 지난 한 세기 동안 그러했듯이 여전히 대마의 전형으로 자리매김하고 있다.

물과 얼음 해시시: 1970년대에는 냉수나 얼음을 이용해 대마로부터 선모와 수지를 추출하는 기술이 등장했다. 마른 대마를 아주 차가운 물에 담가 두면 트리콤 줄기와 수지 머리가 떨어지기 쉬운 상태가 된다. 물과 대마가 섞인 것을 흔들면 트리콤과 선모가 분리되어 나일론 망 가방을 통해 액체로부터 걸러진다. 여기서 나오는 추출물을 물 해시라고 부른다. 보통 물 해시를 만드는 데 사용되는 망 가방은 60~150미크론

으로 사이즈가 정해져 있다. 대마의 품종에 따라 최적의 망 사이즈는 달라질 것이다.

추출 후 물 해시는 반드시 서서히, 그러면서 완전하게 말려야 곰팡이 성장을 피할 수 있다. 물 해시는 압축해서 보관할 수 있지만, 수분이 남은 상태에서 압축해서는 안 된다. 그럴 경우 추출물이 금방 상할 수 있기 때문이다. 물 해시 추출법의 약점은 흔드는 과정에서 선모가 파열되어 가벼운 모노테르펜이 물로 방출될 수 있다는 점이다. 이런 테르펜은 물 표면에 기름 막을 형성하며 복구가 거의 불가능하다. 흔드는 과정을 최소화한 가장 차가운 추출법만이 이런 테르펜 유실을 막을 수 있을 것이다. 물 해시 기술은 추출물 생성을 위해 계속해서 개선되고 있으며, 현재는 기존의 다른 방식들에 필적할 만한 수준이다.

거품형(용해형): 순수 선모는 매우 희귀하기 때문에 현재 사용 가능한 최고 등급의 해시시는 거품 해시 혹은 완전 용해형이다. 잘 제조된 풀 멜트 추출물은 대마 오일과 식물 왁스, 그리고 최소한의 트리콤 줄기로 구성돼 있으며, 보통 얼음물을 이용해 추출하고 신중하게 선택한 망으로 거른다.

줄기 없이 트리콤 머리만으로 구성된 물 해시를 추출하는 것은 가능한 일이긴 하지만 실용적 관점으로 볼 때 매우 어렵다. 가열하면 모두 녹아서 거품이 된다. 거품의 대부분은 탈카르복실화 때문으로, 원시 산성 카나비노이드는 이에 의해 생물학적 이용이 가능한 중성 형태로 전환되면서 이산화탄소 거품을 방출한다. 완전 용해된 물 해시는 부패하기 쉬우며 빛을 피해 보관해야 한다. 이상적으로는 사용할 때까지 -4℃로 냉동 보관하는 게 좋다.

키프: 미국에서 키프는 보통 마른 대마를 간단히 체에 걸러 모은 압축하지 않은 수지 가루를 말한다. 네덜란드에서는 이런 수지 가루를 폼polm이라 부른다. 키프는 기계적인 실크스크린 텀블링silk screen tumbling 장비를 사용해 수집할 수 있다. 이 기술은 네덜란드에서 개발됐으며 시중에 나온 최초의 장비는 '폴리네이터Pollinator'란 것이었다.

건조된 대마를 실크스크린으로 된 120~150미크론의 통 안에 넣은 다음 부드럽게 텀블링한다. 수지 가루가 미세한 망을 통과해 유리판이나 금속판에 떨어지면 이것을 긁어모으면 된다. 모든 건조 체질형 제품과 마찬가지로 키프는 테르펜 향이 풍부하지만, 압축하지 않은 상태거나 냉장 보관하지 않을 경우 이런 테르펜은 금방 증발하거나 산화된다.

꽃과 해시시, 시장의 승자는?

미국의 실내 대마 재배는 규모가 너무 작아서 해시시의 대량 생산을 지원할 수 없다. 하지만 대마 합법화와 그 규정이 미국 전역에 퍼지면서 개방된 재배 지역의 규모가 커질 것이며, 이에 따라 해시시 같은 대마 추출물의 생산 또한 확대될 것으로 예상한다. 해시시의 가장 순수한 형태인 대마 트리콤 선모의 수확을 향상시키는 첨단기술 방식도 필연적으로 등장할 것이다. 그리고 잘 제조된 추출물들은 마른 대마꽃이나 추출된 오일보다 수명이 더 길다. 이런 추출물은 더욱 풍부한 감각적 풍미를 갖고 있어서 맛도 좋고 냄새도 좋다. 하지만 기존의 뛰어난 추출물들은 너무나 노동집약적이어서 시장 점유율을 놓고 대마꽃과 경쟁하기까지는 꽤 오랜 시간이 걸릴 것 같다. 대마 전문가들 사이에서는 언제나 해시시가 대마의 최고봉이었지만, 이것이 과연 얼마나 갈까? 진정한 위협은 꽃에서가 아니라 첨단기술로부터 올 가능성이 훨씬 크다.

해시시 등급 평가

최근까지 네덜란드의 대마 커피숍을 제외하고는 해시시의 종류나 등급을 고를 수 있는 곳이 거의 없었다. 네덜란드에서는 대부분의 해시시가 원산지나 제조 방식에 따라 등급이 매겨진다. 캘리포니아의 경우 해시시가 제조되는 자재에 따라 꽃인지 트림trim인지 아니면 두 가지 모두 사용됐는지로 평가한다. 무엇보다 중요한 것은 선모만으로 구성된 해시시가 몇 퍼센트나 되는지, 그리고 이것이 얼마나 완전하게 녹아 있는지에 따라 등급이 매겨진다는 사실이다. 멜팅melting은 오일 함량을 나타낸다. 현대 해시시 전문가인 제프 처치Jeff Church는 해시시 멜트에 다섯 개 별점 등급을 만드는 데 일조했는데, 여기서 별점 하나의 해시시는 그냥 연소되는 것이고 5점짜리 해시시는 완전히 기름처럼 녹는 것을 의미한다.

훌륭한 해시시는 습기가 전혀 없이 기름지며 향이 매우 강해서 향료와 같은 강렬한 꽃향기를 맛볼 수 있어야 한다. 손으로 비빈 것들을 제외하고는 보통 색이 옅고 냄새가 향기로울수록 더 좋은 해시시를 의미한다. 의료 대마 집단에서는 물 추출 기술을 대폭 발전시켜 고품질의 해시시를 쉽게 이용할 수 있게 됐다. 고품질의 해시시는 건조 체질이든 물 추출이든 언제나 추출 원료의 냄새가 나야 하는데 그래도 '풀 냄새'는 많이 나지 않을 것이다.

로진rosin

로진 기술은 버블 백 스크린에 꽃이나 해시시를 넣어 가열시킨 다음 접어 둔 실리콘 황산지parchment paper 안으로 미끄러뜨려 넣는 방법이다. 열을 가해서 황산지를 압착하는 데는 저렴한 헤어 매직드라이기를 사용하는데, 이것이 트리콤을 터뜨리면 스크린을 통과한 기름 성분이 종이 위로 흘러나온다. 이 방법은 저렴하고 빠르며 어떤 멋진 추출 장비도 필요치 않다. 그리고 많은 테르펜이 유지되기 때문에 믿을 수 없을만큼 좋은 결과물을 얻을 수 있다.

솔벤트solvent 추출법-오일, 버터, 왁스

최초의 해시 오일이 1970년대 초반 캘리포니아 남부에서 만들어진 이래 이들에 대해서는 논란이 있어 왔는데 논란의 중심은 주로 추출물을 얻기 위해 나프타와 같은 산업용 솔벤트를 사용한다는 것이었다. 보다 최근에는 부탄 가스가 대마 오일 추출에 흔히 사용되고 있다. 솔벤트 추출은 농축도와 효능이 가장 뛰어난 대마약을 만들어내겠지만, 공정 중에 심하게 다칠수도, 심지어 죽을 수도 있는 위험한 제조법이기도 하다. 부탄 같은 솔벤트들은 매우 인화성이 높으며, 액체 이산화탄소 같은 솔벤트는 압축 가스 사용에 따르는 위험뿐만 아니라 질식의 위험도 있다. 헥산 같은 솔벤트는 독성이 있다. 이런 추출법은 위험하며 캘리포니아 법원에서는 캘리포니아 주법에 따라 대마의 솔벤트 추출을 의약용이라 하더라도 불법 약물제조 형태로 선고하고 있다.

대마의 솔벤트 추출은 1970년대 아프가니스탄에서 최초의 해시시 오일을 만드는 데 사용된 방식이었다. 가공하지 않은 이 해시일 오일은 경우에 따라 훨씬 농축된 레드 오일로 정제되곤 했다. 캘리포니아에서 1990년대 중반 의료 대마법을 통과시켰을 때 최초의 판매점에서는 해시 오일을 비축하기 시작했다. 이들은 이런 오일과 기타 솔벤트 추출물을 기화시키는 도구의 출현으로 대빙dabbing 운동이 시작된 2010년까지 틈새 제품으로 팔렸다. 이런 고농축 대마의 품질은 처음 몇 년간은 다듬어지지 못했지만, 추출법에 대한 규제가 적용되는 지역에서 공정을 안전화하기 위한 여러 기술이 도입됨에 따라 오늘날에는 탁월한 품질과 함께 어떠한 솔벤트 잔류물도 남지 않도록 테스트한 제품들이 나오고 있다.

초임계 이산화탄소 추출법supercritical carbon dioxide extraction: 초임계 이산화탄소 추출에서는 대마에 고압 액체 CO_2를 펌핑한다. 추출물이 CO_2에서 분리되고 CO_2가 복구되어 대마를 다시 통과하는 과정을 몇 번 거치면 추출이 완료된다. 가스 압력과 온도를 조절함으로써 가스가 솔벤트로 작용하도록 할 수 있다. 고압 CO_2 추출의 단점은 그 압력과 온도로 인해 의료 대마의 효험에 영향을 미치는 섬세한 분자 결합이 파괴될 수 있다는 점이다. 반면 CO_2 추출법의 가장 큰 이점은 결과물에 어떠한 해로운 잔류물도 남기지 않는다는 것이다. 전문가의 손에 맡겨질 경우 CO_2 추출은 품질이 매우 뛰어난 대마 추출물을 만들어낼 수 있다.

부탄과 탄화수소 추출법butane and Hydrocarbon extractions: BHO(butane honey oil)는 규제가 미치지 않는 불법 제조로 인한 폭발로 최근 몇 년간 논란이 되고 있으며, 작업자가 부상을 입는 경우도 있었다. 전문적인 폐루프closed-loop 솔벤트 추출 시스템으로 제조할 경우 부탄 추출은 대마 같은 식물에서 약을 추출해낼 수 있는 안전하면서도 완벽하게 깨끗한 방법이다. 부탄은 대마 추출물로부터 완벽하게 제거하기 힘들긴 하지만, 제어가 되고 상당히 독성이 없는 가스다. 이것은 카나비노이드나 테르펜과 함께 식물 지방도 추출해내는데, 이로 인해 그 추출물은 급속히 산화되거나 부패될 수 있다.

대마 추출에는 다른 탄화수소도 사용할 수 있다. 헥산은 카나비노이드 추출에 매우 효과적이지만 그 잔류물에 심각한 신경 독성이 있다. 헥산은 잔류물 제거 장비를 갖춘 전문 실험실에서가 아니면 독성으로 인해 대마 추출에 거의 사용하지 않는다. 프로판propane과 펜탄pentane은 대마 오일 추출에 가끔 사용하는데, 그 이유는 이들이 저렴한 솔벤트이긴 하지만 가연성이 매우 높아서 잘못 다룰 경우 심각한 부상의 위험이 있기 때문이다.

릭 심슨 오일 Rick Simson oil **또는 피닉스 티어즈**Phoenix Tears: 캐나다의 의료 대마 환자인 릭 심슨은 '피닉스 티어즈'라는 이름의 오일을 제조하는 솔벤트 추출 방식을 권장하고 있다. 심슨은 자신의 피닉스 티어즈 대마 추출물이 많은 사람들의 암을 치료했다고 보고했다. 그의 주장은 사례 중심의 증거로서, 모든 형태의 암으로 일반화하는 것은 생존자의 관점에서 고통의 여지가 있는 무책임한 일이다. 많은 암에서 대마의 항암 효과가 활발히 연구되고 있긴 하지만, 심슨의 광범위한 주장들을 뒷받침할 임상 증거는 없다.

솔벤트형 추출물의 등급 평가

실험실 분석에 의존하지 않고 이런 추출물에 등급을 매기는 일은 권장하고 싶지 않다. 어떠한 초고농축 방식이든 솔벤트 잔류물을 하나도 남기지 않으려면 반드시 테스트가 필요하다. 이런 유형의 추출물들은 살충제와 곰팡이 독소도 추출하고 농축할 수 있기 때문에 완벽한 실험실 안전 검사를 통과하는 게 좋다. 솔벤트 추출물에 대한 한 가지 확실한 가이드라인을 주자면, 마음대로 시도하려 해서는 안 된다는 것이다. 이것은 집이나 뒷뜰에서 할 수 있는 추출 화학실험이 아니다. 에탄올이라 하더라도 전문 장비나 훈련 없이 잔류물을 제거하려 한다면 심각한 화재의 위험을 초래할 수 있다.

합성물과 의약품들

나빌론nabilone: 미국에서 세사메트Cesamet®란 이름으로 판매되고 있는 나빌론은 구토 방지 및 통증 완화에 사용되는 합성 카나비노이드다. 미 규제물질법U.S. Controlled Substances Act에서 스케줄 II 약물로 지정된 나빌론은 미국에서 사용이 엄격히 제한되고 있다.

마리놀Marinol®: 마리놀은 미국 최초의 FDA 승인 카나비노이드로 합성 THC 전문의약품인 드로나비놀dronabinol의 상표명이다. 마리놀은 식물에서 추출되는 게 아니라 실험실에서 합성되지만 화학적으로는 대마에서 생성되는 THC와 동일하다. 마리놀의 THC는 젤라틴 캡슐 내의 참기름에 녹아 있다. 마리놀은 보통 화학요법으로 치료하기 힘든 메스꺼움nausa 용으로 처방이 되며, HIV/AIDS 환자들에게 있는 체중 감소(카켁시아cachexia) 치료에도 사용된다. 마리놀에는 THC만 들어 있기 때문에 과다 투여 시 빠른 심장박동이나 기억 장애, 불안 및 공황 발작 등 다양한 부작용을 유발할 수 있다. 약초 대마와 마리놀을 둘 다 사용해 본 많은 환자들이 약초 대마가 부작용이 더 적고 덜하다고 주장하고 있다. 마리놀은 현재 미국에서 일반 약품으로 구입 가능하며 2.5mg, 5mg, 10mg 용량으로 판매되고 있다.

사티벡스satiVex®: 마리놀과 달리 사티벡스(나빅시몰nabiximol)는 대마 홀 플랜트whole-plant에서 추출되는 제약용 카나비노이드이며, 가장 많이 연구된 홀 플랜트 대마 제품이기도 하다. 이 약은 구강 점막 스프레이 형태로 혀 밑이나 뺨 안쪽에 분사되게 만들었다. THC와 CBD가 거의 같은 양으로 들어 있어 환자들로부터 보고되는 부작용은 마리놀보다 훨씬 적은 편이다. 사티벡스는 유럽의 많은 국가와 캐나다, 뉴질랜드 등지에서 승인되었으며, 미국에서는 현재 승인을 위한 재판이 진행 중이다. 이 약은 또한 다발성 경화증으로 인한 경련뿐만 아니라 신경경화증이나 암 통증을 치료하는 데도 사용되고 있다.

사티벡스는 20년 동안 카나비노이드 약품을 연구해 온 영국의 GW 파머수티컬즈란 회사가 1998년에 만든 약이다. GW 파머수티컬즈는 자사의 독점 대마 품종들(고 THC 품종과 고 CBD 품종)을 액체 CO_2로 추출해 낸 다음, 이 두 가지 추출물을 배합하여 사티벡스를 제조했다. 사티벡스 스프레이 한 병에 2.7㎎의 THC와 2.5㎎의 CBD가 들어 있다.

대마약의 미래

현재 이용 가능한 대부분의 대마 품종들은 THC가 많고 약간의 테르펜이 있으며 나머지는 많지 않다. 대마는 수십 종류의 카나비노이드를 생성할 수 있으며, 대마의 의약적 이용으로 인해 THC에 대한 대안이 활발히 모색되고 있다. CBD와 같은 카나비노이드를 포함한 대마 품종들이 현재 널리 보급되고 있으며, THCV, CBDV, CBC 및 CBG 품종들도 기간이 지남에 따라 점차 사용 가능할 것으로 기대된다.

체질형 대마 농축물은 19세기부터 사용돼 왔지만, 최근 초음파 트랜스듀서ultrasonic transducer나 스택형 눈금체stacked graduated sieve 등의 첨단기술 혁신으로 공정의 효율성이 크게 향상되고 있다.

대마 금지조치가 완화되면서 솔벤트나 살충제 잔류물이 없는 뛰어난 품질의 추출물들이 최고의 대마꽃에서 발견되는 복합 화학성분에 필적할 만한 수준으로 개발될 전망이다. 대마 약품은 국부 및 피부 전달 방식으로 진정한 미래를 맞이하게 될 것이다. 카나비노이드와 테르페노이드가 피부를 통해 더욱 빨리 흡수될 수 있게 해주는 혁신적인 기술 덕분에, 두통에서 암에 이르는 다양한 증상의 치료에서 대마 이용 방식의 혁명이 기대된다.

전달과 투여

인도 고아의 점토로 만든 칠룸 파이프부터 소형 전자 기화기까지, 대마를 신체로 전달해주는 수백 가지 도구들이 있다. 의약적으로 가장 좋은 도구는 가장 정확한 양을, 원하는 시간 동안, 적절한 형태로, 부작용을 최소화하면서 전달하는 것이다. 그리고 여기에는 쉽게 해결되지 않는 많은 과제들이 따른다.

각각의 전달 방식에는 나름의 장단점이 있다. 예를 들어 연기식은 몇 초 안에 매우 다양한 대마의 성분들을 혈류로 전달하며, 대부분의 환자들이 정확한 투여량을 쉽게 익힐 수 있다. 반면에 가장 큰 단점은 연소가 독소를 생성하고 그 독소가 섬세한 폐 조직을 손상시킬 수 있다는 것이다.

증기식과 전자펜은 최근 등장한 대마약 투여 방식으로 대마의 온도를 연소되는 온도 이하로 유지시킴으로써 연기 흡입식의 문제를 피할 수 있다. 증기식은 약을 흡입 가능한 증기로 전환시킨다. 하지만 기화기를 이용하는 환자의 대부분은 대마의 다양한 활성 성분이 각자 다른 시간에 끓는다는 사실을 알지 못한다. 따라서 이 방식은 환자가 그 작동 과정을 정확히 이해하고 있을 경우에만 효과적이다.

대마약을 복용하는 방식은 연기나 증기식보다 수천 년 먼저 등장한 방식이다. 이에 비해 경구식은 두 배나 큰 효과를 전달한다. 하지만 섭취된 대마는 간에서 변형되기 때문에 효과가 나타나는 데 더 오랜 시간이 걸리며(15분에서 길게는 4시간까지), 효과의 지속시간은 개인에 따라 크게 차이가 난다.

흡연smoking

흡연은 약초 대마를 복용하는 가장 흔한 방법이다. 대마 흡연은 혈류 내 THC 수위를 급격히 상승시키는데, 이는 흡입 후 5초 내에 측정 가능하다. 카나비노이드의 혈중 최고 농도는 5~10분 안에 도달할 수 있다. 빠른 전달 속도 때문에 환자는 한 번에 1회 분량을 맞춰 흡입하고 몇 분 기다렸다가 다시 흡입하는 것으로 쉽고 빠르게 투여량 조절법을 익힐 수 있다.

흡연 대마는 대마를 연소 온도까지 가열한 다음 연소되는 과정에서 생성된 가스와 고체 및 액체 미립자를 흡입하는 거이다. 대마가 연기가 나면 700가지 정도의 원료 화합물이 수천 가지의 연소 화합물로 전환이 된다.

대마 흡연은 고대부터 행해 온 것 같지만 비교적 최근, 즉 15세기에 유럽이 신세계(아메리카)를 발견하고 탐험했던 때부터 일 가능성이 높다. 로버트 클락과 마틴 멀린은 대마 흡연이 1943년 콜럼버스의 대서양 항해 이후 유럽으로 유입됐다고 믿고 있다. 이때 쿠바의 원주민 종족인 타이노Taino 족이 콜럼버스의 선원에게 담배 흡연을 가르쳐 주었다. 중미 지역에서 시가는 적어도 9세기 이후부터 이용됐다. 콜롬버스의 선원들 중 몇몇은 담배에 중독되어 이 습관을 유럽으로 가지고 돌아왔다.

대마 흡연은 최소한 담배 흡연이 유입된 이후 서구에서 인기를 얻게

된 것으로 알려져 있다. 일부 연구원들은 에티오피아에서 13세기에 대마를 흡연한 고고학적 증거가 있다고 주장하지만(대마 찌꺼기를 넣은 파이프 형태로), 이 주장은 아직 논쟁의 여지가 있다. 15세기 중반 대마 수지(해시시 형태로)는 중동에서 흡연 되고 있었으며, 늘 그런 건 아니었지만 담배와 섞어 필 때가 많았다.

논란의 요소: 연기에 유해 물질이 있고 그중 일부는 담배 사용자들의 폐질환과 암에 연관되기 때문에 의료 대마의 흡연은 논란의 여지가 있다. 미시시피 대학의 연구에 따르면 대마 연기에는 발암 물질로 알려진 것을 포함해 1500가지 이상의 화학 물질이 포함돼 있다고 한다.

하지만 도널드 태시킨Donald Tashkin이 UCLA 대학에서 주도한 연구에서는 대마의 장기 만성 흡연자에게서 머리나 목, 폐 부위의 암 발병률이 증가하지 않은 것으로 나타났다. 보다 최근의 인구조사에서도 대마 흡연자들 사이에서 폐암의 위험이 증가했다는 증거는 찾아볼 수 없다. 그러나 폐암이 발병하는 대마 흡연자들도 있을 수 있기 때문에 위험이 증가하지 않는다고 해서 전혀 위험하지 않다고 생각해서는 안 된다. 대마 흡연은 폐기종emphsema과 관련이 있는 조직 변화를 일으키는 듯 하지만, 그렇다고 해서 이것이 질병의 발달로 연결되는 것 같지는 않다.

흡연을 위한 대마 준비: 흡연을 위해서는 대마를 조심스럽게 다져야 한다. 손가락으로 대마를 부수면 고품질의 꽃에서 너무 많은 수지가 부서지기 때문에 가위를 이용하는 게 좋다. 가위는 91%의 이소프로필알코올로 정기적으로 세척한 다음 깨끗이 닦아내야 한다.

가위를 사용하는 데 시간이 걸린다면 SLX 2.0 시리즈의 논스틱 세라믹 코팅 알루미늄 그라인더나 스페이스 케이스Space Cate 티타늄 그라인더가 좋은 대안이 될 수 있다. 키프를 따로 분리해서 모으는 그라인더는 피하는 게 좋은데, 그 이유는 키프는 언제나 가루 상태로 보관하는 게 바람직하기 때문이다. 그라인더로 수집된 키프를 가치가 있을 만큼 충분히 모으려면 오랜 시간 말려야 한다.

대마 담배: '관절joint'이나 '발목spliff'이란 별칭이 있는 대마 담배는 대마의 효능이 증가하면서 인기가 다소 사그라들고 있다. 효능이 높은 대마 담배를 한 개비 다 피울 수 있는, 혹은 그럴 필요가 있는 대마 환자는 거의 없기 때문이다. 대마 담배는 불꽃 말고는 필요한 도구가 없기 때문에 다용량제제multidose의 전달 도구로 매우 편리하다. 유럽에서는 여전히 널리 그리고 해롭게 사용되고 있지만, 미국은 의료 대마 담배에 담배가 들어 있는 경우가 거의 없다. 대마 담배는 흡연 시 연소되지 않고 남은 부분에 활성 성분이 계속 응축되며, 담배에 있는 카나비노이드의 절반 이상이 대마 담배의 마지막 1/4 부분에 남게 된다.

대마 파이프: 조그마한 '원-히터one-hitter'에서부터 여러 개의 여과 및 냉각 단계가 있는 거대한 물 파이프까지, 대마 파이프는 모양과 크기가 모두 매우 다양하다. 디자인에 따라 파이프는 대마 담배보다 카나비노이드 전달에 훨씬 더 효율적인 경우가 많다. 현대의 대마 파이프는 금속과 세라믹, 나무 파이프도 나와 있긴 하지만, 주로 붕규산유리borosilicate glass 형태로 판매되고 있다. 매우 이국적인 대마 파이프 디자인으로 물 시스템을 이용해 연기를 냉각시키고 거르는 것도 있다. 물 파이프는 400년 전 실크로드를 통해 담배 흡연이 동아시아로 유입된 직

후에 중국 북서부의 간쑤성에서 시작됐으며, 이후 대나무 물 파이프(봉 bong)로 단순화되어 동남아시아 전역에서 사용됐다.

현대의 대마 파이프 디자인이 집약돼 만들어진 색깔이 변하는 유리 파이프가 있다. 이러한 동향은 〈퇴폐 예술: 유리 파이프의 예술과 문화 Degenerate Art: The Art and Culture of Glass Pipes〉라는 다큐멘터리로도 제작됐는데, 여기서는 밥 스노드그래스Bob Snodgrass라는 히피 유리 직공이 실버 메탈을 유리 파이프 위에 녹여서 대마 연기가 파이프를 통과할 때 색이 변하는 유리를 만드는 과정을 보여준다. 스노드그래스는 〈그레이트풀 데드Grateful Dead〉라는 쇼에서 이런 파이프를 팔기 시작했으며, 이때부터 유리 파이프 제조 예술이라는 새로운 현대 서브컬처가 등장했다.

오늘날 유리 파이프는 아트 유리와 과학 유리로 분류된다. 아트 유리 파이프는 유리 불기 기술, 색깔과 마감, 그리고 조각 양식을 강조한다. 과학 유리 파이프는 애쉬 캐처ash-catcher와 복잡한 퍼컬레이터 디자인이 있는 형태로 정교한 기능성을 갖추고 있다. 많은 대마 환자들이 아트 유리 파이프를 사용하며 심미적 즐거움을 누리고 있으며, 과학 유리 파이프가 연기로 카나비노이드를 전달해 주는 혁신적인 기능성을 선호하는 환자들도 있다. 일라델프Illadelph 같은 업체는 아트와 과학 유리 파이프 디자인을 결합하여 연기가 파이프의 물 저장기water reservoir를 통과할 때 이것을 냉각시키고 수십만 개의 거품을 만들어내는 정교한 퍼컬레이터와 냉각 응축기 코일, 그리고 이국적 조각의 장식품을 하나로 합친 아주 복합적인 물 파이프를 내놓고 있다. RooR, 모비스Mobius, 솔트Salt, 데이브 골드스테인Dave Goldstein 등은 계속해서 유리 디자인의 한계를 초월하고 있는 곳들이다.

가장 단순한 유리 파이프 디자인은 원 히터와 스푼이다. 원 히터는 1

회 분량의 대마 흡입을 위한 도구다. 이런 '원시onesie'들은 분량을 조절하기 매우 좋으며, 대마를 피워 질병을 치료하고자 하는 초보 사용자들에게 매우 권장할 만하다. 원시들은 몇 달러만 있으면 구입이 가능하기 때문에 매우 효율적이다. 스푼 파이프는 가장 흔한 대마 파이프로 원시들보다 크기가 커서 대마 연기를 식히기에 좋다.

불을 붙이는 방법: 우선, 대마 내에서 좀 더 가벼운 테르펜 분자가 기화되기 시작할 때까지 불꽃을 이용해 파이프 속에 있는 대마를 서서히 가열한다(볼의 가장자리가 좋다). 이렇게 하면 가장 맛이 좋고 짜증이 덜 나는 흡입이 가능하다. 대마에 불이 붙지 않도록 조심해야 하는데, 대마가 눈에 보이는 불꽃을 내며 타게 되면 테르펜도 카나비노이드와 함께 연소하기 때문이다. 기름진 대마꽃은 빠르게 점화하므로 어떤 불꽃이든 나타나는 즉시 줄이는 게 중요하다. 대마 볼을 불꽃으로 빨리 태우면 너무 많은 활성 성분들이 파괴된다.

저렴한 부탄 라이터는 대마의 연기 맛을 끔찍하게 만드는 경향이 있다. 좀 더 맛나게 할 수 있는 대안으로 시거용 토치 라이터가 있는데 토치는 너무 뜨거워서 대마가 빨리 소각될 가능성이 크다. 토치를 가볍게 누르려면 얼마간 연습이 필요하다. 불꽃을 사용하는 또 하나의 대안으로 전자기기에 사용되는 것과 같은 세라믹 납땜용 인두가 있다.

대마 연기 흡입량 계산: 흡연 기술에 따라 한 번 흡입 시 전달되는 효율도 다양하다. 비영리조직인 캘리포니아 NORML의 데일 기어링거Dale Gieringer가 실시한 연구에 따르면 대마 담배는 이용 가능한 THC의 약 27%만을 전달하는 것으로 나타났다. 유리 파이프는 좀 더 효율적이다.

파이프에 조심스럽게 불을 붙이고 대마가 소각되지 않도록 신경 쓸 경우 50% 이상의 효율이 나올 수 있다. 성냥개비 머리 정도 크기면 처음 시작하기에 충분한 1회 흡입량이다. 믿을 만한 연구소에서 대마의 효능을 테스트한다면 흡입 방식의 효율과 용량의 무게로 대략적인 흡입량이 계산될 것이다. 15%의 THC가 함유된 대마 1g의 1/3에는 5mg의 THC가 들어 있다. 50% 효율의 유리 파이프라면 이 용량은 환자에게 2.5mg의 THC를 전달하며, 이는 대부분의 환자가 느낄 수 있는 최저 한계량이다. 대마 연기는 깊게 들이마셔서 폐에 오래 머물수록 해로울 수 있기 때문에 마신 다음 빨리 내뿜어야 한다.

대마 추출물 흡연: 해시시 같은 농축된 대마 추출물을 흡연하면 대마 재료를 연소시켜 생기는 부산물에 덜 노출될 수 있다. 추출물 흡연의 단점은 분량 계산이 더 힘들기 때문에 특히 새 환자들에게는 과다 투여되기 쉽다는 것이다. 분량 계산을 위해서는 추출물의 정확한 효능을 아는 게 특히 도움이 된다. 흡연용으로 압축된 해시시를 준비하고, 해시시 가장자리를 라이터로 서서히 가열한다. 이렇게 하면 수지가 부드러워져서 압축되기 전 키프 상태로 부풀어 오른다. 부풀어 오른 수지 가루를 소량 가져다가 철이나 유리 스크린 위의 작은 유리 볼 안에 넣는다. 불꽃이 일지 않도록 각별히 조심하면서 매우 부드럽게 가루 가장자리를 가열한다. 가루에 불이 붙으면 금방 사라져버린다. 제대로 된다면 수지 가루는 녹아서 기화될 것이다. 해시시는 대마꽃보다 훨씬 효능이 세기 때문에 아주 조금 흡입해야 하며 더 흡입하기 전에 그 효과를 철저히 측정해야 한다.

칠룸chillum, **허블 버블**hubble bubble, **셉시**sebsi: 칠룸은 인도와 히말라야에서 유명한 비빔형 해시시인 차라스의 흡연 도구다. 칠룸과 차라스는 힌두 신 시바를 따르는 신성한 남자 사두sadhus와 연관돼 있다. 칠룸은 보통은 내화점토로 만들지만 가끔 금속으로도 만든다. 칠룸 흡연은 전통적으로 두 사람이 필요하다. 한 사람은 칠룸을 잡고 흡연을 하고, 다른 한 사람은 가열을 한다. 칠룸은 절대 직접 입에 대서는 안 되기 때문에 젖은 천 조각으로 입이 닿는 부분을 감싼다. 이 젖은 천은 연기를 식혀주며 남은 불기운을 마시지 않게 막아 준다.

허블 버블은 해시시를 피우는 데 사용하는 아프가니스탄의 전통적인 물 파이프다. 엄청난 양의 연기를 내뿜으며, 멋모르는 사람은 발작적인 기침을 하기도 한다. 허블 버블과 그 페르시아계 사촌인 시샤shisha(후카 hookah)는 분량을 조절하기 어렵기 때문에 의료 대마에서는 거의 사용하지 않는다. 셉시 파이프는 모로코에서 즐겨 사용하는 해시시 파이프다. 셉시는 분량 조절이 수월한 아주 작은 금속 혹은 세라믹 볼과 긴 대로 이루어져 있다. 금속 볼과 긴 대로 된 것은 연기를 식히기에 좋다.

파이프 청소하기

유리 파이프 세척을 위해 상점에서 구입할 수 있는 제품들이 많이 나와 있긴 하지만, 간단한 방법은 91%의 이소프로필알코올에 코셔 소금kosher salt을 타서 사용하는 것이다. 소금은 이 알코올에 녹지 않기 때문에 축적된 타르를 제거할 수 있는 부드러운 연마재의 역할을 한다. 알코올은 쉽게 불이 붙기 때문에 신중을 기해야 한다. 작은 파이프나 원시의 경우 완전히 잠길 정도로 충분한 알코올과 소금을 밀폐식 냉동용 봉지에 넣고 파이프를 담근 다음 깨끗해질 때까지 흔들어

준다. 파이프 볼 바닥의 틈새 부분은 파이프 클리너를 이용하면 된다. 파이프가 깨끗해지면 따듯한 물로 깨끗이 헹군 다음 완전히 말려서 다시 사용한다.

기화법과 전자 대마의 혁명

아메리카 원주민 출신으로 네덜란드에서 살았던 이글 빌Egale Bill은 1990년대 초에 대마 기화법을 고안했다. 빌의 한 친구는 페인트를 벗기는 핫에어건을 이용해 대마의 활성 성분이 증발하되 소각되지는 않는 온도로 대마를 가열해 볼 것을 제안했으며, 이글 빌은 결과물로 나온 증기를 항아리에 담았다. 그의 핫건 마술은 신비로웠으며, 이를 본 모든 사람들이 놀라워했다. 대마 증기의 맛은 연기와 달랐으며 꽃향기가 났다. 효과는 연기 대마와 같았지만, 또 다르기도 했다.

기화할 수 있는 것과 할 수 없는 것: 기화기는 활성 성분들이 끓어서 흡입 가능한 증기 형태가 되는 온도까지 가열하지만, 이런 성분들이 연소에 도달하는 온도 아래로 약초 대마나 추출물을 가열한다. 보통 대마 기화기는 220℃를 넘기지 않는데, 그 이유는 이 온도가 끓는점이 가장 높은 두 개의 카나비노이드, CBC와 THCV가 기화하는 온도이기 때문이다. 대마가 연소되면 벤젠, 다환 방향족 탄화수소polycyclic aromatic hydrocarbons, 일산화탄소 등 수천 가지의 화합물이 만들어진다.

기화는 흡입과 동시에 테르펜과 카나비노이드를 혈류로 전달하며, 최소한의 훈련으로 의료 대마 증기의 분량을 쉽게 측정할 수 있다. 기화는 단계적으로 진행되는데 가벼운 모노테르펜이 먼저 증발하고, 세스퀴테르펜, 알파 피넨이나 THC 같은 카나비노이드, 리모넨과 미르센, 카나비노이드 CBD와 CBN 순으로 기화하며 마지막은 카나비노이드 THCV와 CVC이다. 일산화탄소는 예연 온도가 231℃일 때 형성된다. THCV와 CVC가 끓는점 220℃에서 기화하는 데 따르는 문제는 독소인 나프탈렌이 217℃에서 대마를 증발시킨다는 것이다.

대마 성분들의 다양한 끓는점은 곧 정밀한 온도 조절이 중요하다는 것을 의미한다. 네덜란드 레이턴 대학의 아르노 헤이즈캠프는 인기 있는 볼케이노Volcano 기화기 제조업체들에 대한 연구를 실시한 바 있다. 이 연구의 목적은 대마 품종인 잭 헤레르Jack Herer를 기화시키기에 적합한 온도 설정법을 알아내기 위한 것이었다. 헤이즈캠프는 최적의 추출이 CBC와 THV를 제외한 모든 카나비노이드들이 증발하기에 충분히 뜨거운 201℃에서 이루어진다는 것을 입증했다. 헤이즈캠프가 이 연구를 주관했을 때는 이들 카나비노이드 중 어떤 것들도 의료 대마 품종에서 사용할 수 없을 때였다.

기화 과정의 최적화: 기화기를 사용하는 법은 매우 간단한데 흡입하고 3초간 참은 다음 내뱉으면 된다. 기화 과정 중 환자가 기침을 하면 기화기의 온도 설정이 너무 높거나 증기가 너무 짙다는 신호다.

증기는 누적되기 때문에 카나비노이드와 테르페노이드를 소진하는 데 가루 대마 기화기 1회 분량으로 서너 번을 호흡할 수 있다. 카나비노이드는 기화할 때 어떤 맛도 없지만, 꽃향의 테르펜이 약리적으로 활성 상태가 되면 맛을 느낄 수 있다.

기화기 분량 계산: 볼케이노 기화기를 사용한 연구에서는 챔버를 채우는 데 1/4g의 대마가 들어가는 것으로 나타났다. 15% THC 대마일 경

우 37.5㎎의 THC를 얻을 수 있다. 볼케이노로 처음 네 번 주머니를 채우면 각각에는 6㎎ 이하의 THC가 함유된다. 단 세 번째 주머니는 7㎎ 가까이 올라갈 수 있다. 따라서 초보 환자의 경우 첫 번째 주머니의 3/4 정도면 충분한 양일 것이다. 환자가 250㎎의 가루 대마로부터 네 번의 주머니를 모두 흡입하면 거의 22mg의 THC를 마시게 되며, 놀랄만큼 강한 취기를 느낄 수 있다.

기화기의 종류

이글 빌이 만든 것과 같은 가장 초기의 기화기는 스테이넬 프로페셔널 히트건Steinel Professional Heat Gun 같은 페인트 벗기기용 산업용 히트건(열풍기)을 기반으로 했다. 기화기 구성을 보면 히트건의 공기 노즐에 맞게 충분히 넓게 변형된 유리 볼bowl이 있는 유리 봉gong이 포함돼 있다. 히트건을 볼 위에 두고 스위치를 켜면 활성 성분들의 끓는점에 도달할 때까지 뜨거운 공기가 볼 안의 대마를 통과해 흐른다. 이런 구성의 열풍기 기화기는 정밀하긴 했지만, 대부분 상당한 외부 장비를 필요로 하기 때문에 번잡스러운 경우가 많았다.

이에 설계자들은 발열체가 통합된 스탠드얼론 형태의 기화기를 개발하고자 했으며, 다음으로 나온 기화기는 환자들 사이에서 '휩 스타일whip-style'로 인기를 끌었다. 휩이란 가루 대마를 담을 수 있는 유리볼 피팅fitting이 달린 유연한 튜브를 말한다. 피팅에 대마를 담고 발열체 위에 둔다. 환자가 뜨거워진 공기를 빨면 대마를 통과해서 결과물인 증기가 튜브 안으로 흘러가고 이를 흡입하면 된다. 휩 방식의 기화기 가격은 약 100달러부터 시작된다. 대부분의 휩 기화기에는 아날로그 온도 조절장치가 있기 때문에 환자가 이들을 효과적으로 사용하려면 연습이 필요하다. 휩 기화기는 그 메커니즘이 간단해서 믿을 만하고 수명이 긴 편이라는 게 장점으로 꼽힌다.

볼케이노와 제3세대: 독일 투팅겐에 있는 의료장비 회사인 스토르쯔 앤 비켈Storz & Bickel은 2000년 설립되어 원뿔 모양 때문에 볼케이노라는 이름이 붙여진 새로운 기화기를 개발했다. 볼케이노는 대마 증기로 주머니를 채우도록 디자인됐으며, 이렇게 채워진 증기는 환자가 장치에서 분리해 흡입할 수 있다.

볼케이노는 현재 사용 가능한 것들 중 가장 잘 연구된 기화기로, 유럽과 영국의 의료 대마 임상 연구에도 사용되고 있다. 그리고 이러한 연구들 덕분에 이제 볼케이노 기화기를 정밀하게 사용하기가 매우 쉽게 됐다. 최초의 볼케이노 모델에서는 열 출력을 조절하는 데 아날로그 다이얼이 사용됐다. 그다음 모델인 볼케이노 디지트Digit에는 LED 디스플레이가 있어 선택된 온도의 설정값과 현재의 열 출력 온도를 알 수 있다. 스토르쯔 앤 비켈 사는 최근 유럽과 캐나다에서 신모델인 볼케이노 메딕Volcano Medic을 출시했는데, 이것은 약초 대마와 카나비노이드 오일을 기화할 수 있다.

현재는 볼케이노 경쟁 기구도 시중에 나오고 있다. 최근 몇몇 저명한 연구원들의 연구 결과, 어라이저 솔로라는 기화기는 기화 과정에서 카나비노이드를 추출하는 데 볼케이노보다 더 효율적인 것으로 밝혀졌다. 가장 정밀한 핸드헬드 오일 기화기를 만드는 것으로 명성이 높은 캘리포니아의 W9 테크는 몇 년간의 설계 작업 끝에 자사 최초의 데스크탑 기화기로 유토피아 플래니티아를 출시했다.

휴대용 기화기와 전자 대마: 발열체는 상당량의 전류를 소모한다. 따라서 1세대 기화기에는 AC 전원이 필요했지만, 오늘날 대마 의약품에는 전자담배 시장으로부터 가져온 휴대용 기화기가 사용되고 있다.

전자담배에 대한 아이디어가 나온 것은 1960년대 중반이지만 이후 35년 동안 상용화되지 못했다. 2003년 중국의 한 약사가 초음파를 이용해 흡입 가능한 분사제에 니코틴이 용해된 미스트를 만드는 장비를 특허냈다. 전자담배에 언제나 프로필렌 글리콜을 분사제로 쓰는 데 논쟁의 여지가 있다. 그 이유는 이 분사제의 흡입이 안전한지 아닌지를 검토하는 연구가 거의 이루어지지 않았기 때문이다. 대마 전자펜의 보다 최근 모델은 대마 오일만 기화시킨다.

편의성과 디자인 면에서는 팍스랩스Pax Labs에서 내놓은 팍스 기화기의 최신 버전이 추천할 만하다. 팍스 III는 가루 약초를 기화하고 농축할 수 있게 설계됐다. 이 제품은 네 가지 온도 설정이 가능한데, 덕분에 다양한 카나비노이드와 테르펜에 사용할 수 있으며, 가격은 250달러다. 최근에는 전자펜 디자인이 빠르게 시장점유율을 확보해가고 있는데, 그 이유는 눈에 잘 띄지 않고 사용이 매우 편리하기 때문이다. 측정된 분량을 전달하는 흄블트 같은 업체의 정교한 프리필드 오일 기화기는 초보 사용자에게 훌륭한 선택이 될 수 있다. 전문가들은 맞춤형 기능과 성능 때문에 W9 테크의 애호가용 오일펜을 선호하는 경향이 있다.

대빙dabbing: 해시시 오일이나 왁스 같은 초농축 대마 의약품은 발화하기 쉽기 때문에 흡입 가능한 상태가 되기 전에 불꽃이 일면서 약을 낭비하게 되는 경우가 많다. 2008년 이후부터는 이런 농축물을 개조된 물 파이프나 봉으로 기화시키는 기술이 발달했다. 개조된 파이프의 열쇠는 네일이라 부르는 금속판으로, 이것은 토치 라이터로 가열할 수 있다. 네일은 보통 일반적인 유리 물 파이프나 봉에서 파이프 볼이 위치하는 곳에 놓인다. 네일이 뜨거워지면 오일이나 왁스의 작은 덩어리(dab)들이 바늘에 모여서 달궈진 네일에 펼쳐진다. 오일이 뜨거운 네일에 접촉하면 오일은 즉시 기화되며, 물 파이프를 통해 흡입할 수 있다. 이렇게 기화된 오일은 믿을 수 없이 빠른 속도로 폐에 흡수된다.

댑의 발현은 즉각적이며 수초 안에 느낄 수 있다. 이런 빠른 효과는 일부 환자들에게는 매우 혼란을 주고 당황스럽게 할 수 있으며, 구토나 심한 경우 정신을 잃을 수도 있다. 이것은 또한 과다 투여되기 쉽기 때문에 효과에 심각한 내성이 생기는 결과를 가져올 수도 있다. 일부 환자들의 경우는 THC의 부작용이 대빙 때 증폭될 수 있기 때문에 분량 조절이 매우 중요하다.

기화식의 약점, 분량 조절

의료 대마를 기화식으로 이용할 때 가장 큰 위험은 과다 투여다. 대마 증기는 꽃향기가 나서 많은 환자들이 대마 연기보다 더 쉽게 견뎌낸다. 증기는 연기만큼 맵지 않기 때문에 환자들은 더 많이 흡입하고 더 오래 폐에 간직하는 경향이 있으며, 이로 인해 예상보다 더 많은 양의 카나비노이드가 전달될 수 있다. 영국의 한 소규모 연구에서는 '길거리 대마street cannabis'가 기화됐을 때 막대한 양의 암모니아(200ppm)를 만들어 낼 수 있음이 드러났다. 이것은 아마도 원예 기술의 부족으로 잔류 질소량이 많아서 나온 결과일 것이다. 흥미롭게도 같은 연구에서 미시시피 대학의 미 정부 대마 재배 프로그램에서 나온 약초 대마의 암모니아 수치는 위험 수위를 훨씬 밑돌았다(10ppm).

설하 팅크제

오래 전 팅크tincture라는 단어는 뭔가를 염색하거나 색칠하는 데 사용하는 물질을 의미했다. 오늘날 팅크는 알코올성 의약 식물 추출물을 의미하는 말로 쓰이고 있다. 팅크는 에탄올 같은 용매를 사용해 대마 등 의료 약초의 활성 성분을 용해시킨다. 에버클리어Everclear 중성 주정neutral grain spirit 같은 고 프루프 에탄올에 대마를 담그면 대마 팅크제 대부분의 기반이 형성된다. 대마는 이런 알코올에 한 달 이상 담궈 두는 경우가 많으며, 그런 다음 잠긴 식물 재료(멘스트럼menstruum이라 부른다)를 압축하여 팅크를 만든다. 대마 팅크제는 순수 카나비노이드가 참기름에 용해될 경우 밀리미터당 100㎎의 카나비노이드를 함유할 수 있다. 때문에 이들은 효능이 매우 높으며 과다 투여를 피하기 위해 반드시 많은 주의를 기울여야 한다.

대마 등의 테르펜이 흡연이나 기화식보다 구강으로 전달되는 게 더 효율적이라는 증거들이 전통적인 약초 의약품으로부터 나온 바 있다. 그 이유는 연기나 기화식에서 나오는 열기가 테르펜을 분해해서 효과를 떨어뜨리기 때문이다. 팅크제 형태로 구강을 통해 전달될 때 매우 효과적인 테르페노이드들이 많다.

팅크제 투여: 대마 팅크제는 삼키는 것보다 혀 밑에 넣거나 구강 조직에 투여하면 카나비노이드가 혈류로 훨씬 빨리 들어간다. 설하 흡수는 대마약을 먹는 것보다 연기나 증기를 마시는 느낌을 좀 더 많이 전달해준다. 대마 팅크가 혀 밑에 놓이면 카나비노이드와 테르페노이드가 상피 조직을 통과한다. 혀 밑 조직에는 엄청나게 많은 작은 혈관이 있기 때문에 카나비노이드는 이런 모세혈관과 혈류 속으로 금방 확산된

다. 카나비노이드 설하 투여는 경구 투여보다 이점이 있는데, 그 이유는 활성 요소들이 혈류로 보다 빨리 들어가서 대마 약품이 위산이나 담즙, 소화 효소들에 의해 분해될 소화관을 피해갈 수 있기 때문이다. 설하 흡수는 또한, 경구 투여 시 THC가 대사 산물인 11-히드록시-THC로 바뀌는 간 형질전환을 피할 수 있다.

틴크의 효능을 실험실에서 테스트한 경우 테스트 결과에서 THC 초기 용량을 2.5mg으로 잡고 계산해야 한다. GW 파머수티컬즈는 자사 독점의 카나비노이드 구강 스프레이인 사티벡스를 사용하기 시작한 새 환자들에게 처음 이틀 동안 저녁마다 1회 분사로 시작하고, 다음 이틀은 저녁마다 2회, 그 다음은 5일째 아침에 1회 추가하도록 하고 있다. 그 다음에는 투약 스케줄에 따라 매일 1회씩 추가할 수 있다. 이런 방식은 환자가 약에 적응할 수 있는 기회를 제공하고 부작용을 최소화할 수 있게 해준다.

일부 틴크제는 글리세린이나 식물성 오일로 만들어지기도 하는데, 단 이들을 혼합하기 위해 실험실 균질기를 사용하지 않는 한 용액 속에 카나비노이드가 오래 남아 있지는 않을 것이다. 소형 랩 균질기를 사용하면 상온에서 더욱 오래 보관할 수 있는 제품을 만들어낼 수 있을 것이다. 대마 틴크는 빛이 통하지 않는 병에 단단히 밀봉해서 보관해야 하며 냉장 보관이 권장된다.

에탄올 틴크 만들기

효능을 검증받은 고품질의 대마꽃 28g을 준비한다.
1. 대마꽃을 볼에 넣고 냉동고에 24시간 동안 두어 완전히 말린다.
2. 다음 날 대마를 꺼낸다. 완전히 말라서 만지면 부서질 정도가 돼 있어야 한다.

알루미늄 호일로 대마를 단단히 밀봉하여 1.9
㎝ 두께의 작은 포장물로 만든다.

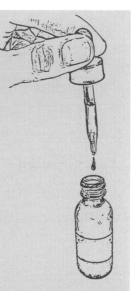

3. 오븐을 157℃로 예열한다. 알루미늄 호일 포
   장물을 구이판에 올려서 7분 동안 오븐에서 가
   열한 다음 즉시 꺼내어 식힌다.

4. 대마를 향신료 분쇄기에 넣고 미세하게 가루
   가 될 때까지 간다.

5. 분쇄된 대마를 식품 보관용 유리병mason jar에
   넣고 73㎖의 에탄올이나 에버클리어, 혹은 사람
   이 먹을 수 있는 높은 도수의 알코올로 덮는다.

6. 유리병을 냉동고에 넣고 1시간 동안 두었다 꺼내어 5분 동안 부드럽게 흔든다.

7. 다시 3시간 동안 냉동고에 넣어둔 후 꺼내 흔든다. 깨어 있는 시간에 며칠 동
   안 이 과정을 반복한다.

8. 혼합물을 커피 필터에 통과시켜 완전히 배출시킬 때 대마에서 가능한 많은
   에탄올을 짜낸다. THC가 15%인 대마로 시작하면 1핀트(473㎖)의 강력한 팅크
   가 나올 것이다.

9. 에탄올이 입을 태우면 팅크에 가공되지 않은 꿀을 두어 숟갈 넣는다. 빛이 통
   하지 않는 유리병에 넣어 냉장고에 보관한다.

치료를 위해서는 합리적인 분량이 정해질 때까지 두어 방울로 시작해야 한
다. 팅크 상태의 에탄올은 입안의 섬세한 조직을 손상시킬 수 있기 때문에 염증
이나 구강 궤양을 피하기 위해서는 반드시 주의가 필요하다. 이런 위험을 최소
화할 수 있는 한 가지 방법은 혀 위에 팅크를 올려서 알코올이 약간 날아가게
한 다음 남은 액체를 혀 아래로 흘려보내 흡수시키는 것이다.

대마의 경구 투여

대마를 약으로 복용한 역사는 2500년 전 고대 중국으로 거슬러 올라가며, 훨씬 이전부터였을 가능성이 크다. 마분Ma-Fen, 즉 암대마 꽃에서 나는 '가루 헴프'는 말라리아나 류머티스, 생리통 등을 치료하는 것으로 최초의 중국 약초서에서 추천되었다. 같은 책에서는 또 헴프 씨앗이 이것을 먹는 사람들로 하여금 악마를 보게 할 수 있다고 경고하기도 했다. 대마는 인도 전통 약재의 초석이기도 하다. 샤르마Sharma는 이것을 '아유베르다의 페니실린 약penicillion of Ayurvedic medicine'이라고 부른다. 인도의 전통적인 대마 음료인 뱅은 인도 전역에서 일반적인 강장제로 이용되고 있다

뱅 라씨Bhang Lassi 만들기

먼저 냄비에 물 두 컵(473ml)을 넣고 거품이 올라오도록 끓인다.

1. 말리지 않은 신선한 대마꽃 28g을 차주전자에 넣고 끓는 물로 덮는다.
2. 주전자를 타월로 감싼 채로 8분 동안 대마 차를 우려낸다.
3. 촘촘한 체로 차를 걸러낸다. 대마를 눌러서 모든 차가 빠져나가게 한 다음 대마는 두고 차는 옆으로 치운다.
4. 대마를 절구에 넣고 따듯한 우유를 3스푼(45g) 넣는다. 대마를 우유(일반 우유나 콩 우유)와 함께 짓이긴다.
5. 짓이긴 것을 얇은 면포에 넣고 우유를 짜낸다.
6. 대마를 다시 절구에 넣고 따듯한 우유를 더 첨가해가며(총 4컵/946㎖ 사용)

반 컵의 대마 우유(118㎖)가 나올 때까지 이 과정을 몇 번 반복한다. 꺼내서 별도의 용기에 담는다.

7. 대마는 버린다.

8. 다져서 살짝 데친 아몬드를 절구에 2스푼(30g) 넣고 우유로 덮는다.

9. 절굿공이로 간 다음 깨끗한 면보로 아몬드 우유를 짜낸다. 우유를 추가해 가며 몇 번을 반복한다.

10. 모든 액체들, 즉 차와 대마 우유, 아몬드 우유를 함께 섞는다.

11. 가람 마살라garam masala 1/8 티스푼(0.6g), 생강가루 1/4 티스푼(1.25g), 장미수 1/2 티스푼(2.5g)을 추가한다. 설탕이나 꿀을 첨가해 맛을 낸다.

이 설명서의 용량은 12회 분량이다. 뱅은 냉장 보관하고 먹기 전에 잘 흔들어 주어야 한다. 뱅에 있는 카나비노이드는 약간 탈카르복실화 되기 때문에 보통 이 조리법은 정신작용이 많지 않다. 대마를 7분 동안 157℃로 가열하면 탈카르복실화가 되므로 구강 섭취 시 매우 강력한 뱅이 만들어진다.

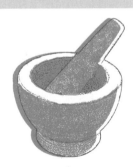

요리용 대마 인퓨즈드 오일은 매우 다재다능하며, 여러 가지 조리법으로 사용할 수 있다. 인퓨즈드 오일은 대마꽃으로도 만들 수 있지만 대마 추출물을 이용하는 게 더 낫다.

1. 실험실 테스트를 거친 대마 건조 꽃 57g이나 해시시 28g, 물 4컵(946ml), 카놀라유나 참기름, 혹은 올리브유 1컵(237ml)을 전기 찜솥에 넣고 8시간 동안 열을 가한다.

2. 혼합물을 식혀서 커피 필터에 부은 다음 단단히 눌러 조리된 대마로부터 물과 기름을 짜낸다. 그릇에 액체를 담아 밤새 냉동실에 둔다. 인퓨즈드 오일이 혼합물 표면에 뜨게 된다.

3. 장갑을 끼고 그릇 표면에서 오일을 긁어낸다. 갈변한 얼음물은 모두 버린다.

4. 오일은 얼리지 않으면 금방 썩은 냄새가 나기 때문에 냉동실에 보관해야 하며, 효능이 매우 높기 때문에 우발적인 섭취를 하는 일이 없도록 주의해야 한다. 15% THC의 건조 대마로 만든 오일에는 약 6g의 THC가 함유될 수 있다. 인퓨즈드 오일은 티스푼 하나(5g)만으로도 약 10~12회분의 THC가 제공된다.

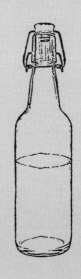

경구용 대마의 이점과 위험: 경구 대마 제품 시장은 많은 관할지에서 극적으로 확대돼 왔다. 경구 대마는 연기나 증기식 대마보다 주로 의약 효과가 지속되는 기간이 늘어난다는 데서 몇 가지 이점이 있다. 경구 대마에 대해서는 아주 다양한 반응들이 있으며, 20㎎의 경구 대마가 투여된 환자들은 저마다 이것을 다른 속도로 흡수하고 다양한 효율로 대사할 것이다. 하지만 대마 음식으로 인한 과다 복용의 결과는 의료 집단에서 심각한 우려로 떠오르고 있으며, 감시에 대한 필요성을 대두시키고 있다.

무엇보다 중요한 것은 경구 투여되는 대마가 연기 대마보다 그 효과가 두 배로 지속된다는 사실이다. 하지만 경구 대마의 흡수는 느리고 불규칙적이다. 효과의 발현은 환자들 사이에서 매우 다양할 수 있는데, 15분이 최고인 사람도 있고 2시간이 걸리는 사람도 있다. 대부분의 환자에게서 발현은 30~90분이 걸리며, 최고에 도달하는 시간은 75분에서 7시간까지 다양하다.

흡입 방식에 비해 경구 대마의 효과는 더 오래 지속되며, 보통 5~8시간에 걸쳐 천천히 약해진다. 경구 약초 대마 제품을 이용하는 데 있어 가장 큰 위험은 과다 복용이다. 과다 복용 시 환자는 정신작용과 불안을 끔찍한 지경까지 경험할 수 있다. 이런 증상들은 몇 시간이면 지나가지만 참기 힘든 경험이 될 수 있다.

경구용 대마의 변천사: THC가 아닌 카나비노이드(CBD 등)를 함유하는 대마 품종들의 가용성이 늘어나면서 경구 대마 제제는 약품 내의 CBD 대 THC 비율에 따라 정신작용이 수정, 감소 혹은 전혀 없도록 만들 수 있게 되었다. CBD 대 THC 비율이 8:1이면 보통 THC의 정신작용이 모두 제거된다. 3:2 비율일 경우에는 약간의 정신작용이 있긴 하지만 확실하게 의식이 뚜렷한 제제다. 이런 비율은 눈여겨 볼 필요가 있는데, 그 이유는 환자들이 일관되게 불안 증세를 완화하는 데 뛰어나다고 얘기하고 있는 것들이기 때문이다.

CBD와 THCV 같은 대안 카나비노이드들 또한 기존의 THC 정신작용이 문제가 될 수 있는 환자들의 관심을 끌고 있다. 많은 전문가들이 이런 대안 카나비노이드를 약초 대마 의약품의 미래로 내다보고 있다.

국부 도포제

카나비노이드는 피부를 통해 흡수될 수 있으며, 동물 연구에서 항염증 반응을 보인 바 있다. 그뿐만 아니라 피부와 국부 도포제에 있는 많은 카나비노이드 수용체들은 습진이나 건선 같은 일부 피부병을 치료하는 데 도움이 될 수 있다. 카나비노이드와 테르펜이 들어 있는 헴프 오일 크림은 상당한 치료 효과를 낼 수 있다. 단 일부 환자들은 국부 제제 알레르기가 있을 수 있기 때문에 대마 기반의 치료 약을 피부에 사용할 때는 반드시 주의를 기울여야 한다.

처음에는 대마 크림이나 제제를 약간만 발라본 후 하루 정도 민감성이나 발진 여부를 관찰해 보는 게 좋다. 대부분의 환자가 국부 대마 제제를 매우 잘 견뎌내며, 취하는 경우는 거의 없다. 많은 카나비노이드들의 항염증 성분은 국부 대마약이 피부를 매우 잘 진정시켜준다. 대마 오일을 사용하는 상당수 사람들이 국소 피부 손상이나 병터를 치료하는 데 효과를 보고 있다.

엔도카나비노이드는 피부의 유분 생성 조절과 관련이 있다. 에단 루소는 카나비노이드 CBD가 대마 테르펜인 리모넨, 리날룰 및 피넨과 결합하여 여드름을 위한 새로운 국부 치료제를 가능하게 해준다고 제안한 바 있다. CBD는 피부를 통해 흡수되어 불만의 원인이 되는 피지(피부 기름샘에서 분비되는 지방질 윤활제)의 과도한 생성을 줄여준다. 루소가 언급한 세 가지 테르펜 또한 여드름과 관련이 있는 주요 박테리아에 대한 강력한 항생제 역할을 하기도 한다.

좌약과 페서리 투여

대마 좌약이나 페서리의 직장이나 질 내 투여 시 몇 가지 의학적 이점이 있다. 이런 형태의 투여는 소화 산이나 효소에 카나비노이드를 전혀 뺏기지 않으면서 매우 효율적으로 흡수될 수 있다. 또한 좌약 형태는 카나비노이드의 간 대사활동을 우회하기 때문에 경험하는 느낌은 연기나 증기 대마와 동일하다. 이뿐만 아니라 좌약은 지속적으로 방출되도록 제조됐기 때문에 연기보다 효과가 오래 지속된다. 카나비노이드 좌약에 대한 특허는 미시시피 대학의 미국 정부 제휴 대마 재배 프로젝트에 참여하고 있는 한 회사가 소유하고 있으며, 북부 캘리포니아의 판매점들은 수년 치 좌약을 비축해 두고 있다.

카나비노이드 경피 패치: 제너럴 하이드로포닉스General Hydroponics의 창립자인 로렌스 브룩Lawrence Brook은 패치텍Patchtek이라는 경피 패치를 개발하고 특허를 냈는데, 이 약은 카나비노이드를 피부를 통해 전달해 준다. 패치텍은 신경병성 통증, 메스꺼움, 구토, 식욕부진, 다발성 경화성 경직 등의 치료제로써 사용을 위한 임상 전 연구가 현재 진행 중이다.

이 기술은 전통적인 제약 업계에서 카나비노이드 의약품을 위한 약물 전달 방식으로 수용할 가능성이 높아 보인다.

카나비노이드 용해도 문제: 카나비노이드를 경구로 전달하는 데 있어 가장 큰 문제 중 하나는 카나비노이드가 지방을 좋아하고 물을 싫어한다는 것이다. 이 때문에 흡수가 어렵고 불규칙하다. 네덜란드의 에코 파머수티컬즈는 카나비노이드의 흡수성을 향상시키는 알리트라Alitra라는 기술을 개발했다. 이 회사는 알리트라 기술을 이용해 나미솔이라는 THC 알약을 제조했는데, 이것은 신체가 훨씬 더 쉽게 흡수할 수 있도록 만들어졌다. 핀란드의 몇몇 연구원들은 당 분자들로 이루어진 고리인 사이클로덱스트린을 가지고 카나비노이드 분자를 이 고리에 삽입하여 용해도를 극적으로 증가시켰다. 사이클로덱스트린-카나비노이드 성분은 판매점에 있는 대마 차와 커피 제품에서 모습을 보이고 있다.

나노공학nanotech과 카나비노이드: 스페인 마드리드의 콤플루텐세 대학Complutense University의 의료 연구진은 뇌종양 세포 내에 배치하기 위해 THC와 CBD를 극미립자 속으로 집어 넣었다. 이러한 혁신적인 기술은 농도가 높은 카나비노이드가 종양 부위에 직접적이면서도 지속적으로 방출될 수 있게 해준다.

카나비노이드는 가장 흔하고 치명적인 뇌암 중 하나인 다형교모세포증glioblastoma multiforme의 치료제로 유망해 보인다. 이런 식으로 카나비노이드를 사용하는 데 있어 반드시 따라오는 문제는 이들을 종양으로 정확히 옮기고, 그 부위에 성공적으로 방출하는 방법에 있다. 이 기술의 초기 동물 연구들에서는 그 가능성이 매우 높은 것으로 나타났다.

대마약 섭취에 좋은 시간대는?

대마는 시간의 인식을 방해하는 것으로 유명하지만 하루 중 언제 섭취하느냐가 대마의 작용에 영향을 미치는 걸까? 아마도 그런 것 같다. 특히 밤에는 THC가 꿈과 수면 사이클을 방해한다고 알려져 있다. 수면 방해를 피하려면 잠자리에 들기 최소한 4시간 안에는 대마 약을 섭취하지 않는 게 좋다. 역으로 지속적인 악몽에 시달리거나 외상 후 스트레스 장애 악몽 증후군을 겪고 있는 경우, 이런 사이클을 끊기 위해 카나비노이드를 잠자기 전 섭취하기도 한다. 만성 불안은 극도의 피로감을 줄 수 있으며, 아침에 CBD를 사용하면 증세 완화에 도움이 된다. 보통 오후 중반이 되면 약효는 떨어진다. 대마 의약품을 섭취하는 시간대에 대해서는 아직 연구 중이긴 하지만, 카나비노이드가 신체 자체의 항상성 조절자를 모방한다는 점을 감안할 때 카나비노이드 섭취 시간대를 조절함으로써 균형이 흐트러진 시스템을 안정시키는 데 훨씬 큰 효과를 볼 수도 있을 것 같다.

직장 내 의료 대마 사용

　의료 대마를 사용하는 환자가 직장에서 이것을 사용하거나 그 영향력이 있는 상태에서 일을 하지 않는다 하더라도, 무관용 약물 정책을 내세워 이런 환자들에게 아무런 편의도 제공하지 않는 회사들이 많다. 회사의 무관용 규정은 응시자나 직원의 혈액에서 검출 가능한 양의 불법 약물을 금하며, 이러한 금지 조치는 보통 의료 대마에까지 확대 적용되고 있다. 미국 여러 주의 합법적 대마에 대한 법규들도 이 문제를 해결하지 못하고 있으며, THC 대사산물은 사용자가 대마로 인해 건강이 나빠졌거나 영향을 받은 한참 후에도 검출될 수 있기 때문에 의무 약물 검사를 통해 대마 사용이 감지될 경우 직장을 잃을 수 있다.

　고용주가 허용을 결정하지 않는 한 직장에서 대마를 사용하기는 매우 힘들다. 고용주는 직장에서의 대마 사용을 금지할 수 있으며 현재까지 미 법원은 이 문제에 대해 일관되게 고용주 편이었다. 2012년 9월 미 상소 법원의 6회 순회재판에서는 월마트가 회사의 약물 남용 정책에 위반하여 의료 대마를 사용한 미시간주 뇌암 환자를 해고한 사건에서 월마트의 손을 들어준 바 있다. 법원은 미시간주의 의료 대마법으로 인해 이 주의 근로 계약법이 바뀌지 않으며, 부당해고 소송에 대한 어떠한 근거도 제시하지 못한다고 그 이유를 밝혔다.

애리조나, 코네티컷, 델라웨어, 메인 및 로드아일랜드의 의료 대마법은 명확하게 대마 환자들을 고용 차별로부터 보호해 준다. 애리조나와 델라웨어에서는 기업들이 대마 성분이나 대사 물질을 밝혀내는 약물검사를 기반으로 직원 채용을 거부하거나 직원을 징계하는 것을 금지한다. 하지만 이런 주에서도 만약 환자가 의료 대마를 이용해서 '건강이 상했다면impaired' 어떠한 보호도 받을 수 없다. THC나 다른 대마 성분, 혹은 대사 산물의 혈중 농도에 근거해 손상 여부를 결정하는 데 대한 신뢰할 만한 지침은 없다. 직원이 고용주의 권한에 의해, 혹은 일을 하다가 대마에 '손상'된 경우 등 몇 가지 예외가 있긴 하다. 하지만 '약을 한' 행동에 대한 단발성 보고 이상으로 손상 여부를 입증하기는 힘든 일이다.

보건복지부나 교통부 같은 미 정부 기관은 연방정부 계약을 맺은 기업들로 하여금 직원의 의료 대마 사용을 금하는 서면 방침을 두도록 요구하고 있다. 분명히 직원은 의료 대마 사용이 업무의 질에 미칠 수 있는 어떠한 영향에 대해서든, 그리고 직장에서의 안전이 문제가 되는지 여부에 대해서도 정직할 필요가 있다. 또한 사회 내에서 대마의 변화하는 상황과 의약제로서의 사용을 반영해 고용법도 개정할 필요가 있다.

운전과 의료 대마

운전 차량 사망자의 25%에 음주 운전자가 포함돼 있으며, 대마에 양성 반응을 보인 운전자가 포함된 자동차 사고도 많다. 알코올과 대마를 병용하면 운전 능력이 더 심하게 떨어지는 것으로 나타나기도 했다.

운전 능력과 관련된 인지력 테스트에서 대마는 능력을 저하시키는

것으로 나타났으며, 그 정도는 조사에 사용된 대마의 용량에 따라 달랐
다. 하지만 실제 대마 중독에 대한 몇몇 테스트에서는 운전 능력에 아
주 미약한 영향을 미치는 것으로 나타나기도 했다. 따라서 대마에 의한

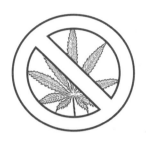

운전 능력 저하는 투여량에 따라 좌우되는 것으로 보인다.

　2009년 대마 운전 조사 분석에서는 대마가 한 가지 이상의 운전 기술
을 저하시킨다는 몇 가지 연구를 언급한 바 있다.

　"120가지 조사에서 일반적으로 혈액 내 THC의 예상 농도가 높을수
록 운전 능력 저하가 심하지만, 대마를 자주 사용하는 사람일수록 그
렇지 않은 사용자들보다 같은 용량에서 운전 능력 저하 정도가 덜한 것
으로 나타났다. 이는 생리적 내성 때문이거나 학습된 보상 행동에 의한
것이다. 18mg 이하의 THC를 흡연한 사람들에게서는 흡연 후 20~40분
사이에 최대 손상이 일어나지만 2.5시간이 지나면 손상은 사라졌다…."

　대마가 운전에 미치는 영향은 THC의 흡수, 내성, 그리고 흡연 방식의
차이로 인해 개인에 따라 크게 다르다. 흥미롭게도 대마는 끼어들기 같
은 보다 복잡한 운전보다 차선 안에 머무르는 것 같이 운전자의 행동이
거의 필요 없는 운전에 가장 부정적인 영향을 미치는 것으로 나타났다.

　2016년 발표된 미국 NADSNational Advanced Driving Simulator의 대마 손상
운전 테스트 연구에서는 "(기분전환용 임의 섭취일 때) 전후방 제어에 미치는

대마의 영향은 기분전환용 알코올 섭취 때보다 덜 심했다. 하지만 대마가 운전자의 전반적인 능력을 떨어뜨릴 수 있다는 증거가 있으므로 제대로 운전 작업을 수행하기 위해서는 섭취하지 않은 운전자들보다 추가적인 노력이 필요하다."고 밝혔다. 대마로 인해 손상이 됐을 때는 대마약을 사용하는 것도, 운전하는 것도 모두 매우 어리석고 위험한 행동이다.

제3부

대마의 품종과 반응

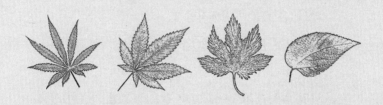

스컹크 #1, OG 쿠시, 쿠키 등은 1960년대 이후 마리화나 지하세계로부터 등장했던 유명한 대마 품종들의 이름이다. 남아프리카 공화국의 더반 포이즌 같은 몇몇 인기 품종은 원래 특정 지역의 랜드레이스였으며, 헤이즈나 블루베리 등은 미국 서부 연안에서 육종된 것들이다. 품종마다 그 의약적 효과는 달라진다. 중요한 대마 품종들을 제대로 이해함으로써 특정 증상을 가장 잘 해결할 수 있는 정확한 화학형의 대마를 선택하는 데 도움이 될 수 있을 것이다.

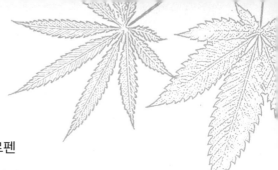

※대마의 유형과 테르펜

대마 품종 소개에서 '타입 I, 타입 II, 타입 III'는 주요 카나비노이드 성분을 뜻한다.

타입 I은 THC가 지배적인 것,

타입 II는 상당량의 THC와 CBD를 생성하는 것,

타입 III는 주로 CBD를 생성하는 것들이다.

타입 IV는 THCV나 CBDV 같은 프로필 카나비노이드를 다량 생성한다.

각 품종의 이름에는 이러한 타입이 함께 표시돼 있으며, 중심이 되는 테르펜이나 테르펜들을 한눈에 알 수 있게 약자로 표기했다. 그 뒤에 나오는 알파벳 lim, pin, oci 등은 두 번째나 세 번째로 많은 것들이다.

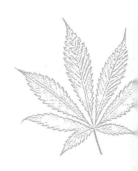

품종이 왜 중요한가

서로 다른 대마 품종은 각 종에 의해 생성되는 독특한 화학작용들로 인해 다양한 의약 효과를 낸다. 이러한 의약 효과는 품종에 따라 크게 다를 수 있기 때문에 각각의 품종은 서로 다른 의약품으로서 효과를 발휘할 수 있다. 일부 품종은 THC를 생산하며, CBD를 생산하는 것들도 있고 어떤 것들은 두 가지 카나비노이드를 거의 같은 양으로 생산하기도 한다. 테르펜 함량의 차이에 따라서도 흡입 시 의약 효과가 완전히 달라질 수 있다.

협엽 THC 대마 품종은 1830년대 영국인들이 자메이카로 노동자를 운송했을 때 인도 출신의 계약직 노동자들에 의해 서구로 도입됐을 가능성이 높다. 하지만 서구에서는 마리화나 육종이 널리 보급되던 1960년대 이전까지 대마 품종이 크게 확장된 적이 없었다. 2009년에 이르러 CBD가 풍부한 품종이 미국에 등장했으며, 이런 CBD 대마 품종의 활용으로 새로운 의료 대마 육종의 혁명이 시작된다.

이름과 품종 식별

샌프란시스코나 덴버, 로스앤젤레스 등지의 대안 신문을 보면 어디서든 레인보우 구미즈Rainbow Gummeez, 고릴라 글루 #4, 갓파더 쿠시 등의 광고를 볼 수 있을 것이다. 이들 주 전역에서는 건물 전면에 위치한 전문 판매점과 배달 서비스를 통해 수백 가지의 의료 마리화나 품종이 판매되고 있다. 평범한 사람들은 이들을 보고 '이런 우스꽝스러운 이름들은 도대체 어디서 온 걸까?' 생각하겠지만, 사실 그들이 만들어 준 것이다. 그리고 누군가는 이런 식으로 '구글'이란 이름도 만들었다.

이런 의료 마리화나 품종에 대해 좀 더 중요한 질문은, 이름이 그냥 만들어진 거라면 이런 회사가 홍보하고 있는 품종들의 화학적인 차이는 무엇인가 하는 것이다. 여기에 대해서는 사실 제대로 알고 있는 사람이 아무도 없다.

2013년 코네티컷주에서 의료 대마를 규제하는 법안이 도입됐으며, 이에 따라 제품에는 상표명이 필요하게 됐다. 이 때문에 어떤 한 상표명이 있는 각각의 대마 제품은 처음 주에 등록한 제품의 사양에 맞는 엄격한 화학적 허용범위 안에 있어야 한다. 이런 정보가 부족하거나 빠져 있는 물건은 상표명을 붙일 수 있는 권리를 박탈당한다.

대마 품종은 화학적으로나 유전자적으로 저마다의 유형을 정밀하게 식별할 수 있는 고유의 지문을 갖고 있다. 각각의 대마 품종에는 고유의 화학적 발현을 결정하는 유전자가 포함돼 있다. 식물이 생성하는 각각의 정유와 카나비노이드는 유전자의 발현에 따라 제어된다. 화학 지문chemical fingerprint은 고유의 표현형phenotype을 갖고 있는 하나의 대마 품종이 생성하는 테르페노이드와 카나비노이드의 일반적인 범위를 결정한다. 예를 들어, OG 쿠시라는 표현형은 수십 번의 수확 동안 일관된 조건에서 재배됐을 때 23%의 THCA, 1%의 CBGA, 0.49%의 미르센, 0.4%의 리모넨, 0.38%의 베타 카리오필렌을 생성한다. 이런 수치는 약리적으로 활성인 OG 쿠시의 화학 지문이 된다. 같은 OG 쿠시의 유전자 지문은 그 존재의 역사적 증거를 말하며, 매사추세츠의 메디서널 지노믹스Medicinal Genomics에서 만든 암호 블록체인cryptographic blockchain에 포함돼 있을 것이다.

약리학적으로 흥미로운 물질을 생성할 수 있는 대마의 능력을 최대한 활용하기 위해서는 이런 지문을 이용해 각각의 품종이 무엇을 생성할 수 있는지 제대로 이해할 필요가 있다. 시판되고 있는 모든 종류의 약초와 향신료, 농산물에는 이러한 기술이 이미 정밀하게 사용되고 있으며, 의료 대마에서도 머지 않아 보편화될 것이다. 메디서널 지노믹스에서 만든 〈카나피디아: 대마유전자합의안Kannapedia: The Distributed Consensus on Cannabis Genetics〉은 현대 재배품종들에서 발견되는 상호연관성에 대한 식물 발생적 지도의 역할을 한다. 이 지도가 다 채워지면 의료 대마 알아맞히기 게임 중 최소한 일부는 끝이 날 것이다.

현대 대마의 가장 큰 수수께끼는 대마 품종에 따라 의약적 효과나 정신작용 효과가 달라지는 이유다. 이런 효과는 각 품종 고유의 카나비노이드와 테르페노이드 비율에 많은 영향을 받긴 하지만, 테르페노이드와 카나비노이드의 상호작용의 결과물은 매우 복잡하며 아직 완전히 파악되지 못했다. 그러나 대마 카나비노이드와 테르펜 발현의 핵심 성분 분석 같은 새로운 접근 방식들을 통해, 특히 이런 정보를 카나피디아 유전자 데이터에 접목시킨다면 더 많은 점을 연결할 수 있을 것이다.

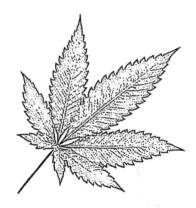

랜드레이스에서 현대 육종에 이르기까지

한국에서 멕시코까지, 우루과이에서 말라위까지, 수천 가지의 대마 품종들이 있다. 러시아, 카자흐스탄, 네팔 등 대마는 어디에나 있으며 어디서나 각 지역에 맞게 조금씩 변형된 다른 품종들이다. 이러한 각각의 품종을 랜드레이스라 부르며, 대마 식물의 현지 변형 종을 지칭하는 데 사용된다. 그리고 현대 의료 대마 품종은 이런 랜드레이스들로부터 육종된 것들이다. 말라위 골드처럼 다른 품종에서는 육종된 적이 없는 랜드레이스도 있다. 이런 고유의 특성 덕분에 이 식물은 여전히 아프리카의 말라위호수 근처 마을에서 처음 발견됐을 때와 정확히 같은 성질을 유지하고 있다.

1960년대에 서양 국가에서 불법 대마 사용이 늘어나면서 히피 배낭족들이 토종 대마를 찾아 세계를 돌아다녔다. 이들은 멕시코, 자메이카, 콜롬비아, 모로코, 남아프리카, 레바논, 터키, 아프가니스탄, 파키스탄, 네팔, 인도, 태국 등에서 생산하던 랜드레이스 품종들을 가지고 돌아왔으며, 여기서부터 형성된 유전자 풀pool이 바로 현대 대마가 육종된 것들이다. 이러한 불법 '생물 다양성 탐사bio-prospecting(의약적 가치가 있는 현지 식물을 찾아다니는 것)'는 오늘날 많은 국가에서 금지하고 있는데, 이는 현재 랜드레이스 식물을 전략적 국가 자산으로 간주하고 있기 때문이다.

오늘날 사용되는 대부분의 의료 대마 품종은 새로운 품종을 만들기 위해 교배된 것들이다. 따라서 이들은 분명 랜드레이스의 후손들이긴 하지만 대부분 그 조상과 유사점이 거의 없다. 이런 새로운 품종은 단한 가지, THC 생산 능력 때문에 선택, 육종된 것들이다. 그리고 정신작용이 꽤 강한 품종으로 만들어지긴 했지만, 결과적으로 근친교배 성향도 매우 강하게 됐다. 전 세계의 마리화나는 매혹적인 자연의 다양성을 보여주지만, 현대의 의료 대마에는 고유의 것은 극히 적고 상당 부분이 동일하다. 다시 말해 이런 품종들은 같은 옷감에서 잘라낸 조각들이다.

대마 금지법으로 인해 우리는 1965년 이전의 조상 품종이나 그 성분에 대해 거의 알지 못하게 됐다. 그리고 우리가 알고 있는 것들도 확인이 불가능한 경우가 많다. 이렇게 된 배경에는 많은 자존심과 잘못된 기억들뿐만 아니라 적지 않은 오만도 한몫을 한다. 헤이즈라는 전설적인 산타크루즈 품종은 수십, 수백 가지의 대마 품종을 육종하는 데 사용된 현대 대마의 토대가 되는 품종이다.

데이비드 폴 왓슨, 일명 샘 더 스컹크맨Sam the Skunkman, 혹은 징글즈Jingles 가 1980년대에 헤이즈를 네덜란드로 가지고 왔다는 사실은 충분히 입증된 바 있다. 하지만 헤이즈의 진짜 내력, 즉 이것이 현대 대마 육종의 토대라는 사실을 인정하는 사람은 많지 않다. 일부에서는 헤이즈가 기술보다 운이 좋았다고 믿고 있으며, 단지 그 결과가 너무 뛰어나서 이 것을 믿지 않는 사람들도 있다. 헤이즈 프로젝트의 현존하는 유일한 증거는 생산 시 성장 비법에 대한 토론이 있었다는 1976년 산타크루즈에서 인쇄된 포스터 한 장뿐이다. 이처럼 전설에서 진실을 찾아내는 일은 불가능에 가깝다.

재배 품종의 유전자에 대해 말하자면, 우리는 랜드레이스나 혼종의 육종에 어떤 것이 사용됐는지, 혹은 이것이 단순히 THC 함량이 많은 근친교배 잡종 이상의 것인지 여부에 대해 알고 있는 바가 거의 없다. 하지만 이제 대마가 그 성분을 만드는 방식이라든가 어떤 유전자가 그 과정을 제어하는지에 대한 수수께끼를 풀 수 있는 현대적인 과학 실험이 시작됐다. 머지않아 우리의 입맛과 의료적 필요에 완벽하게 부합하는 대마를 육종할 수 있게 될 것이며, 오늘날 도처에 존재하는 혼돈은 사라질 것이다.

또한 남아 있는 랜드레이스와 우수한 품종들로부터 차세대 의료 대마를 만들어낼 수도 있을 것이다. 재배자들은 대마 식물이 약을 만들어내는 능력을 향상시키기 위해 수십 년을 고군분투해 왔다. 이들이 작업한 것들 가운데 가장 성공적으로 평가받는 것들을 소개한다.

의료 대마 품종 선택하기

판매점에서 사용하는 일반적인 설명법은 인디카indica와 사티바sativa지만 이것만으로는 가장 기본적인 의료 효과 이외의 어떤 것도 알 수가 없다. 보통 인디카는 미르센과 리날룰 같은 테르펜을 생성하는 광엽 품종들을 가리키는 데 사용된다. 진정 작용이 많은 이런 품종은 흡입 시 무기력한 '돌stone' 효과를 더 많이 낸다. 테르피놀렌, 카리오필렌, 피넨 등의 테르펜을 생성하는 협엽 품종인 사티바는 자극적이며, 흡입할 때 정신적으로 '고양high' 효과를 더 많이 내는 것으로 구분된다. 적절한 의료 대마 품종을 선택하기 위해서는 단순히 인디카냐 사티바냐가 아니라 이들의 기본적인 유전자와 화학적 성질을 이해할 필요가 있다.

대마는 기본적인 화학적 성질에 따라 각 품종의 모양과 향이 결정된다. 대마에 의해 생성되는 특정 향은 품종의 효과에 대해 놀랄 만큼 믿을 만한 나침반이 된다. 즉 소나무 향은 자극적인 결과를 나타낸다. 라벤더나 포도 향은 전형적으로 진정 효과가 있는 품종과 연관이 있다. 따라서 대마의 향과 효과가 어떻게 연결되는지를 알면 매우 빨리 정보를 얻을 수 있다.

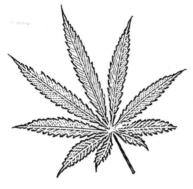

어떤 대마로 만들어졌는지에 신경을 쓴 의약품 소스를 찾고, 그 구조와 화학적 성질에서 반복되는 유형을 살펴 보라. 이런 유형을 알고 실험실 장비의 도움을 받는다면 당신의 필요에 가장 잘 맞는 의료 품종을 알아낼 수 있을 것이다. 다음에 소개하는 대마의 유형과 정보들은 의사가 권장하는 치료 과정에 가장 적합한 대마 품종을 결정하는 데 도움이 될 것이다.

호타팜의 개척자들

데이비드 왓슨과 로버트 코넬 클락이 만든 네덜란드 회사인 호타팜에서는 1980년대 말부터 특히 의약 효과의 다양성에 중점을 두고 대마의 화학적 성질을 연구하기 시작했다. 이를 위해 호타팜의 창립자들은 전 세계를 돌아다니며 THCV 같이 희귀한 카나비노이드를 생성하는 재배종들을 포함해 다양한 랜드레이스 품종들을 수집했다. 이후 GW 파머수티컬즈가 호타팜의 대마 유전자 라이브러리를 인수했으며, 에티엔 드 마이어Etienne De Meijer의 지도로 새로운 세대의 의료 대마 재배종을 개발했다.

GW는 현재 대마 육종 작업에서 최고 자리에 있지만, 이를 위협하는 경쟁도 만만치 않다. 예를 들어 지난 5년 동안 캘리포니아 유전자들에 대해 조용히 연구해 오던 대마 식물 분야의 과학자와 화학자들이 있다. 그 노력의 열매로 몇 개가 2016년 지구에서 가장 힘든 대마 선발대회인 에메랄드 컵을 수상함으로써 이들도 이제 경쟁력을 갖기 시작했다.

ACDC 타입 III MYR car lin

ACDC는 널리 사용 가능해진 최초의 타입 III 재배종이었다. 유전자 테스트에서는 ACDC가 카나토닉Cannatonic의 표현형으로 나타났는데, 카나토닉는 2008년 스페인에서 유래됐으며 뉴욕 시티 디젤의 후손으로 운 좋게도 CBD 합성효소 유전자를 물려받았다.

카나토닉 종자는 이들을 번식시키는 레진 시드Resin Seed로부터 구할 수 있다. 카나토닉 종자의 약 25%가 ACDC 표현형을 만들어 내며, ACDC 품종은 얇은 버드와 다소 섬세한 외모에서 디젤 계통임이 드러난다. ACDC가 가장 빛이 날 때는 실내보다 온실에서 재배했을 때다.

특징

ACDC는 보통 CBD:THC 비율이 24:1인데 아마도 후생적인 요인들로 인해 약간의 차이가 있어 36:1까지 갈 수도 있다. 일부 관할 구역에서는 0.5% 미만의 THC를 생성하는 CBD 재배종만을 의료 대마용으로 재배하도록 규정하고 있기 때문에 이러한 차이는 중요할 수 있다. 24:1 비율의 ACDC 표현형은 이 한도를 초과한다.

또 다른 품종인 샬롯의 거미줄Charlotte's Web 또한 카나토닉 종자로부터 생산된 것이며 몇몇 계통 발생 지도phylogenetic map에서는 ACDC와 매우 밀접한 관련이 있는 것으로 나와 있다. 카나토닉 계통의 품종들로는 댄스홀과 몇 가지 다른 라인들이 포함돼 있는데, 이것은 현재 종자로 사용 가능한 최고의 고 CBD 유전자들 중 일부를 제공한다.

유형: 타입 III 헴프

종: 카나비스 사티바Cannabis sativa.

육종일: 2008, 스페인, 지로나Girona.

유전자: 레이나 마드레×뉴욕 시티 디젤

테르펜 성분: 완전 태양광에서 미르센이 2%를 넘을 수 있음.

유사 품종: 댄스홀Dancehall, 수지 큐Suzy Q.

가용성: ACDC 바이클론ACDC byclone, 카나토니신시드Cannatonicinseed.

재배 편의성: 전체 태양광이 좋음. 실내는 힘들다.

향: 소나무 말린 향이 섞인 나무 향.

맛: 증기일 때 나쁘지 않다.

역가: CBD 20%.

효과 지속시간: 매우 희귀한 THCV 파키들을 제외하고는 효과가 길다.

정신작용: 중독성 없음. 불안에 뛰어나다.

진통 효과: 뛰어나다. 보통량으로 전신 마비 효과 있음.

근육 이완 효과: 뛰어나다.

해리성: 강하다.

자극성: 극소량을 제외하고 약간 있다.

진정 효과: 이중적 효과를 보임. 즉 수면 부족 시 도움이 되지만 그렇지 않을 경우 소용이 없다.

의약적 용도

항불안, 항염증, 항간질 및 진통작용에 대한 증거가 있다. ACDC는 CBD 오일을 만들기 위한 추출물의 공급원으로 탁월한 선택이다. CBD:THC 비율이 높기 때문에 CBD 팅크용으로 매우 좋다.

아프간 #1(애피로도 불림)은 1970년대에 아프가니스탄 북서부에서 캘리
포니아와 네덜란드로 건너온 광엽 인디카로 진정한 쿠시 랜드레이스
라 할 수 있다. 히피가 아시아에서 캘리포니아로 '가니ghani'를 가져왔
을 때 북미 지역에서는 '인디카 침공'이 시작됐다. 현대 대마의 토대가
되는 재배종들 중 하나로 10월 중순 야외에서 수확이 가능해 환영받고
있기도 하다. 아프가니스탄에서 아프간 #1은 해시시 추출을 위해 재배
하고 있다.

특징
진정한 해시 식물로서 고품질의 아프가니스탄 대마가 가진 중요한
특성은 많은 양의 정신작용 수지를 생산해낼 수 있다는 것이다. 아프간
진품은 무겁고 냄새가 고약하며 기름기
가 많은 건조 꽃송이다. 이것은 작은 잎
에서도 밀도 높은 트리콤 분포를 보여
준다. 이러한 트리콤 밀도 때문에 아프
간은 보통 다른 대마 품종들만큼 세게
손질하지 않은 덕분에 트리콤이 더 잘
보존된다. 이들 재배종을 이용해 1970

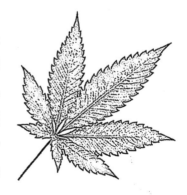

년대에 아프간에서 처음으로 상용 해시 오일이 생산됐다.

유형: 타입 I 광엽 인디카.

종: Cannabis indica 아종ssp. afghanica.

육종일: 랜드레이스-아프간 해시시 재배종은 19세기에 개발됐을 가능성이 높다. 아프간 #1, #2(자주색 변종), #3은 1981년 금요일 최초의 대마 종자 은행들 중 하나인 세이크리드 시즈Sacred Seeds가 하이타임즈High Times에 냈던 광고에 처음 등장했다.

유전자: 1970년대에 캘리포니아주 배커빌로 건너온 이후 심하게 근친교배되긴 했지만 랜드레이스다.

테르펜 성분: 미르센이 지배적이며 다음으로 카리오필렌이, 약간의 리날룰이 있다.

유사 품종: 힌두 쿠시, 퍼플 아프가니, 아프팍.

가용성: 아프간 #1은 대마 종자 은행인 센시 시즈Sensi Seeds에서 구할 수 있다. 하지만 센시는 지난 수십 년간 다른 아프간 대마 유전자들과 이것을 육종시킨 자신들만의 개량 버전으로 판매하고 있다.

재배 편의성: 비교적 수월하다. 아프간 재배종들 간에는 곰팡이 저항이 거의 없으며, 기후 조건과 낮은 습도가 재배 성공에 중요하기 때문에 중앙아시아 지역에 잘 적응한다. 아프간 #1은 10월 셋째 주에 야외에서 수확한다. 실내에서는 55일의 개화기를 거친다.

향: 아프간 꽃은 일부 표현형에서 특유의 스컹크 향과 향신료 향이 있다.

맛: 아프간 #1은 향신료와 꽃 맛이 섞인 매콤한 해시시 연기가 나며 기화했을 때는 약간 시큼한 맛이 난다.

역가: 약 17%의 THC가 있으며, 특정 표현형에서는 20%가 넘는다.

CDB 함량은 매우 낮다.

효과 지속시간: 길다.

정신작용: 강력한 신체 효과가 있는 마취성 마약. '돌 같은' 효과가 등장한 데는 이 광엽 대마 유형의 책임이 있다. 이런 아프간 랜드레이스가 서양에 소개되기 전까지 대마는 멕시코, 태국, 자메이카 및 콜롬비아 품종의 정신 '고양' 효과를 더 많이 전달해 왔다.

진통 효과: 좋다. 보통량일 때 전신 마취 효과가 있다.

근육 이완 효과: 뛰어나다.

해리성: 강하다.

자극성: 극소량을 제외하고 약간 있다.

진정 효과: 강하다.

의약적 용도

미르센이 높은 순수 THC 품종들은 통증 완화에 매우 뛰어나다. 위장이나 식욕, 구역 문제가 있는 환자들에게도 인기가 높다.

아프구_{Afgoo} 타입 I MYR oci car

아프구는 아프간 #1과 마우이 헤이즈의 전통적인 혼종으로 '천장이 없는no-ceiling' 정신작용으로 유명하며, 풍부한 수확량으로 캘리포니아 농부들 사이에서 인기를 보장받고 있다. 스컹크 #1 계통 특유의 달콤한 오시멘 성분이 있는, 좀 더 키가 크고 두터운 아프간 품종이다.

특징

2007년 무렵 아프구는 캘리포니아 북부의 전통 재배종들 사이에서 귀중한 품종이 돼 있었다. 기원은 시에라산맥의 그래스 밸리로 전해진다.

유형: 타입 I 광엽 혼종.

종: Cannabis indica ssp. afghanica.

육종일: 1980년대 초반일 가능성이 높다.

유전자: 아프간 #1과 마우이 헤이즈.

테르펜 성분: 미르센이 지배적이며 두 번째는 오시멘과 카리오필렌.

유사 품종: 아프간×스컹크.

가용성: 클론.

재배 편의성: 수확량과 복원성resiliency으로 인해 장기 야외 재배자들에게 사랑 받았다.

향: 매우 특별하고 자극적이며 인상적인 '달콤한 스컹크' 향이 있다.

맛: 연기와 증기에서 달콤한 향신료와 꽃의 부드러운 해시시 맛이 난다.

역가: 약 18% THC로 특정 작물은 20%에 육박한다. CBG는 최고 0.5%, CBD는 없다.

효과 지속시간: 길다.

정신작용: 약간의 정신 효과와 함께 이완작용.

진통 효과: 보통

근육 이완 효과: 좋다.

해리성: 보통

자극성: 자극적이지 않지만 대부분의 스컹크나 헤이즈와 마찬가지로 집중 치료를 위한 소량 투여가 좋다.

진정 효과: 보통

의약적 용도

아프구는 통증에 사용되는 강력한 품종이다. 아프구의 카리오필렌 성분은 항염증 효과를 높여 주기 때문에 염증성 장질환 환자들에게 유용하다. 아프구는 그 효과에 대한 내성이 서서히 형성되기 때문에 만성 질환에 좋은 선택이라고 주장하는 사람들이 많다.

AK-47 타입 I MYR car

일명 체리Cherry AK로 불리는 AK-47은 무기에서 따온 이름이 아니라 신속한 정신작용의 발현 때문에 붙여진 이름이다. 'AK'는 또한 아프간 쿠시의 약자일 수도 있다. 아이러니하게도 AK-47 소총은 1970년대 소련 침공 당시 아프가니스탄에서 넘쳐 났으며, 비슷한 시기에 이 품종의 아프간 부모가 고향에서 암스테르담으로 건너왔다. 아프간의 광엽 부모가 네덜란드의 협엽 유전자들에 육종됐을 가능성이 많으며, 이로써 AK-47이 종자로부터 왜 그렇게 여러가지 표현형들이 나올 수 있는지가 설명된다.

특징

AD-47의 최고 육종가이자 암스테르담의 시리어스 시즈 창립자인 사이먼Simon은 원래 생물 교사였다가 알란 드론커즈Alan Dronkers에 합류하게 된다. 알란 드론커즈는 암스테르담에 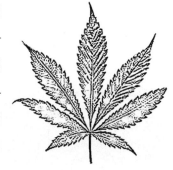 기반을 둔 센시 시즈의 공동 소유주이자 역시 암테르담에 있던 해시, 마리화나, 헴프 박물관의 운영자이기도 했다. 사이먼은 25살이 될 때까지 대마 연기를 맡은 적이 없었는데, 이유는 대마와 담배를 결합시키는 네덜란드의 관습을 혐오했기 때문이었다. 그는 아프리카에서 공부할 때까지 순수 대마를 접해보지 못했으며, 여기서 비로소 이 식물과 사랑에 빠졌다.

AK-47 재배자들 사이에서 희귀하고 대접 받는 한 가지 표현형으로 체리 AK가 있다. 체리 AK는 발아되는 종자들 100개당 하나 꼴로 발견이 된다. 이 표현형은 익은 블랙 체리를 연상시키는 향을 가진 것으로 추정되는데, 사이먼은 많은 AK 표현형들이 과일 향이 있긴 하지만 확실하게 체리 향이 나는 것은 보지 못했다며 이런 주장을 반박하고 있다. 사이먼이 뭐라고 믿든 관계없이 체리 AK는 여전히 캘리포니아의 판매점에서 가장 수요가 많은 품목 중 하나다.

체리 AK는 과일 향이 있긴 하지만 특별히 체리 향이라고 단정 짓긴 힘들다. 정확히 구분이 가지 않는 과일 향임에도 불구하고 단순히 이름 때문에 실제로 체리 향이 난다고 하는 것일 수도 있다.

유형: 타입 I. AK-47 종자는 광엽과 협엽 표현형을 모두 생산한다.

종: Cannabis indica ssp. indica × cannabis indica ssp. afghanica.

육종일: 1994년경.

유전자: (타이 × 브라질리언) × 아프간. 하이타임즈의 카나비스 컵 Cannabis Cubs을 최고의 인디카와 최고의 사티바 부문에서 모두 각각 수상한 유일한 품종이다.

테르펜 성분: 테르펜 함량이 3.5%를 종종 넘기는 기름기가 매우 많은 품종. 미르센이 2%에 달할 수 있으며 다음으로 카리오필렌이, 그 뒤를 후물렌, 피넨, 리모넨, 오시멘이 차지하고 있다.

유사 품종: 올레Ole-47, 화이트 러시안, AK-47 × 화이트 윈도.

가용성: 시리어스 시즈 암스테르담과 유럽 및 캐나다의 다른 많은 종자 업체들로부터 구할 수 있다.

재배 편의성: 쉽다. 초보 재배자들에게 인기가 높다. AK-47은 꽃이 매우 크고 수확량이 많다.

향: AK-47은 현대 대마 품종에서 향이 가장 역한 것 중 하나로 꼽히는데, 그 오일 생성량을 감안하면 그리 놀라운 일도 아니다. 약간의 썩은 과일 향과 함께 스컹크 향이 난다.

맛: 매우 자극적인 맛에 약간의 과일 맛이 섞여 있다.

역가: 높다. 실내 재배 시 일관되게 약 20% THC.

효과 지속시간: 대부분의 환자가 평균보다 길다고 보고하고 있다.

정신작용: 어느 순간에는 깨끗한 정신 고양 효과가 있다가 거대한 테르펜 측근이 싸워 이길 때는 심하게 혼란스러운 '돌' 효과로 변하는 흥미로운 조합의 강한 정신작용이 있다. 초보 사용자에게는 권장되지 않는다.

진통 효과: 뛰어나다. 거의 모든 병에 오래 지속되는 주의분산 효과가 있다.

근육 이완 효과: 좋다.

해리성: AK-47은 넋을 잃게 만들 수 있다.

자극성: 자극적인 수준을 넘어 혼란스러운 정도다.

진정 효과: AK-47은 특별히 진정 효과가 있진 않지만, 너무 강력해서 환자를 의자에 몇 시간 동안 붙잡아 놓을 수 있다.

의약적 용도

AK-47은 전통적인 초고효능 THC 품종으로 상당한 테르펜 측근 효과를 낸다. 강력한 정신작용으로 인해 경험이 없는 환자들을 정신 없게 만드는 것으로 악명이 높다. 통증, 식욕 증진, 심한 복통에 효과적이다.

아시안 판타지, 일명 AAA는 전설의 희귀 품종으로 베트남 전쟁 때 캄보디아 유전자와 연결고리를 지닌 채 남아 있는 극소수 품종 중 하나일 가능성이 있다. 과연 그럴까? 전설은 전설에서 끝나기도 하고 가끔씩 그렇지 않기도 하며, 아시안 판타지는 후자의 가능성을 보여주는 아주 좋은 일례 중 하나다.

특징

아시안 판타지는 작가 겸 사진작가인 제이슨 킹이 2001년 출판한 자신의 첫 번째 대마 품종 해설서인 『카나바이블Cannabible』에 포함시킨 품종이다. 킹은 이것을 "지금껏 시도해 본 것 중에 최고의 사티바임이 확실하다. 카나비스 컵에 나온다면 쉽게 우승을 차지할 것"이라며 극찬했다. 킹은 이 품종이 갑작스럽게 사라지고 소멸된 이유가 재배자가 공유하지 않았기 때문이라고 말했다. 아시안 판타지는 위대한 대마 품종은 반드시 공유하고 보존해야 한다는 하나의 경고로 제시됐다.

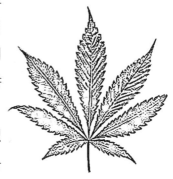

수년 후 킹은 『카나바이블 3』를 출판했는데, 이 개정판에서 그는 "좋은 소식은

아시안 판타지가… 실제로 아직 살아 있다는 것"이라고 발표했다. 킹은 캘리포니아 북부에서 이것을 실내 재배하는 한 '품종 수집쟁이strain hoarder'의 클러치 속에 보관되고 있다고 주장했다. 킹은 이 희귀 식물이 야외에서만 살아남을 수 있다고 생각했다. 두 번째 경고의 말로, 그는 대마 커뮤니티가 희귀 유전자들을 몰래 빼돌릴 뿐만 아니라 야외에서 번성할 수 있는 기회를 박탈한다고 질타했다.

대마 재배 커뮤니티 중 일부는 아시안 판타지가 전설이라고 생각하는 반면, 몇몇 재배자들은 전혀 판타지가 아니며 캄보디아 유전자로부터 파생된 근친교배 혈통이라고 주장하고 있다. 이들은 또한 이것이 오늘날에도 하와이와 캘리포니아 북부 지역의 일부 재배자들에 의해 계속 재배되고 있다고 주장한다. 실제로 아시안 판타지란 이름이 붙은 한 품종이 캘리포니아의 몇몇 판매점에 전시돼 있긴 하지만, 신화에 나오는 모든 품종의 이름이 비양심적인 판매점 운영자에 의해 은근슬쩍 유리병에 붙여지는 다른 사례들과 큰 차이가 없어 보인다. 그렇긴 해도 아시안 판타지란 이름의 초고유성ultra-oily 품종이 2016년 에메랄드 컵 Emerald Cup 경쟁 부문에 진출한 바 있는데 10위권에 들지는 못했다.

유형: 타입 I (사진으로 볼 때 협엽 재배종일 가능성이 많다)

종: Cannabis indica.

육종일: 1960년대나 1970년대.

유전자: 랜드레이스. 캘리포니아 남부로 전해졌다. 현재는 아마도 캘리포니아 북부와 하와이에서 재배되고 있을 것이다.

테르펜 성분: 에메랄드 컵 참가자는 약 2%의 미르센을 생성하며, 카리오필렌과 피넨 양이 많았고 오시멘, 후물렌, 비사볼롤, 리날룰도 상당량

있었다. 기록된 것들 중 가장 폭 넓은 테르펜 측근들에 속한다.

유사 품종: 에메랄드 컵 버전은 보기 드문 화학형을 갖고 있었다.

가용성: 현재 구할 수 없다.

재배 편의성: 밝혀진 바 없다.

향: 흙 냄새가 나는, 매우 복잡하고 이례적인 향으로 묘사돼 있다.

맛: 제이슨 킹은 "지금껏 마셔 본 연기 중에 가장 맛이 좋은 약초"라고 표현했다.

역가: THC 약 19%. CBD는 없다.

효과 지속시간: 매우 희귀한 THCV 파키스를 제외하고는 오래 지속.

정신작용: "강력하고, 졸리게 하면서도 고양시키며 천장이 없다"고 킹은 주장했다.

진통 효과: 밝혀진 바 없다.

근육 이완 효과: 밝혀진 바 없다.

해리성: 밝혀진 바 없다.

자극성: 밝혀진 바 없다.

진정 효과: 밝혀진 바 없다.

의약적 용도

아시안 판타지는 믿을 수 없을 만큼 희귀하긴 하지만, 테스트된 다른 어떤 품종보다 많은 미르센을 생성하며 피넨의 양도 상당하다. 이들 측근들로 인해 진통 효과가 있으면서도 정신이 명료하여 주간 진통제로 매우 이상적이다. 또한 아편과 함께 사용할 경우 암 통증에도 효과를 보일 수 있다.

바나나 쿠시Banana Kush 타입 I LIM myr

크로켓 패밀리Crockett Family 육종가들과 관련이 있는 이 초고효능 품종은 2005년부터 캘리포니아 판매점에서 인기를 끌어왔으며, 확실한 바나나 향을 낸다.

특징

바나나 쿠시는 믿기 힘들만큼 조밀한 트리콤 생성과 높은 THC 함량이 특징이다. 이것은 크로켓이 고스트Ghost OG라는 OG 쿠시와 데이비드 왓슨이 개발한 스컹크 헤이즈를 교배시켜 육종한 품종이다. 이 혈통은 메디서널 지노믹스Medicinal Genomics 에서 만든 유전학적으로 검증된 대마 품종의 계통 발생 지도phylogenetic tree에 표시돼 있으며, 여기서 보면 바나나 쿠시는 다른 OG 헤이즈 교배종과 밀접한 관련이 있는 것으로 나타난다.

이런 타입 I 교배종은 보통 매우 효능이 높은 자손을 번식하며 바나나 쿠시는 지난 10년간 등장한 것들 중 가장 높은 효능의 고 THC 품종에 속한다.

유형: 타입 I 광엽 인디카 혼종.

종: Cannabis indica ssp. afghanica × Cannabis indica.

육종일: 2005년경.

유전자: 고스트 OG 쿠시×스컹크 헤이즈.

테르펜 성분: 리모넨이 지배적이며 두 번째로 미르센.

유사 품종: 헤이즈 OG, SSH OG

가용성: 미국 전역에서 클론으로 구할 수 있다.

재배 편의성: 비교적 쉽다.

향: 바나나 향, 감귤 향, 고약한 냄새funk.

맛: 좋은 오렌지 쿠시 맛.

역가: THCA가 25% 이상일 때가 많으며 30% 가까이 도달하기도 한다. CBD 함량은 없다.

효과 지속시간: 오래 지속된다.

정신작용: 강렬하고 집중적이지만 편안함과 행복감을 준다.

진통 효과: 뛰어나며 보통량에서 전신 마비 효과가 있다.

근육 이완 효과: 뛰어나다.

해리성: 강하다.

자극성: 적다.

진정 효과: 보통 수준.

의약적 용도

바나나 쿠시는 상당량의 리모넨을 생성하며, THCA가 25%를 넘는 경우가 많기 때문에 기분 고조가 필요한 심한 통증에 좋은 선택이 된다.

베리 화이트Berry White 타입 I LIM pin

베리 화이트는 캘리포니아 북부의 베이 에어리어Bay Area에서 인기 있는 품종이다. 수년간 이 품종의 클론들은 매우 저명한 육종가 및 재배 팀인 오클랜드의 옥스테르담 너서리Oaksterdam nursery를 통해 유통돼 왔다. 하지만 안타깝게도 2012년 옥스테르담 시설들에 대한 DEA(Drug Enforcement Administration)의 불시 단속에서 이들의 모주mother plant는 압수당했다.

특징

베리 화이트는 훌륭한 테르펜 측근들 덕분에 뛰어난 효능과 상당히 기분 좋은 풍미를 갖춘 인기 높은 품종이다. 이 품종은 영감을 주고 정신을 고양시켜 주는 효과를 낸다.

유형: 타입 I 광엽 혼종.

종: Cannabis indica ssp. afghanica.

육종일: 2009.

유전자: 육종가 레몬호코Lemonhoko에 의한 화이트 인디카×DJ 쇼트의 블루베리.

테르펜 성분: 리모넨이 지배적. 둘째는 피넨, 세 번째로 카리오필렌, 미

르센, 오시멘.

유사 품종: 블루베리, 트리 오브 라이프.

가용성: 종자와 클론이 널리 유통되고 있다.

재배 편의성: 비교적 쉽다.

향: 훌륭한 블루베리 향, 레몬 향, 스컹크 향.

맛: 달콤한 꽃 맛.

역가: 약 23% THC와 1% 미만의 CBG. CBD 함량은 없다.

효과 지속시간: 평균.

정신작용: 영감과 활력을 준다.

진통 효과: 좋다.

근육 이완 효과: 좋다.

해리성: 낮다.

자극성: 순하다.

진정 효과: 이완시켜 주지만 졸립지는 않다.

의약적 용도

베리 화이트는 진정한 올라운드 플레이어로 만성 통증 환자들 사이에서 인기가 높다. 리모넨 성분이 긴장을 완화시켜 주면서 동시에 피넨과 낮은 함량의 미르센이 기능성을 보장해 주기 때문에 주간에 사용하기 아주 좋다.

빅서 홀리Big Sur Holy 타입 I TER myr pin

신화적 경지에 올라 있는 빅서 홀리는 홀리 위드Holy Weed라고도 불린다. 이 품종은 1960년대에 시작해 반 세기 이상 지속돼 온 초창기 캘리포니아 불법 대마 육종 프로젝트에서 유래됐다.

특징
캘리포니아 중부 연안의 빅서 지역은 산이 태평양으로 뛰어들고 있는 듯한 드라마틱한 지형이다. 언덕 위 안쪽에는 많은 불법 대마 재배자들이 있으며, 여기에는 고 패트릭 캐시디Patrick Cassidy도 포함된다. 그는 현지에서 '빅서의 덩치들Big Sur Heavies'이라는 조직에 매여 있지 않은 연합을 만들었는데, 이 집단은 에설런 핫 스프링즈Esalen Hot Springs의 바에서 종종 모임을 가졌다.

1960년대 중반 대마 전문가들은 고품질의 대마 품종을 찾기 위해 멕시코 고원 지대를 수색하기 시작했다. 이들은 사카데카스Zacatecas, 미초아칸Michoacan, 게레로Guerrero, 오악사카Oaxaca 등의 멕시코 주에서 이 품종들을 발견했으며, 제리 캄스트라 같은 전설의 밀수업자들이 이런 유전자들을 미국으로 다시 가져왔다. 당시 팻 캐시디는 빅서 북쪽 산악 지대의 카말돌리 카톨릭 수도사들이 운영하는 수도원 근처에서 재배하고 있었다. 캐시디는 다채로운 사람으로 샌프란시스코에서 성공한 아티스트이기도 했다. 그와 그의 동료들은 수입된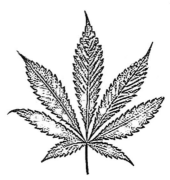
최상의 멕시코 품종에서 찾은 종자들을 서
로 교환했다. 어떤 이들은 캐시디가 서부
연안에서 신세밀라 기술을 개척했다고 주
장하기도 하는데, 적어도 최초의 사람들
중 하나였음은 분명하다.

빅서의 덩치들은 빅서 연안의 산악 기
후에 가장 잘 번식할 식물들을 선택했다. 이런 교배를 통해 몇 가지 새
로운 품종이 탄생했으며, 이들을 통틀어 빅서 홀리라 부르게 됐다. 빅
서에서 자랐고 S.A.G.E.의 육종가이기도 한 모하비 리치몬드Mojave
Richmond는 지금도 계속 이 지역에서 홀리 위드를 재배하고 있다.

빅서 홀리는 숨이 막힐 정도로 수지가 풍부하고 끈적이며, 오일 함유
량이 단연 최고라 다루기가 만만치 않다.

유형: 타입 I 혼종. 협엽 쪽에 가깝다.

종: Cannabis indica.

육종일: 1967년에 시작.

유전자: 사카데카스의 퍼플, 게레로와 오악사카의 하이랜드, 콜롬비아,
타이 및 1970년대 아프가니 유전자들. 협엽.

테르펜 성분: 테르피놀렌이 지배적이며 미르센과 피넨, 그리고 약간의
카리오필렌이 있다.

유사 품종: S.A.G.E., 제타

가용성: 꽃은 끝났고 추출물만 가능하다.

재배 편의성: 실내에서 80~90일의 개화기를 거치기 때문에 쉽지 않다.

향: 상쾌한 오렌지 향이 섞인 달콤한 민트 초콜릿 사탕 향이 풍부하다.

맛: 빅서 홀리는 진정으로 지구상에서 가장 맛이 좋은 재배종들 가운데 하나다. 와인으로 치자면 샤또 페트뤼스Chateau Petrus에 비할 만하다.

역가: 일찍 수확한다고 해도 THCA가 24%는 될 것이다. 90일을 다 채우면 20% 후반까지 올라갈 수 있다.

효과 지속시간: 길게 지속된다.

정신작용: 빠른 발현과 강렬하고 전면적인 효과가 있지만, 믿을 수 없을 정도의 이런 강도치고는 놀랍도록 정제된 효과를 낸다. 미량 투여용으로 매우 좋다. 적은 양으로도 대부분의 의료 대마 한 사발을 사용한 것 같은 느낌을 받을 수 있다.

진통 효과: 뛰어나다.

근육 이완 효과: 뛰어나다.

해리성: 몽환적이다.

자극성: 극소량일 때를 제외하고 작은 자극.

진정 효과: 강하다.

의약적 용도

빅서 홀리는 통증에서부터 불면증, 위장병에 이르기까지 다양한 증상의 환자들에게 사용돼 왔다. 이것은 상당한 진통 효과와 깊은 휴식을 제공한다. 빅서 홀리는 THC에 내성이 강한 환자들에게 탁월한 선택이다.

블루베리Blueberry 타입 I MYR car pin lin

블루베리는 1990년대 후반 전형적인 인디카 혼종들 중 하나로 등장했다. 이것은 암스테르담의 더치 패션Dutch Passion 종자 은행에 의해 대중화된 모든 블루 유전자들을 탄생시켰는데, 여기에는 엄청난 블루 문샤인Blue Moonshine, 플로Flo, 블루 벨벳Blue Velvet 등 많은 품종들이 포함돼 있다. 블루베리는 2000년 하이타임즈 카나비스 컵을 수상했다.

특징

블루 계통의 대마 품종은 원래 오리건주의 천부적인 대마 육종가인 DJ 쇼트가 개발하고 정제한 것들이다. 그는 1970년대에 멕시코와 타이의 랜드레이스 유전자들을 가지고 이 작업을 시작했다. 아주 약간의 스컹크 향만 있고 달콤한 과일 향이 확실한 블루베리는, 광엽 품종은 천박스럽고 매운 냄새만 난다는 비난을 일축해 주었다. 단순한 효능을 넘어 효과의 질을 높이고자 했던 헌신적인 노력 덕분에 DJ 쇼트는 지금까지 나온 것들 중 가장 위대한 대마 품종 몇 가지를 만들 수 있었다. 그는 훌륭한 스승으로서, 미국의 몇몇 일류 재배자들에게 멘토 역할을 하고 있다.

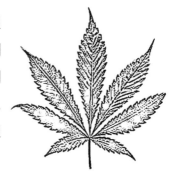

오늘날 뛰어난 블루베리를 찾기는 쉽지 않지만 이름과 아주 비슷한 향이 나기 때문에 알아차리기는 매우 쉽다. 블루베리가 있는 곳을 찾기 힘든 이유 중 하나는 현대의 모든 대마 육종을 괴롭히는 한 가지 문제, 즉 종자로부터 유전자 계통의 안정성을 유지하는 일이다. 안정적이고 진정한 육종 품종을 만들어내려면 엄청난 시간과 노력이 필요하다. 선별을 할 수 있을 만큼 수천 개의 식물을 길러내기란 이만저만한 일이 아니며, 육종가에게 상당한 위험을 안겨 주는 일이기도 하다.

오리건주에서 의료 마리화나 법안이 통과되자 DJ 쇼트는 아들과 팀을 이루어 1980년대에 생산했던 육종 작업을 재검토하기 시작했다. 이들의 바람은 초창기 DJ 쇼트의 교배 마술을 확장하는 것이었다. 그래서 나온 결과물이 바로 휘스테이커 블루스Whistaker Blues로 이 품종은 많은 사람들로부터 그의 오리지널 블루베리와 동등하다고 평가받고 있다.

유형: 타입 I, 75% 인디카.

종: Cannabis indica ssp. afghanica×cannabis indica ssp. indica.

육종일: 1908년대.

유전자: 쥬시 프루트Juicy Fruit 타이(랜드레이스)×퍼플 타이(하이랜드 오악사칸 ×초콜릿 타이)×아프간. 블루베리 유전자는 베트남 전쟁 기간의 위대한 타이스틱 품종에 신세를 많이 졌다. 1960년대 중반의 초기 타이 유전자들은 감귤이나 과일 향을 갖고 있는 경우가 많았지만, 나중의 유전자들에서는 코코아 냄새가 났다. 이런 품종은 아편 생산으로 유명한 동남아시아의 골든 트라이앵글 지역에서 재배된 순수 열대 사티바들이었다. 미얀마, 캄보디아, 라오스 및 베트남은 모두 1970년대에 놀라운 품질의 대마를 생산했던 곳들이다. 멕시코의 오악사칸 지역에서는 미국으로 건너온 최초의 자주색 품종들인 일부

협엽 대마와 아카풀코 골드Acapulco Gold를 생산하고 있었다.

테르펜 성분: 미르센이 지배적. 두 번째는 카리오필렌, 알파피넨 세 번째는 리날룰이다. 사랑스러운 측근 덕분에 달콤함과 과일, 향신료의 조화가 이루어졌다.

유사 품종: 블루 드림, 블루베리 사티바, 플로, 블루 벨벳, 블루 문샤인, 휘스커 블루스.

가용성: 블루베리는 미국의 DJ 쇼트 의료 대마 재배 클래스에서 바로 구입할 수 있다. 더치 패션 또한 자사의 블루베리 버전을 아직 판매하고 있다.

재배 편의성: 보통. 7~8주의 개화기.

향: 블루베리와 약간의 향신료 향.

맛: 매콤한 과일 맛.

역가: 14~16%의 THC. 품질과 높은 효능이 우연히 함께 하는 게 아니라는 증거.

효과 지속시간: 오래 지속된다.

정신작용: DJ 쇼트의 모든 유전자는 뛰어난 정신작용 효과가 있다. 블루베리는 미르센 품종이 '기능적 고양' 효과를 낼 수 있다는 사실을 증명해준다. 형태학적으로 이 식물은 분명 아프간이 지배적이지만 오악사칸이나 타이 조상들과 관련 있는 카리오필렌과 피넨 효과를 간직하고 있다.

진통 효과: 보통.

근육 이완 효과: 상당하다.

해리 효과: 없음.

자극: 대다수 환자들은 이 품종이 창조적으로 자극을 하고 과도한 진정 효과를 보이며 이완시킨다고 느끼고 있다. 소량일 때 식욕 자극에도 매우 좋다.

진정 효과: 저녁이나 낮잠 전에 사용하기 좋다.

의약적 용도

블루베리는 압도당하지 않을 정도로 효능이 있기 때문에 초보 대마 환자들도 잘 견디는 경우가 많다. 블루베리는 질병으로 고통받는 환자의 정신을 고양시키는 능력으로 유명하다. 환자들은 블루베리가 특히 사회적 상황에서 발생되는 불안을 감소시키는 데 주목하고 있다. 이 품종의 카리오필렌 성분은 염증성 질환에 유용하다.

블루 드림 타입 I, II PIN MYR car lim

이 뛰어난 혼종은 위대한 두 가지 대마 품종들, 즉 블루베리와 헤이즈를 교배해 나온 작품이다. 의료 대마 환자에게는 그 효능과 광범위한 만능 효과들로, 재배자들에게는 큰 꽃송이와 높은 수확량으로 유명한 블루 드림은 현재 미국에서 가장 인기 있는 대마 품종일 것이다.

특징

블루베리 헤이즈라고도 불리는 블루 드림은 이례적으로 많은 트리콤 생산량을 보이며 수지성이 매우 강하다. 이것은 초보자나 장기치료 대마 환자들 모두에게 매력적인, 몇 안 되는 대마 품종에 속한다.

쿠시 품종을 선호하는 경향이 있는 환자들 사이에서 블루 드림은 쿠시가 아닌 품종들 중 가장 인기가 높다. 그 이유는? 블루 드림 품종이 많은 테르펜을 생성하여 막대한 '측근 효과'를 낼 가능성이 많으며, OG 쿠시도 같은 특성을 갖고 있기 때문이다.

일반 사용자의 경우 일부 테르펜 측근들은 THC 영향에 대한 내성을 감소시키기 때문에 장기치료 과정에서 고 테르펜 품종들을 효과적으로 사용할 수 있다. 흥미롭게도 블루 드림은 환자들에게서 외면받은 적이 한 번도 없으며, 지난 10년간 꾸준히 수요가 유지돼 왔다. 최근에는 CBD:THC가 1:1인 블루 드림 품종이 캘리포니아에서 개발됐다.

유형: 타입 I과 II 광엽. 진정한 혼종.

종: Cannabis indica ssp. indica×ssp. afghanica.

육종일: 확인되지는 않았지만 2003년 캘리포니아 산타크루즈일 가능성이 높다.

유전자: 블루베리와 헤이즈, 두 부모 사이에서 태어났으며, 태국, 콜롬비아, 인도, 멕시코 유전자가 함께 모여 인상적인 효과를 전달한다.

테르펜 성분: 피넨과 미르센이 우세하며, 세 번째로 카리오필렌과 리모넨.

유사 품종: 아주르 헤이즈Azure Haze, 블루베리 사티바, 블루 드래곤.

가용성: 커팅으로 쉽게 구입할 수 있다.

재배 편의성: 수확량이 많고 원기왕성한 식물이기 때문에 재능 있는 초보 재배자들이 할 만한 프로젝트다.

향: 가끔씩 블루베리 대마보다 과일 블루베리에 더 가깝다. 고유의 매운 후추 향과 소나무 향이 있다.

맛: 블루 드림의 맛은 과일과 향신료의 전통적인 조합이며 연기에서는 헤이즈 맛이 난다. 기화 시에는 천연 꽃 과일 풍미가 있다. 작물에서 잔류물을 씻어내고 적절히 후처리하면 최고의 맛을 가진 대마 품종들 중 하나가 된다.

역가: 블루 드림은 가끔 25% THC에 도달하며, 현재 나와 있는 품종들 중 가장 역가가 높은 편에 속한다.

효과 지속시간: 신체와 뇌에 2시간 이상 효과가 오래 지속된다.

정신작용: 적당량일 때 블루 드림은 정신의 고양 효과와 신체 이완의 돌 효과를 매우 조화롭게 전달하는데, 이는 상당량의 미르센이 알파 및 베타 피넨과 동등하게 균형을 이루기 때문이다. 강력한 뇌 정신작용은 일부 환자들에게는 과도할 수 있다.

진통 효과: 통증과 고통스러운 치료 절차로부터 주의를 분산시키는 데 뛰어나다. 헤이즈 부모 덕분에 진통과 주의력의 균형을 맞출 수 있다.

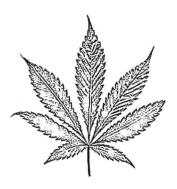

근육 이완 효과: 매우 강하다. 다발성 경화증 환자들은 블루 드림이 경련과 경직을 더 잘 견딜 수 있게 해준다고 보고하고 있다.

해리성: 투여량이 많을 때 블루 드림의 인디카 혈통이 앞으로 나서게 되며, 돌 효과가 매우 강하게 나타날 수 있다.

자극성: 헤이즈 혈통으로 인해 굉장히 자극적이다. 투여량이 많을 때 예민한 환자들에게 불안 증세가 나타날 수 있다.

진정 효과: 블루 드림은 저녁이나 낮, 언제든지 사용하기 좋다.

의약적 용도

적은 양이나 극소량으로 사용하기 매우 좋다. 투여량이 많아지면 거의 어느 환자나 '카우치락(비몽사몽)' 상태가 될 수 있다. 기분을 고조시키는 데 효과적이며, 메스꺼움을 동반한 통증이나 불면증을 동반한 통증 등과 같이 표적이 여러 개일 때 탁월한 선택이다. 위창자 계열에 문제가 있는 환자는 블루 드림의 효과를 시종일관 칭찬하는데, 이는 아마도 THC, 미르센, 피넨과 같은 주요 측근들로 덕분일 것이다. 환자가 바로 압도당하는 일 없이 적은 투여량으로 사용하기에 이보다 더 나은 초고효능 의약품을 찾기는 힘들 것이다. 환자를 편안하게 해주면서 무력하게는 만들지 않기 때문에 주간에 사용하기에도 매우 유용하다. 불안 증세가 있는 환자에게는 투여량을 늘릴 경우 불편할 수 있기 때문에 합당한 주의가 권고된다.

부바 쿠시 타입 I, II CAR LIM MYR lin pin hum

부바 쿠시는 전형적인 키 작은 광엽 인디카로, 2000년대 초반 캘리포 니아에서 가장 유명한 의료 대마 품종 중 하나가 됐다. 부바 쿠시는 효 능은 중간급이지만 그 마취 효과가 주목할 만하다. 이것은 아프간 품종 과 많은 특성을 공유한다. 여러 면에서 부바 쿠시는 오늘날 널리 통용 되는 다른 여느 품종만큼 전형적인 쿠시에 가깝다. 초기의 아프간보다 좀 더 정제됐으며, 더 흥미로운 정신작용을 만들어 낸다.

특징

부바 쿠시는 OG 쿠시에 가려지는 경우가 많은데, 사실 이들은 서로 매우 다른 품종들이다. OG 쿠시는 진정한 쿠시라고 할 수 없는 반면, 부바는 쿠시의 이상향에 가깝다. 그 이유는 부바가 다른 쿠시 랜드레이 스에 비해 좀 더 정제돼 있기 때문이다. 부바는 의약이나 기분전환용으 로 대마를 찾는 소비자들을 사로잡는 외관과 향을 갖추고 있어 '백 어 필bag appeal'이 충만한 대마의 완벽한 예로 꼽힌다.

우수한 품질의 부바 쿠시는 트리콤으로 뒤덮여 있어 밑에 있는 식물 조직을 보기 힘들 수 있는데, 마치 부바 꽃 덩어리가 수많은 수지 다이 아몬드들로 빽빽이 덮여 있는 것처럼 보인다. 품질 좋은 부바는 모양과 향이 매우 좋기 때문에 아주 쉽게 식별할 수 있다. 수확하기 전 과도한 영양물을 제대로 제거하지 않은 부바는 조심해야 한다. 뒷맛에 주의를 기울이면 이런 흠을 찾아낼 수 있는데, 뒷맛은 어떠한 '화학적인' 맛도 없는 깨끗한 꽃 향기의 풍미가 나야 한다.

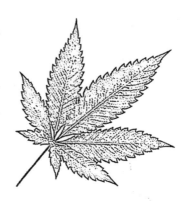

유형: 타입 I과 II 인디카.

종: Cannabis indica ssp. afghanica.

육종일: 1990년대에 캘리포니아에서 개발됐다.

유전자: 플로리다의 오리지널 쿠시 혈통. 노던 라이츠도 일부 나타난다.

테르펜 성분: 카리오필렌, 리모넨, 미르센 지배적. 다음으로 리날룰, 피넨, 후물렌.

유사 품종: 밤 스리트Bomb Threat, 프리Pre-98, 플래티넘Platinum, 프레지덴셜Presidential, LA 컨피덴셜 등 의료 대마 커뮤니티 내에서 재배하는 많은 양질의 부바들이 있다.

가용성: 커팅만. 미국 서부에서 쉽게 구할 수 있다.

재배 편의성: 부바는 '분재bonasai' 방식으로 실내에서 재배하는 경우가 많은데, 이는 곧 이 식물이 최소한의 식물 성장 단계를 거쳐 꽃을 피우며, 키가 매우 작다는 것을 의미한다. 개화기는 60~65일이다.

향: 백단, 후추, 발삼, 감귤, 커피, 향신료 향. 시큼하지만 곰팡내는 결코 아니다.

맛: 연기일 때 부바는 매우 매콤하고 시큼한 맛이 있다. 강렬한 꽃 해시시 뒷맛이 나며 비타민 B 느낌이 있다.

역가: 수많은 트리콤으로 덮여 있지만 커팅들 간에 선모 크기는 다양하

다. 재배 기술에 따라 THC는 14~25%로 역가가 크게 차이가 난다.

효과 지속시간: 부바 쿠시는 천장 효과가 거의 없이 오래 지속된다. 이는 곧 투여 횟수가 늘어날 때마다 정체기 없이 효과가 계속 증가한다는 것을 의미한다. 의료용으로 장기 사용하기 좋으며 부바 쿠시의 테르페노이드 성분이 THC 내성이 생기는 속도를 늦춰 줄 것이다.

정신작용: 부바 쿠시는 대마 품종들 가운데 가장 강력한 돌 정신작용을 하는 것으로 알려져 있다. 이것은 신체를 거의 마비시키면서 정신적으로 자극을 주는 경향이 있다. 시간 왜곡 증세가 흔해서 하이퍼포커스 hyperfocus 효과와 구름 위를 떠다니는 듯한 느낌이 번갈아 나타난다. 부바 쿠시는 반응이 매우 복합적이며 베타 카리오필렌, 리모넨, 미르센 등의 측근들로부터 비롯되는 '떠다니는 듯한floaty' 마약성 느낌이 아주 강하다. 시간이 지남에 따라 효과의 강도가 증가해서 '기어다니게creeper' 만드는 데 명성이 높다. 이것은 CBD의 존재 때문이라고 오해하기도 했는데, 부바 푸시에는 실제로 CBD가 전혀 없는 것으로 밝혀졌다. 크리퍼 효과는 테르페노이드나 플라보노이드(항산화화) 성분 때문일 가능성이 많지만, 이런 가설을 확인하기 위해서는 더 많은 연구가 필요하다.

진통 효과: 매우 강하다.

근육 이완 효과: 졸음이 올 정도로 이완 효과가 매우 강하다.

해리성: 드물다.

자극성: 정신적인 자극이 있지만 신체적으로는 심하지 않다. 투여량이 많을 때 불안이 생길 수 있다.

진정 효과: 매우 강하다.

의약적 용도

부바 쿠시는 염증성 통증, 장기 요양, 메스꺼움 등에 탁월한 선택이다. 부바는 많은 화학요법 환자들에게 믿음직한 품종으로 인정받고 있다. 낮 시간에 진정 효과가 나타나지 않게 부바 쿠시 양을 적절히 조절하기가 쉽지는 않지만 노력할 만한 가치가 있다. 대마 경험이 있는 대부분의 환자들은 부바의 다양한 효과를 잘 견뎌내지만, 대마 초보 환자들은 너무 세다고 느낄 수 있다.

버블검Bubblegum 타입 I LIM CAR MYR

버블검은 1990년대 암스테르담에서 가장 인기 있는 재배종이었다. 135개의 종자가 로드아일랜드에서 건너와서 재배됐으며, 이들 중 6개의 암컷과 하나의 수컷이 선택됐다. 경쟁 종자 회사가 재배실에 쳐들어와 모든 모주를 파괴하고 클론을 훔쳐가는 바람에 3개의 종자만 살아남게 됐다.

특징

오리지널 버블검의 냄새는 바주카 풍선껌 냄새와 너무 흡사해서 담배와 네더웨이트Nederweit 연기가 가득한 커피숍을 지나는 암스테르담의 관광객들이 어떤 대마 연기냐고 물어보곤 한다. 지금은 버블검의 다른 많은 표현형이 살아남았지만 오리지널은 없다.

유형: 타입 I 광엽 인디카
종: Cannabis indica ssp. afghanica.
육종일: 미국과 아프간 유전자로부터. 1990년대 네덜란드.
유전자: 힌두 쿠시.
테르펜 성분: 리모넨, 카리오필렌, 미르센 약간. 사라진 오리지널에는 리날룰과 리모넨이 많았던 것으로 전해진다.

유사 품종: 버블 베리, 노던 라이츠.

가용성: 종자.

재배 편의성: 실내와 실외 재배가 비교적 쉽다.

향: 최상품은 순수 바주카 풍선껌 향. 최악의 경우 벤치에 눌러붙은 껌 냄새가 난다.

맛: 매콤한 해시시 연기.

역가: 약 14~17%의 THC.

효과 지속시간: 오래 지속된다.

정신작용: 강력한 '신체 효과'가 있는 마약성.

진통 효과: 좋다.

근육 이완 효과: 좋다.

해리성: 보통.

자극성: 적다.

진정 효과: 보통

의약적 용도

버블검은 일반적인 쿠시 품종으로 통증에 비교적 낮은 역가의 대마를 찾는 사람에게 유용하다. 리모넨과 카리오필렌의 테르펜 측근 효과 때문에 환자들에게 이완과 항염증 효과를 주는 것으로 알려져 있다.

캔디랜드Candyland 타입 I CAR hum lim myr

캔디랜드는 베이 에리어에서 인기 있는 재배종으로 2014년 무대에 처음 등장했다. 트리콤/수지 생산과 달콤한 풍미로 몇 개의 대회를 휩쓸며 재배자와 환자들의 사랑을 받고 있다.

특징

캔디랜드는 자주색 대마 품종, 특히 그랜드대디 퍼프Granddaddy Purps로 잘 알려진 켄 에스티스Ken Estes란 재배자에 의해 육종됐다. 자주색 대마는 미르센 중심의 '카우치 락커couch-locker'들과 기능성이 좋은 카리오필렌 중심의 품종, 두 가지 화학형이 대세인데, 캔디랜드는 후자에 속한다.

유형: 타입 I 광엽 혼종.

종: Cannabis indica ssp. afghanica×Cannabis indica ssp. indica.

육종일: 2014년.

유전자: 그랜드대디 퍼프×플래티넘 걸스카우트 쿠키즈.

테르펜 성분: 카리오필렌이 지배적. 다음으로 후물렌, 리모넨, 미르센. 세 번째로 리날룰.

유사 품종: 쿠키, 퍼프스.

가용성: 종자, 클론.

재배 편의성: 보통.

향: 달콤한 과일 향과 고약한 냄새.

맛: 매콤함이 느껴지는 기분 좋은 해시시 맛.

역가: 언제나 20% 이상의 THC.

효과 지속시간: 오래 지속된다.

정신작용: 적당히 센 정도.

진통 효과: 좋다.

근육 이완 효과: 뛰어나다.

해리성: 보통.

자극성: 보통.

진정 효과: 적다.

의약적 용도

캔디랜드는 높은 카리오필렌과 후물렌 성분으로 인해 과민성 대장 질환 (IBD), 관절염 및 루푸스 등과 같은 염증성 질환에 좋다. 나머지 측근 성분들은 이완과 진통에 도움이 된다. 이 품종은 또한 장기 요양이나 회복 중인 환자에 게 좋은 선택이 될 수 있다.

CBD 재배종들 타입 II와 III

상당량의 CBD가 있는 대마 품종은 2000년대 중반 스페인과 캘리포니아에서 등장하기 시작했다. 이런 CBD 재배종들은 미르센이 압도적으로 많았다. 이 때문에 얼마간의 진정 효과를 내는 경향이 있었다. 환자들은 이것이 CBD 때문이라고 믿기 시작했으며, 이로 인해 모든 인디카 품종에 CBD가 많다고 잘못 생각하게 됐다. 육종가들은 미르센 함유량이 적고 CBD가 많은 대마를 육종해야 하는 과제를 안게 됐다.

특징

2015년 미국특허청(USPO)에서는 이 품종들이 포함된 특허를 허가했으며, 이들 중 레인보우 구미즈와 트로피컬 펀치가 2016년 에메랄드 컵에서 각각 1위와 3위를 차지했다. 그때까지 많은 대마 감정가들은 의료적 관점에서만 흥미로운 것으로 CBD 대마를 낮게 평가하는 경향이 있었다. 이들 신품종은 이런 감정가들의 주목을 끌었을 뿐만 아니라 재배자들에게도 상당수 선택 받고 있는데, 그 이유는 정신작용이 믿기 힘들 정도로 무리 없이 오래 지속되고 부작용이 전혀 없기 때문이다.

유형: 타입 II와 III 광엽 인디카 혼종.

종: Cannabis indica 혼종.

육종일: 2012년 캘리포니아.

유전자: 밝혀지지 않았다.

테르펜 성분: 오늘날의 고 CBD 품종들은 테르피놀렌, 리모넨 및 카리오필렌 등 다른 지배적인 테르펜들과 함께 통용되고 있다.

유사 품종: 없다.

가용성: 캘리포니아 대마 판매점들.

사용 편의성: 비교적 쉽다.

향: 과일 향.

맛: 매우 부드러운 해시시 맛.

역가: 보통 CBD와 THC가 각각 10% 이상.

효과 지속시간: 길게 지속된다.

정신작용: 놀랍게 부드러우면서 효능이 있다. 초보자에게 소량으로 매우 좋다.

진통 효과: 뛰어나다.

근육 이완 효과: 뛰어나다.

해리성: 적다.

자극성: 순하다.

진정 효과: 순하다.

의약적 용도

이 품종은 다양한 항염증 및 진통 효과를 제공하며, 이러한 효과는 부바 쿠시, 블루 드림, OG 등 각 품종의 특정 테르펜 성분에 따라 조정된다. CBD 품종은 THC의 불안과 편집증을 제거해 준다. 또한 이들은 CBD가 THC를 계속 점검해 주는 탁월한 역할을 하기 때문에 과다 투여 현상이 거의 없다.

치즈Cheese 타입 I LIM CAR myr lin ner

치즈는 잉글랜드 런던 남부의 브릭스톤에서 유래된 인기 있는 수퍼 스컹크Super Skunk 재배종이다. 영국에서 '스컹크skunk'는 데이비드 왓슨의 스컹크 #1과 관련된 말이 아니라, 고 THC의 실내 수경재배 대마를 일컫는 일반적인 용어다. 이 단어는 정신병과 연관돼 왔기 때문에 잉글랜드에서는 경멸조로 사용되고 있다.

특징
치즈의 냄새는 치즈맛 스낵 같은 냄새가 난다. 이것은 실내 재배할 때 아주 작은 솔방울 모양의 말린 꽃을 만들어 낸다. 종자가 런던에서 건너온 2009년부터 로스앤젤레스에서는 의약용으로 매우 인기 있는 품종이었다.

유형: 타입 I 광엽 인디카.

종: Cannabis indica ssp. afghanica.

육종일: 2000년 런던.

유전자: 수퍼 스컹크 표현형.

테르펜 성분: 리모넨/카리오필렌 지배적. 두 번째는 미르센, 리날룰, 네롤리돌. 대부분의 진정한 스컹크 품종들과 달리 치즈는 옥시멘을 생성하

지 않는다.

유사 품종: 마션 민 그린Martian Mean Green, 수퍼 스컹크.

가용성: 클론만.

재배 편의성: 흰가루병이 걸리기 쉽지만 비교적 수월하다.

향: 체다 치즈 향.

맛: 깔끔한 해시시 맛. 기화 시 매운 맛이 난다.

역가: 약 17% THC.

효과 지속시간: 비교적 짧게 작용한다.

정신작용: 적당한 효능으로 기능적이다.

진통 효과: 보통.

근육 이완 효과: 보통.

해리성: 중간 강도.

자극성: 약간 자극적.

진정 효과: 순하다.

의약적 용도

치즈는 주간 용도로 인기가 높은 품종으로 일부 환자들에게는 그 정신작용이 약간 불쾌하고 불편할 수 있다. 카리오필렌 성분 덕분에 루푸스, 관절염, 장 질환과 같은 염증성 질환에 탁월한 선택이며, 리모넨 성분은 휴식과 기분 고양에 도움이 된다.

쳄Chem' 91 타입 I MYR CAR hum lim

쳄독Chemdawg 혹은 더독The Dog으로도 불리는 쳄' 91에는 아주 많은 이야기가 따라다닌다. 그레이트풀 데드 쇼에서 구입한 가방에서 발견된 씨앗들, 메사추세츠의 수퍼 스컹크 육종가들, 콜로라도로 흘러들어온 몬타나의 재배종들, 플로리다의 크루들, 뉴욕 북부의 재배자들, 그리고 이들은 모두 LA에 모였다는 등의 이야기들이다. 유전자 기술이 더 발전하기 전까지 우리는 결코 그 진실을 알 수 없을 것이다.

특징

쳄' 91은 건강해 보이지 않는 돌연변이 재배종이지만 강한 연료를 내뿜는 독특하고 자극적인 테르펜 성분을 생성한다. 이러한 특성은 나중에 사워 디젤Sour Diesel, OG 쿠시 등 향이 바뀐 품종들에서도 나타난다. 쳄' 91의 독특한 특성은 감정 기술, 탐욕, 불량 행위가 어우러진 컬트 문화를 만들어 냈다. 그 주인공들은 아직 우리 주변에 있으며, 언젠가 이들의 이야기가 전해질 날이 있을 것이다.

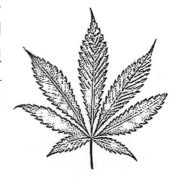

유형: 타입 I, 혼종.

종: Cannabis indica ssp. afghanica × cannabis indica ssp. indica.

육종일: 1980년대 후반쯤 뉴욕이나 플로리다, 하와이에서 유래됐을 것으로 짐작.

유전자: 네팔 품종처럼 강력한 연료나 디젤 냄새가 나는 랜드레이스.

테르펜 성분: 미르센과 카리오필렌이 우세. 두 번째는 후물렌과 리모넨.

유사 품종: OG 쿠시, 더 디젤, 사워 디젤, 쳄 D, 더블 독, 쳄 4, 스노독 Snowdawg.

가용성: 커팅으로만. 광범위하게 유통되진 않음.

재배 편의성: 힘들다. 쳄'91은 곰팡이나 벌레에 대한 내성이 거의 없기 때문에 키우기 까다로운 식물이다.

향: 쳄'91에는 썩 유쾌하지 않은 독특한 향이 있는데, 디젤 연료와 구취가 섞인 냄새로 묘사되곤 한다. 쳄독에서 무언가 썩은 냄새가 나는 것은 아마도 알파 후물렌 때문일 것이다. 이것은 홉에서도 생성되는 성분이다. 연료 향은 농도 짙은 미르센에 베타 카리오필렌과 리모넨이 더해져 생기는 것이다. 미르센은 냄새가 엄청나게 자극적일 수 있으며, 카리오필렌, 후물렌, 그리고 약간의 리모넨이 혼합되면 금방 주유소 냄새가 나기 시작한다.

맛: 꽃 해시시 맛과 시큼한 감귤 맛의 뛰어난 조화.

역가: 강력하긴 하지만 OG 쿠시나 사워 디젤 같은 자신의 후손만큼 세진 않다. 미르센이 치고 들어오면 움직이기 힘들 것이다.

효과 지속시간: 빠른 발현 이후 몇 시간 동안 지속된다.

정신작용: 쳄'91의 정신작용 효과는 매우 복합적이며 그 THC 함량보다 훨씬 강한데, 이유는 쳄'91이 다양한 시너지 테르펜을 생성하기 때문이다.

진통 효과: 거의 마취제와 유사한 전형적인 마비 효과..

근육 이완 효과: 적절한 정도.

해리성: 투여량이 많으면 화성이나 우주 어디론가 날라갈 수 있다.

자극성: 일부 환자에게 불안감을 유발할 수 있는 정도.

진정 효과: 쳄'91의 효과는 '크래시crash'로 표현할 수 있다. 즉 시작은 고양 효과로 도취되지만 비교적 빨리 부드러운 마약성 돌 효과로 진정될 수 있다.

의약적 용도

쳄'91은 희귀하며 손에 넣을 수 있는 환자가 거의 없기 때문에 발견된 의약적 용도도 거의 없다. 하지만 10년 넘게 시장을 지배해 온 강력한 많은 고 테르펜 대마 재배종들의 원조일 가능성이 있다.

민 진Mean Gene은 지난 10년 동안 어피시오나도 시즈Aficionado Seeds에서 자신의 팀과 함께 테르펜 함량이 매우 높은 유전자를 재배해 온 북부 캘리포니아 육종가의 가명이다. 민 진의 작품은 최근의 몇몇 에메랄드 컵 대회를 석권한 바 있다. 체리 라임에이드는 중량의 5%를 정유로 생산할 수 있는 차세대 울트라테르펜 재배종 중의 하나다.

특징

체리 라임에이드와 블랙 라임 리저브Black Lime Reserve를 비롯한 멋진 재배 품종들의 고향인 어피시오나도 시즈는 최근 40대 초반의 나이로 사망한 매우 유능한 육종가인 맥Mack '만델브로트Mandelbrot' 앤더슨Anderson의 유산을 보존하는 데 도움을 주고 있다. 하지만 더 트루스The Truth와 같이 전설의 에메랄드 트라이앵글 유전자에서 파생된 일부 계통들은 여기서 제외돼 있다. 체리 라임에이드는 2015 에메랄드 컵을 수상했을 뿐만 아니라 상위 12위 중 3위를 차지했다.

이 품종은 초고 THC 품종이 아닌데도 초고 테르펜을 생성한다는 면에서 흥미

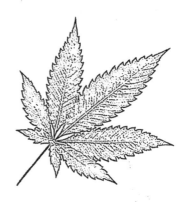

로우며, 많은 사람들이 이런 특성을 차세대 대마 육종의 출발점으로 주목하고 있다.

유형: 타입 I 광엽 인디카.

종: Cannabis indica ssp. afghanica×Cannabis indica ssp. indica.

육종일: 2010년대.

유전자: 체리 파이 S2×블랙 라임 리저브

테르펜 성분: 미르센과 피넨 지배적. 두 번째는 카리오필렌, 리모넨, 오시멘, 후물렌. 체리 라임에이드는 적절히 재배했을 때 미르센 함량이 매우 많다.

유사 품종: 블랙 라임 리저브는 같은 육종 프로그램에서 나왔으며 같은 수준의 테르펜을 생성한다.

가용성: 어피시오나도에서 가끔씩 육종 프로그램의 씨앗을 매우 한정된 양으로 내놓는다. 그 후에는 이런 씨앗의 클론만 구할 수 있다.

재배 편의성: 기름이 많은 대마를 생산하려면 경험과 많은 광선이 필요하다.

향: 감귤 향. 에메랄드 컵 판정단의 말을 빌자면 체리 라임라이드의 향은 바인 드 솔레일Bain de Soleil 선탠 로션과 오렌지 맛 음료인 탱Tang을 연상시킨다.

맛: 말 그대로 아로마트로피. 숲 속의 오렌지, 라임, 테레빈 맛. 정유 성분이 입을 코팅한다.

역가: 약 18% THC. 하지만 테르펜은 더 강력한데 이는 아마도 카나비노이드와의 시너지 효과 때문일 것이다.

효과 지속시간: 빠르고 인상적인 발현 이후 쭉 지속된다.

정신작용: 헤이즈 식의 강렬함과 아프간의 한 방이 아주 흥미롭게 뒤섞여 얼얼한 느낌tingling을 준다.

진통 작용: 뛰어나다. 적당한 용량일 때 순한 마비 효과가 뚜렷이 나타난다.

근육 이완 효과: 뛰어나다.

해리성: 강하다.

자극성: 극소량일 때를 제외하고 자극적이다.

근육 이완 효과: 뛰어나다.

진정 효과: 보통.

의약적 용도

체리 라임에이드의 테르펜 발현은 근본적으로 울트라 블루 드림을 생성하기 때문에 블루 드림보다 더 강도 높은 진통 효과를 가져다 준다. 이 품종은 THC 생성보다 테르펜 생성을 선호한다. 따라서 초보나 노령 환자들이 사용하기 훨씬 더 좋다. 체리 라임에이드는 상당량의 정유를 생성하기 때문에 미르센과 같이 약리적으로 활성인 테르펜의 비율이 훨씬 높은 소량의 THC를 투여하는 데 이상적이며, 만성 통증을 앓고 있는 환자의 치료에 특히 유용하다.

쿠키Cookies 타입 I, II, III CAR hum, lim, myr, lin

걸 스카우트 쿠키즈라고도 알려진 이 품종은 서부 연안의 10년을 책임질 유력한 후보다. 판매가 잘 되고 있는 것은 차치하고라도 쿠키는 저 미르센 대마를 다시 불러왔다는 데 의미가 크다. 미르센은 대마에서 인디카 효과를 책임지는 것으로 간주되며, 상당수가 소위 사티바긴 하지만 대부분의 대마에서 지배적인 테르펜이었다.

특징

쿠키 계통은 의료 대마 현장에 막대한 영향을 미친 캘리포니아 베이 에리어의 한 육종가 모임에서 나왔다. 이 모임은 쿠키 마케팅에 인스타그램을 활용함으로써 대마 사용자들을 자극시키는 시각적 효과를 노려 훌륭한 연구 기반을 형성하고자 했다. 이러한 마케팅은 샌프란시스코 래퍼인 베르너가 주도했으며, 베르너는 힙합 스타인 위즈 칼리파Wiz Khalifa도 함께 참여시켰다. 그 결과 쿠키는 센세이션을 일으키며 네 개의 카나비스 컵을 수상했다. 하지만 쿠키 계통 품종이 이토록 성공할 수 있었던 가장 중요한 비결은 특별하고 매력적인 테르펜 측근들 때문이다.

유형: 타입 I 광엽 인디카.

종: Cannabis indica.

육종일: 2010년.

유전자: 플로리다 OG 쿠시×더반 포이즌 F1(더반×퍼플 페인).

테르펜 성분: 카리오필렌이 지배적. 다음으로 후물렌, 리모넨, 미르센, 리날룰.

유사 품종: 포럼 쿠키즈, 플래티넘 쿠키즈.

가용성: 클론이 널리 통용된다.

재배 편의성: 적당히 힘들다.

향: 실제로 쿠키와 약간 비슷한 향이 난다.

맛: 매우 부드러우며, 약간의 레몬 맛과 풍부한 쿠시 풍미가 있다.

역가: THC 25% 이상일 때가 많다.

효과 지속시간: 오래 지속된다.

정신작용: 매우 강력하다. 양 조절에 주의해야 한다.

진통 효과: 뛰어나다. 적당량일 때 전신 마비 효과가 있다.

근육 이완 효과: 뛰어나다.

해리성: 강하다.

자극성: 자극적이다.

진정 효과: 놀랍도록 순하다.

의약적 용도

쿠키는 THC 처방이 필요한 대부분의 질병에 유용하게 사용할 수 있는 강력한 고효능 THC 품종이며, 그 카리오필렌 성분은 IBD와 같은 염증성 질환에 좋다.

더반 포이즌Durban Poison 타입 I TER 혹은 CAR

더반 포이즌은 1970년대에 유명한 대마 재배 전문가인 에드 로젠탈 Ed Rosenthal에 의해 남아프리카에서 미국으로 종자로 건너왔다. 멜 프랭 크Mel Frank는 이를 재배해서 더 많은 씨앗을 만들고 지켜줄 사람으로 데 이비드 왓슨을 선택했다. 데이비드 왓슨은 이 씨앗을 암스테르담으로 가져갔으며, 여기서 더반은 그 전기 같은 정신작용으로 인해 가장 인기 있는 품종들 중 하나가 되었다.

특징

에드 로젠탈이 더반을 소개하고 약 40년이 지난 후 더반은 쿠키를 육 종하는 데 사용했다. 하지만 여전히 오리지널을 추종하는 사람들이 남 아 있는데, 그 이유는 이것이 예전의 사티바 스타일의 효과를 전달해 줄 수 있는 몇 안 되는 품종들 중 하나이기 때문이다.

유형: 타입 I 협엽.
종: Cannabis indica.
육종일: 1970년대, 멜 프랭크, 로스앤젤레스.
유전자: 남아프리카의 랜드레이스.
테르펜 성분: 종자에서부터 표현형에 따라 다른 테르펜들이 발현된다.

테르피놀렌 지배적인 표현형과 카리오필렌 지배적인 표현형이 있다. 카리오필렌이 지배적인 표현형이 원래의 랜드레이스에 가장 가깝다.

유사 품종: 쿠키, 체리 파이.

가용성: 가끔씩 더반의 클론들을 구할 수 있다. 암스테르담 더치 패션에서 종자를 판매한다.

재배 편의성: 대부분의 사티바는 실내에서 키우기 힘들기 때문에 온실 재배가 권장된다. 빨리 끝나면 9주밖에 걸리지 않는다.

향: 순한 감귤 향, 감초 향, 정향나무 향이 있는 옛날 사티바와 비슷한 향.

맛: 기분 좋은 박하 맛이 나는 사티바 맛.

역가: 약 19% THC.

효과 지속시간: 보통.

정신작용: 전기 같은 활력을 준다. 일부 환자에게는 약간 과도할 수 있다.

진통 효과: 진통 효과보다도 주의산만 효과가 크다.

근육 이완 효과: 적다.

해리성: 강하다.

자극성: 매우 자극적이다.

진정 효과: 매우 적다.

의약적 용도

더반 포이즌은 기분을 띄우고 활력을 주는 데 뛰어나기 때문에 낮에 사용하기 아주 좋다. 염증성 장질환IBD이 있는 환자들은 이것이 통증과 염증에 모두 뛰어나다고 보고되고 있다.

더치 크런치는 감귤 향과 선명하고 기능적인 정신작용이 있는 유명한 혼종으로 THC, THCV 및 CBG 등 꽤 폭넓은 카나비노이드 측근들이 함유돼 있어 흥미를 끌고 있다.

특징

더치 크런치는 캘리포니아 베이 에리어에서 인기 있는 품종이다. 이 것은 미국에서 인기를 유지하고 있는 몇 안되는 암스테르담 스타일 품종들 중 하나인 잭 헤레르의 자손이며, 부모보다 약간 더 이완 효과가 있다.

이런 네덜란드 사티바 스타일의 품종들은 테르피놀렌이 지배적인 유전자와 연관이 있는데, 이는 초창기 동남아시아 랜드레이스들과의 연결고리를 나타낸다. 더치 크런치는 일부 남아프리카 품종들처럼 보통 1% 이상의 THCV를 생성한다. 하지만 이것은 CBG도 1% 이상 생성하며, 이로 인해 흥미로운 카나비노이드 측근 효과가 발생한다는 점에서 특별하다.

유형: 타입 I 협엽 혼종 인디카.

종: Cannabis indica var. indica × var. afghanica

육종일: 2000년대

유전자: 잭 헤레르×더치 트리트, 미르센 지배적인 수퍼 스컹크.

테르펜 성분: 테르피놀렌이 우세. 두 번째는 미르센, 세 번째는 카피오필렌과 옥시멘. 옥시멘을 생성하는 품종들은 언제나 소량의 CBG도 생성한다. 태양광 아래서 재배할 때 테르펜 함량이 높아진다.

유사 품종: 시바 스컹크Shiva Skunk, 잭 헤레르, 더반 포이즌.

가용성: 몇몇 종자 은행에서 구입 가능하다.

재배 편의성: 보통.

향: 감귤 향, 초콜릿 향, 스컹크 향.

맛: 기분 좋은 해시시 맛. 암스테르담의 커피숍을 생각나게 한다.

역가: 15~18% THC.

효과 지속시간: 짧지만 매우 흥미롭다.

정신작용: 활기차게 고양됐다가 재빨리 느슨한 돌로 가라앉는다. 그 THCV 성분을 감안하면 약간 유별나다.

진통 효과: 적당량일 때 낮 시간의 통증 치료에 좋다. CBG 성분 때문으로 짐작된다.

근육 이완 효과: 편안하다.

해리성: 보통.

자극성: 짧지만 확실하다.

진정 효과: 아주 적다.

의약적 용도

더치 크런치는 연기식과 증기식 모두 적은 양으로 주간 통증 치료에 뛰어나다. THCV 성분이 편두통에 도움이 될 수도 있겠지만 아직 추측에 불과하다.

G13에는 할리우드 통신의 이야기가 따라다닌다. 1970년대에 일급기 밀인 미국 정부의 대마 연구 시설에서 만들어졌다는 것이다. 이 특별한 품종은 29%가 넘는 THC를 갖고 있다는 설도 떠돌았다.

사실 미국 정부는 미시시피 대학에 위치한 NCNPRNational Center for Natural Products Research에 공식적인 보안 마리화나 농장을 두고 있다. 아마도 G13은 NCNPR에서 개발되고 비공개 수단을 통해 커팅으로 세상에 나왔을 것이다. 누군가 G13을 유명한 네덜란드 육종가인 네빌Neville에게 주었고, 여기서 전설이 자라났다. 오늘날 G13은 보통 육종 식물로 사용되지만 가끔씩 판매점에 등장하기도 한다.

특징

1999년도 영화 〈아메리칸 뷰티〉를 보면 웨스 벤틀리Wes Bemtley가 G13을 온스당 2천 달러에 판매하는 젊은 마리화나 딜러로 등장하는데, 이는 아주 엄청난 금액이다. 아카데미 조연상을 받은 이 캐릭터는 G13의 전설을 한층 공고히 해주었다.

1968년 이래 미 정부는 미시시피 대학과의 계약을 통해 국내 과학 및 의료 연구를 위한 모든 대마 생산에 독점권을 행사했다. DEADrug

Enforcement Administration는 몇몇 연구원들에게 매년 이 대마의 일부를 받을 수 있게 허가해 주었으며, 이들 대부분은 마리화나 사용의 위험성을 강조하는 연구를 위한 것이었다. 수년간 NCNPR은 미국 세관의 압류와 DEA의 약물 단속으로 상당량의 종자를 수집해 왔다. NCNPR은 이들 종자를 재배하고 그 결과를 분석하는 한편 대마와 그 대사 및 화학 작용에 대한 근본적인 연구를 수행하고 있다. NCNPR 마리화나 프로젝트는 또한 의약품으로서 대마를 연구하기 위한 프로젝트인 컴패셔네이트 INDCompassionate Investigational New Drug 프로그램 용으로 프리롤드pre~rolled 대마 담배를 생산하고 있다. IND는 조지 부시 정권 때 막을 내렸지만 4명의 의료 대마 환자가 생존해 있으며, 이들은 아직 월 300통의 마리화나 담배를 받고 있고 프로그램 계약에 따라 종신으로 받게 될 것이다.

그렇다면 G13은 과연 미국 정부에서 유래된 것일까? 그렇다. 하지만 THC가 29% 생성되는 것 같지는 않다. 1970년대 중반에는 아프간 품종이 매우 희귀했으며, 한 대학원생이 커팅을 해방시키고 싶은 유혹을 느꼈을 수도 있을 것이다. 내막을 결코 알 수는 없겠지만 어쨌든 멋진 이야기이고 G13은 좋은 의약품이다.

유형: 타입 I 광엽 인디카.

종: Cannabis indica ssp. afghanica.

육종일: 1970년대경.

유전자: 밝혀진 바 없음. 아프간으로 추정.

테르펜 성분: 카리오필렌 지배적. 다음으로 후물렌, 리모넨, 미르센.

유사 품종: G13 헤이즈, 암네시아 G13.

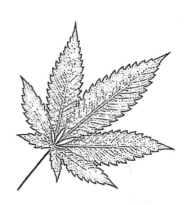

가용성: 커팅으로 일부 판매점에서 구할 수 있다. 종자는 혼종은 종종 있지만 그 자체는 찾기 힘들 수 있다.

재배 편의성: 쉽다.

향: 스컹크 향과 다량의 미르센으로 무거운 발삼 향.

맛: 다수의 환자들이 그냥 평범하다고 한다.

역가: G13의 전설에서 약속하는 수준은 아니지만 높은 편이다. 20% THC가 최상일 때가 많다.

효과 지속시간: 최고 3시간까지 오래 지속된다.

정신작용: 주로 신체적으로 마비와 돌 효과가 있다.

진통 효과: 매우 좋다.

근육 이완 효과: 보통.

해리성: 멍하고 건망증이 있다.

자극성: 다량으로는 지나치게 자극적이라는 환자들이 많다.

진정 효과: 권장되지 않는다.

의약적 용도

G13은 편두통 예방용으로 인기가 있지만 과다 투여 시 '반동rebound' 두통이 생길 수 있다. 카리오필렌 함량으로 인한 항염증 효과가 뚜렷하기 때문에 통증, 장질환 및 관절염에 사용하기 좋다.

골든 파인애플 타입 I TER lim car gua

골든 파인애플은 뛰어난 저 미르센의 중간 효능 혼종이다. 이 품종
은 일명 그린 보디Green Bodhi라 불리는 오리건주의 존경받는 육종가에
의해 개발됐다. 보디는 현대 대마에서 가장 위대한 인물 중 한 사람으
로, 티베트 불교와 서핑에 삶의 상당 부분을 헌신하면서 환자들을 위
한 멋진 대마를 육종하고 재배하고 있다. 그는 뛰어난 종자 수집가로
도 명성이 높다.

특징

골든 파인애플은 서부 연안의 무수한 환자들에게 가장 사랑받는 품
종이 되었는데, 그 이유는 관리하기 수월하고 명확한 효능 때문이다.
그 화학작용은 약간 유별나서 보통은 함께 생성되지 않는 테르피놀렌
과 리모넨이 모두 생성된다.

유형: 타입 I 광엽 인디카.

종: Cannabis indica.

육종일: 2007년경.

유전자: C99×스쿠시Skush, 요청 시.

테르펜 성분: 테르피놀렌이 지배적이며 다음으로 리모넨과 카리오필렌,

세 번째로 구아이올.

유사 품종: 미스테리 쿠시.

가용성: 미국 북서부의 그린보디 시즈Greenbodhi Seeds.

재배 편의성: 훌륭하다. 그린 파인애플은 그 육종가와 마찬가지로 평화와 고요를 좋아한다.

향: 디젤 탱과 약간의 스컹크 향이 있는 멋지고 달콤한 파인애플 향.

맛: 감귤 해시 맛.

역가: 16~19% THC.

효과 지속시간: 오래 지속된다.

정신작용: 진정한 기글 위드giggle weed로 기분이 좋아지고 웃음이 나온다. 힘든 질병으로 고통받는 환자들에게 완벽하다.

진통 효과: 보통.

근육 이완 효과: 약간.

해리성: 적다.

자극성: 적당히 자극적이다.

진정 효과: 순하다.

의약적 용도

골든 파인애플은 올라운드 고 THC 품종으로 초보 대마 환자나 경험자들 모두에게 좋다. 머리가 맑은 정신작용이 있기 때문에 낮 시간에 통증이나 구역을 완화하는 데 탁월하다. 투여량을 늘리면 구름 위를 떠다닐 수 있다.

고릴라 글루 #4 타입 I CAR hum lim myr

고릴라 글루Gorilla Glue #4는 2015 하이타임즈 자메이칸 월드컵을 비롯한 몇 개 대회에서 우승한 품종이다. 이름처럼 끈적이기로 악명 높은 이 대마는 약 30%에 달하는 THCA 함량을 만들어낼 수 있다.

특징

고릴라 글루 #4의 기원 이야기는 재앙으로 시작해서 승리로 끝난다. 이 식물의 부모를 키웠던 한 육종가가 이들 중 하나의 꽃가루가 방출되게 하는 바람에(암수 한몸으로 바뀌어) 재배 전체를 망쳐버렸다. 그는 여기서 나온 씨앗들을 버렸는데 한 친구가 그중 몇 개를 가져갔다. 그 후 친구는 이 4개의 씨앗을 키웠고 여기서 자란 식물이 고릴라 글루 #4가 되었다.

유형: 타입 I 순수 광엽 인디카 혼종.

종: Cannabis indica ssp. afghanica × Cannabis indica ssp. indica.

육종일: 2013년경 GG 스트레인즈Strains에 의해 개발됐다.

유전자: (쳄즈 시스터Chem's Sister × 사워 덥Sour Dubb) × 초콜릿 디젤로 육종.

테르펜 성분: 카리오필렌 지배적이며 두 번째로 후물렌, 리모넨, 미르센.

유사 품종: 퍼플 미스터 나이스Purple Mr. Nice, 블루 화이트.

가용성: 고릴라 글루 #4는 클론으로 통용되고 있다.

재배 편의성: 경험이 적은 성실한 재배가들이 키워오긴 했지만, 노련한 재배가의 손길이 필요하다.

향: 매우 자극적인 디젤 향.

맛: 시큼한 멋진 해시 맛.

역가: 최고 단계에 도달할 수 있다.

효과 지속시간: 길게 지속된다.

정신작용: 이상야릇하다. 머리와 신체에 강렬한 효과가 있다. 뇌 작용과 카우치락이 동시에 온다. 겁이 많은 사람은 멀리하는 게 좋다.

진통 효과: 뛰어나다.

근육 이완 효과: 뛰어나다.

해리성: 강하다.

자극성: 강하다.

진정 효과: 강하다.

의약적 용도

고릴라 글루 #4는 통증과 염증 모두에 좋은 선택이며, 미르센과 균형을 이루는 무거운 카리오필렌 함량 덕분에 크론병에서 관절염에 이르는 다양한 질병에 사용할 수 있다. 그 효능은 초보 환자들에게는 지나치게 셀 수 있기 때문에 투여량 관리가 필수이다.

할리퀸Harlequin 타입 II PIN MYR car

웨이드 래프터Wade Laughter에 의해 육종된 할리퀸은 캘리포니아 의료 무대에 가장 먼저 등장한 CBD THC 타입 II 대마에 속한다. CBD는 대마 식물에서 두 번째로 흔하게 생성되는 카나비노이드로, 정신작용은 없지만, 그 의약적 효과는 포괄적이다. 최근까지 CBD는 미국 의료 대마 품종들 내에서 사실상 찾기가 불가능했다.

특징

유럽에서 CBD의 놀라운 가치를 처음 알아차린 곳은 호타팜 팀과 이후 GW 파머수티컬즈였다. 미국에서는 마틴 리, 프레드 가드너, 사라 루소 등이 고 CBD 품종을 선도했으며, 프로젝트 CBD를 통해 이들의 사용을 촉진시켰다. 이 비영리 프로젝트는 리와 가드너가 CBD 재배 품종의 광범위한 보급을 장려하기 위해 특별히 구성한 것이다. 1년 안에 12종 이상의 품종들이 확인됐으며, 2년이 안 돼 할리퀸, 사워 쓰나미, 옴리타Omrita Rx, 카나토닉 등의 품종이 캘리포니아와 콜로라도의 몇몇 판매점에서 팔리기 시작했다. 이와 함께 할리퀸과 카나토닉의 커팅들도 유통되고 있었다. 2012년 말경에는 최초로 거의 순수한 CBD 품종들이 등장하기 시작했는데, 여기에는 CBD와 THC가 36:1인 카나토닉 C6도 포함돼 있다. 카나토닉 C6는 ACDC로도 불린다.

유형: 협엽 및 광엽 약물 품종들과 교배된 협엽 헴프.

종: Cannabis sativa × cannabis indica.

육종일: 고 CBD 품종은 2009년부터 연구소에서 식별되기 시작했다.

유전자: 고 CBD 유전자들은 모두 부분적으로 대마의 헴프 섬유 품종에서 파생된 것인데, 그 이유는 이들 식물이 CBGA를 CBD의 산성 전구체인 CBDA로 전환해 주는 효소를 생성하기 때문이다.

테르펜 성분: 피넨과 미르센. 두 번째로 카리오필렌.

유사 품종: 사워 쓰나미, 옴리타 Rx3, 자메이칸 라이언, 카나토닉, 슈거리Sugaree × 블루 디젤, 포이즌 OG, 그래니 더클Granny Durkel.

가용성: 커팅들만. 단 카나토닉은 스페인의 레진 시즈Resin Seeds에서 종자를 구할 수 있다.

재배 편의성: 키우기 쉽지만 전체 태양광이 아니면 CBD 생성을 최적화하기가 약간 까다롭다.

향: 이들은 대체로 가장 기분 좋은 향을 내는 품종은 아니다. 그 이유는 원래 약물용이 아니라 섬유용으로 선택되었던 것들이기 때문이다. 하지만 상황은 변하고 있다. 가장 널리 통용되는 CBD 품종인 할리퀸은 잘 재배했을 때 피넨과 미르센 성분에서 기분 좋은 박하 향이 난다.

맛: CBD 품종에 따라 맛이 매우 다양하다. 공통점은 대부분 고 THC 품종들만큼 맛이 좋지 못하다는 것이다.

역가: 2013년의 CBD 최고 비율은 카나토닉에서 나타난 22%였다. 할리퀸은 15% CBD와 5% THC에 도달할 수 있다. 사워 쓰나미는 CBD:THC의 이상적인 비율이 3:1이다. CBD의 역가는 CBD:THC 비율만큼 거의 중요하지 않을 수도 있다. 한 카나토닉 표현형 테스트에서는 CBD 18.5%에 THC 0.6%로 그 비율이 30:1을 넘기도 했다.

효과 지속시간: 할리퀸은 최고 6시간의 CBD/THC 효과를 전달하는데, 이는 CBD가 THC 대사 속도를 둔화시키기 때문이다.

정신작용: THC가 거의 없을 때는 사실상 전혀 정신작용이 없다.

CBD:THC 투여 비율에 따라 THC의 효과가 둔화되는 듯하다. CBD 품종들이 정신작용 비슷한 것을 하지만 이는 단지 CBD 약물의 효과가 느껴지는 것 때문일 가능성이 많다.

진통 효과: CBD와 THC 조합으로 진통 효과가 높다.

근육 이완 효과: 매우 강하다.

해리성: CBD와 THC 결합은 환자에게 포대기로 보호되고 있는 것 같은 느낌을 주는 정신작용이 있다.

자극성: 드물다. THC나 CBD 단독으로보다 그 효과가 훨씬 애매하다.

진정 효과: 많은 환자들, 특히 만성적으로 수면 장애가 있거나 스스로 수면을 거부하는 사람들은 의사의 면밀한 감독 하에 수면 처방 의약품을 이용할 경우 CBD와 THC가 졸림 유발 등에 효과적인 조합이라는 것을 알게 될 것이다. 단 흡입 시에는 효과가 밤새 지속되지는 않는다.

의약적 용도

할리퀸 같은 품종을 이용하는 데 따르는 한 가지 큰 이점은 카나비노이드 측근 효과다. 이 CBD 성분은 항염증 작용을 하며 THC 성분도 마찬가지이기 때문에, 신경 퇴행성 질병, 신경병증성 통증, IBS, 다발성 경화증, 화학요법으로 인한 메스꺼움 등에 탁월한 선택이 될 수 있다. 또한 CBD는 THC가 인지 능력에 미치는 부정적 영향을 감소시키킨다. 덕분에 할리퀸의 정신작용은 초보 환자에게 부담이 덜하다.

헤이즈Haze 타입 I CAR LIM myr

1960년대 후반과 1970년대 초반에 산타크루즈 출신의 두 친구가 단기적인 야외 대마 육종 실험을 시작했는데, 이 실험은 그 후 40년간 모든 마리화나 재배에 지대한 영향을 미치게 된다. 이들의 대마 품종은 헤이즈라 불렸으며, 멕시코와 태국, 인도 및 콜롬비아로부터 수집한 최상의 협엽 사티바들을 결집해 탄생한 최초의 수퍼스타 대마 품종이었다.

헤이즈는 세계에서 가장 훌륭한 대마로 명성을 얻었으며, 온스마다 맞춤 라벨로 장식된 레드우드 상자에 담아 배달했다. 시즌마다 헤이즈, 즉 마그네타, 골드, 실버, 퍼플, 블루 등 새로운 버전의 헤이즈를 소개했다.

열대 기후 출신의 품종인 헤이즈는 12월 중순까지 온실에서 꽃이 피지 않았다. 어떤 품종은 1월 중순까지도 피지 않기도 했다. 이런 긴 개화기 덕분에 뚜렷한 정신작용이 보장되긴 하지만, 재배자에게는 이것이 위험하기도 했다. 1970년대 후반 미국의 주 및 연방 마리화나 근절 프로그램으로 인해 개화기가 긴 열대 품종의 대규모 재배가 거

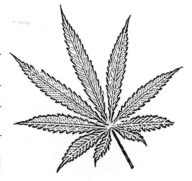

의 불가능해졌다. 데이비드 왓슨은 자신의 스컹크 #1과 함께 헤이즈 종자를 암스테르담으로 가져왔으며, 여기서 거대한 규모로 네덜란드 대마를 발전시켰다. 헤이즈는 협엽 대마 혼종을 위한 역사상 최고의 번식용 개체, 즉 종축breeding stock으로서 큰 의미가 있다.

특징

대마 과거의 기반이 되는 헤이즈는 우리 미래 대마의 초석이 될 가능성도 높다. 대마 금지법이 사라지면서 비밀리에 생산이 불가능한 열대 품종들이 시장에 다시 등장하게 될 것이다. 미국에서는 향후 5년 내에 헤이즈의 상업적 온실 생산이 시작될 것으로 예상된다.

유형: 타입 I 순수 협엽 열대성.

종: Cannabis indica ssp. indica.

육종일: 1971~1976년.

유전자: 푼토 로조Punto Rojo, 마그네타, 골드의 3종 교배. 후에 인도 품종이 여기에 추가됐다.

테르펜 성분: 대부분의 헤이즈에서 카리오필렌과 리모넨이 지배적. 두 번째는 미르센.

유사 품종: 헤이즈는 1980년대부터 초기 네덜란드 대마에 막대한 영향을 미쳤다. 저명한 대마 육종가인 네빌은 오리지널 헤이즈를 이용해서 네빌의 헤이즈를 육종했다. 수퍼 실버 헤이즈는 하이타임즈 카나비스 컵을 3회 연속 수상했다. 보다 최근에는 레몬 헤이즈가 미국 서부 연안에서 인기를 끌고 있다.

가용성: 몇몇 네덜란드 종자 은행들이 데이비드 왓슨이 네덜란드로 가져

온 오리지널 헤이즈의 생식질germplasm 재고를 갖고 있다고 주장하고 있지만, 여기에는 논쟁의 여지가 있다. 왓슨은 자신이 가져왔던 헤이즈가 실제 재배 후보자보다 더 나은 종축이라고 분명히 밝혔기 때문이다. 최근 일부 빈티지 헤이즈 종자들이 캘리포니아의 산타크루즈와 오클랜드 두 곳에 돌아다니고 있다. 아주 오래된 이들 씨앗에서 생존 가능한 식물 배아를 구제하기 위해 조직 배양 기술을 사용할 수 있다. 그러나 의료 대마 전문가들은 이 품종에 아주 큰 흥미를 갖고 있으며, 이것을 금지법 이후의 차세대 의료 대마에 포함시키고자 하고 있다.

재배 편의성: 매우 키가 크게 자라고 개화기가 긴 경향이 있어 전문 재배자의 손이 필요하다. 재배하는 곳이 적도에 가까울수록 결과물이 좋다. 최근 나온 것들 중 최고급 헤이즈는 하와이 섬들 중 멀리 떨어진 한 곳에서 재배된 것이었다.

향: 가열하면 독특한 매운 향이 나기 때문에 즉시 알아차릴 수 있다. 마리화나 같은 냄새는 나지 않으며 헤이즈 자체 향이 있다.

맛: 감초, 후추, 비누, 감귤 및 코코아가 섞인 맛이다. 단맛은 전혀 없고 복잡한 맛이다.

역가: 현재까지는 전례없는 수준이다. 평균 20% THC며 CBD는 최고 2%라는 주장이 있다.

효과 지속시간: 매우 오래 지속된다. 자극적인 일부 대마에서 나타나는 '크래시'를 피하면서 거의 눈치채지 못하게 감소한다.

정신작용: 높은 투여량에서 환각 증세가 있다. 이 때문에 생을 마감하는 호스피스 환자들을 위한 통찰 약물insight drug로서 헤이즈의 잠재력에 관심이 쏠리고 있다.

진통 작용: 중간.

근육 이완 효과: 순하다.

해리성: 보통, 그리고 높은 투여량에서 강하다.

자극성: 매우 자극적이며 민감한 환자들에게 불안감을 일으킬 수 있다.

진정 효과: 적다.

의약적 용도

의료 대마 품종들 중에서 헤이즈는 낮에(적은 양으로) 사용하기 좋은 편에 속하는데, 그 이유는 인지능력 손상이 거의 없기 때문이다. 적은 양으로 하이퍼포커스를 촉진시키기 때문에 주의력 결핍이나 과잉행동 장애에 탁월한 선택이다. 헤이즈는 '클린 더 하우스clean the house' 의약품으로 명성이 높으며 극소량으로 이용할 때 거의 완벽한데, 이는 적은 양일 때 감각을 무디게 하는 게 아니라 민감하게 만들기 때문이다. 다량일 때는 심한, 심지어 불편할 정도의 느낌을 유발할 수 있다.

헤드밴드Headband는 미국 전역의 판매점에서 인기 있는 쿠시로 최근의 유전자 테스트에서 확인된 바 있는 비밀을 갖고 있다. 헤드밴드가 북부 캘리포니아 무대에 처음 등장했을 때는 신분을 감춰야만 했다.

특징

OG 쿠시 클론이 남부 캘리포니아로 들어 왔을 때 이를 가진 재배자는 몇명 되지 않았으며, 이들은 계속 이런 식으로 유지해 가기로 결심했다. 하지만 통제되는 유전자들이 늘 그러하듯 이들은 탈출하게 된다 (우연이든 아니든). 2000년대 초반 OG 쿠시는 원래 LA 재배가의 전 여자친구와 함께 북부 캘리포니아로 탈출한다. 그녀의 새 파트너가 이것을 재배하기 시작했으며, 전 남자친구는 이것을 OG 쿠시로 베이 에리어 근방을 돌아다니게 해서는 안 된다고 점잖게 경고했다. OG 쿠시가 서쪽으로 들어오기 전에 팬들은 종종 이것이 머리띠headband를 한 것 같은 느낌을 준다고 말하곤 했다.

헤드밴드가 LA 판매점에 들어왔을 때 OG 쿠시가 받고 있던 터무니없이 높은 가격을 부른 적이 없다는 사실은 흥미롭다. 최근 오리건주에서 있었던 DNA 테스트에서 헤드밴드가 OG 쿠시임이 확실히 밝혀졌으며, 오늘날 현대 대마 시장을 어지럽히는 상표 게임의 좋은 예다.

유형: 타입 I 협엽 인디카.

종: Cannabis indica.

육종일: 1999년, 동부 연안.

유전자: OG 쿠시.

테르펜 성분: 리모넨, 미르센, 카리오필렌 지배적. 다음으로 리날룰, 네롤리돌, 펜콜fenchol.

유사 품종: OG 쿠시.

가용성: 클론으로 널리 통용된다.

재배 편의성: 어렵다.

향: 연료, 감귤, 소나무 향

맛: 훌륭한 감귤, 소나무 맛.

역가: 매우 높다. THC가 25% 이상일 수 있다..

효과 지속시간: 오래 지속된다.

정신작용: 매우 강할 수 있다.

진통 효과: 뛰어나다. 보통량으로도 전신 마비 효과가 있다.

근육 이완 효과: 보통.

해리성: 강하다.

자극성: 자극적이다.

진정 효과: 진정되는 이상으로 멍해진다.

의약적 용도

헤드밴드는 일반적으로 만성 통증에 이용되는데, 그 이유는 높은 THC 함량과 폭넓은 테르펜 측근 효과로 몇 가지 증상을 동시에 해결하기 때문이다. 리모넨 성분은 이완 효과를, 미르센은 진통 효과를, 카리오필렌은 항염증 효과를 낸다.

힌두 쿠시Hindu Kush는 현재 미국의 판매점들을 열광시키고 있는 최고 품질의 '쿠시'와는 상당히 다른, 진정한 쿠시라 할 수 있다. 여러 면에서 이것은 아프간 #1보다는 예전의 랜드레이스 아프간에 가깝다.

진정한 쿠시 품종은 꽃으로 연기를 내는 용도가 아니라 말려서 트리콤 헤드를 체로 걸러내기 위해 육종된 해시시 식물이다. 따라서 힌두 쿠시는 중앙아시아에서 연기로 흡입되는 것을 사실상 대변하긴 하지만, 거기서처럼 우리도 흡입하지는 않는다.

대부분의 서양인들에게 힌두 쿠시는 약간 거칠고 투박해 보이는데, 그 이유는 이 품종이 추출을 통해 정제되기 때문이다. 힌두 쿠시 꽃을 연기로 흡입하는 것은 생마늘을 먹는 것과 비슷하다. 거의 모든 중앙아시아 대마 품종은 추출용으로만 재배한다.

특징

이 품종과 그 형제들은 해시시를 만들기 위해 개발한 것들이며, 소형 작물에 접근할 수 있다면 재미있는 프로젝트가 될 수 있다. 중앙아시아에서는 해시시가 섬유 스크린을 통해 건조 체질된다. 우선 대마를 신중하고 완벽하게 건조시켜 식물의 트리콤이 쉽게 분리되도록 만든다. 일단 분리 작업이 완료되면 결과물인 수지 가루를 다시 체질해서 가능한 식물 물질이 남지 않도록 한다. 이상적으로는 순수 선모만 남는 게 좋다. 추출 작업을 해 보면 해시시 체질에 얼마나 많은 노동이 필요한지, 새삼 감사할 것이다.

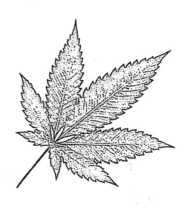

힌두 쿠시는 한 가지 품종만 있는 게 아니다. 1970년대에는 카슈미르 국경에서 파키스탄을 건너 아프가니스탄까지 현지 적응된 수십 종의 쿠시 랜드레이스들이 있었을 가능성이 많다. 대마 수지 사용을 비난하는 독실한 파트와fataw 추종자들이 이들 중 상당수를 파괴했겠지만, 일부 진정한 쿠시 품종들은 아직도 살아남아 있다.

유형: 타입 I 광엽 랜드레이스.

종: Cannabis indica ssp. afghanica.

육종일: 13세기에 아마 최초로 재배됐을 것이다.

유전자: 아프간이나 파키스탄의 해시 식물.

테르펜 성분: 미르센 지배적. 두 번째는 리모넨과 카리오필렌. 세 번째는 리날룰과 후물렌.

유사 품종: 아프간, 아프팍, 힌두 스컹크.

가용성: 종자와 커팅으로 널리 통용된다.

재배 편의성: 쉽지만 곰팡이 방지를 위해 습도 제어가 필수다.

향: 향과 향신료의 미묘한 느낌이 있지만 주로 신선한 해시시 향이 난다. 이 품종의 테르펜에는 소량의 리모넨과 함께 미르센과 베타 카리오필

렌이 포함돼 있다. 화려한 과일 향기 때문에 선택되는 일은 없겠지만 약간의 디젤 탱이 있는 진정한 쿠시 랜드레이스들도 몇몇 있다.

맛: 해시시 맛, 흙 맛, 약간 지독하다.

역가: 이런 쿠시 식물의 표현형들은 20% THC가 나오는 경우가 많다.

효과 지속시간: 매우 길다.

정신작용: 미묘하지 않고 강력한 인디카 돌 효과. 힌두 쿠시는 환자를 거의 표면까지 굳게 만드는 이상의 용도가 별로 없다. 아시아에서는 거친 환경에서 일상적으로 피우기 때문에 무뎌져 있다.

진통 효과: 카이베르 고개(Khyber Pass: 파키스탄과 아프카니스탄을 잇는 주요 산길)를 넘을 때처럼 근육을 달래는 데 매우 좋다. 장난처럼 들리겠지만 힘든 육체 노동을 잘 참을 수 있게 해주는 것이 바로 이 식물이 선택받은 이유다.

근육 이완 효과: 좋다.

해리성: 일반적인 사고의 둔화를 제외하고 많지 않다.

자극성: 무시할 만한 수준.

진정 효과: 밤에 아주 잘 든다.

의약적 용도

힌두 쿠시는 등 통증, 수면, 식욕 자극 등과 같은 기본적인 것들에 유용하다. 가끔씩 힌두 쿠시 랜드레이스 표현형(네덜란드의 종자 품종이 아니라)들이 CDBV나 THCV 같은 희귀 카나비노이드를 생성하기도 한다. 힌두 쿠시 품종들이 서양에서도 발견이 된다면, 환자에 대한 그 의약적 가치는 크게 향상될 것이다.

인더 파인즈In The Pines 타입 I MYR oci pin

인더 파인즈는 에메랄드 컵을 수상했을 뿐만 아니라 몇 년간 상위 5위 안에 오른 영예를 안고 있다. 데릭 에메랄드Derek Emerald가 만든 이 품종은 파인애플 품종으로는 궁극이라 할 수 있다.

특징

데릭 에메랄드는 캘리포니아 멘도시노 카운티의 앤더슨 밸리 출신으로, 유수의 여러 대마 육종가 겸 재배자들 중 한 사람이다. 그는 고 더그 빈드셔텔Doug Bindschatel의 제자이기도 했다. 더그는 전설적인 육종가였으며, 스포트라이트는 피했지만 잭 헤레르와 웨일런 제닝스Waylon Jenning용 대마를 재배하는 등 많은 업적을 남겼다.

유형: 타입 I 광엽 인디카.

종: Cannabis indica.

육종일: 2009년 캘리포니아주 분빌Boonville.

유전자: 파인애플 타이×파인애플×마스터 쿠시.

테르펜 성분: 미르센이 아주 약간 우세. 두 번째는 옥시멘과 피넨.

유사 품종: 파인애플 타이.

가용성: 어피시아나도에서 한정량의 종자가 생산됐다. 캘리포니아 레이

톤빌Laytonville의 아티팩트 너서리에서 클론을 구입할 수 있다.

재배 편의성: 약간 어렵다.

향: 엄청나게 달콤한 파인애플 향. 가문비나무 냄새가 약간 난다.

맛: 강렬하게 달콤한 과일 맛. 경험해 본 것들 중 가장 맛이 좋은 대마라고 평하는 사람들이 많다.

역가: 테르펜이 거의 5%며 THC는 보통 18% 정도다.

효과 지속시간: 오래 지속된다.

정신작용: 미르센이 지배적인 품종으로는 믿기 힘들 만큼 고양되고 상쾌하다.

진통 효과: 뛰어나다.

근육 이완 효과: 뛰어나다.

해리성: 보통.

자극성: 강하다.

진정 효과: 순하다.

의약적 용도

앤더슨 밸리의 다른 많은 품종들과 마찬가지로 인더 파인즈는 기분을 고조시키는 데 최고이다. 따라서 심하게 병든 이의 영혼을 달래 줄 수 있는 뛰어난 의약품이다. 가끔 3%가 넘기도 하는 놀라운 미르센 함량은 상당한 진통 효과를 제공한다.

잭 헤레르Jack Herer 타입 I과 II TER car

1994년 하이타임즈 카나비스 컵 수상자인 잭 헤레르는 종자 품종으로 발표되어 암스테르담의 대마 종자 은행인 센시 시즈에 의해 개발됐다. 이 품종의 이름은 대마 활동가이자 헴프 책의 고전인 『황제는 옷을 입지 않는다The Emperor Wears No Clothes : Ah Ha Publishing, 1985』의 저자, 잭 헤레르(1939~2010)를 기리기 위해 붙여졌다. 잭 헤레르 품종은 네덜란드 회사인 베드로컨Bedrocan이 자사 최초의 약초 대마 제품으로 채택했으며, 의사의 처방 하에 네덜란드 약국에서 구입할 수 있다.

잭 헤레르 종자는 보통 네 가지 표현형 중에 하나를 생산하는데, 세 개는 협엽이고 하나는 광엽이다. 베드로컨 잭은 '레몬Lemon' 이라는 표현형이다. 실내에서 재배할 때 이 품종은 매우 큰 꽃 뭉치를 만들 수 있으며, 그 무게는 7g이 넘는다. 잭 헤레르는 그 효과가 매우 긍정적이고 기능적이기 때문에 여러 면에서 진부한 중독자들의 마리화나 품종과 대조된다.

특징
전 세계 환자들에게 가장 사랑받는 품종 중 하나인 잭 헤레르는 진정한 엘리트 대마 유전자다. 주간용 품종으로는 아마 가장 인기가 높을

것이다. 감귤 향 성분이 손상되지 않으려
면 열로부터 별도의 보호가 필요하며, 뛰
어난 추출물을 만들어낸다. 연기식에 대한
하나의 대안으로 네덜란드 정부는 베드로
컨 잭이 종종 사용되는 차의 개발을 장려
했는데, 그 제조법은 다음과 같다.

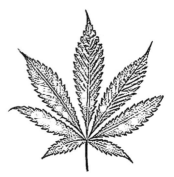

- 잭 헤레르 1g
- 물 1쿼트(약 1리터)
- 냄비와 뚜껑
- 스트레이너
- 커피 크림이나 일반 우유

커피 크림은 유화제 역할을 하며, 카나비노이드를 물속에 유지시켜
용액에서 응고돼 나오는 것을 막아주기 때문에 중요한 성분이다. 차를
만들기 위해서는 먼저 냄비에 물을 끓인다. 여기에 대마를 넣고 불을
줄이고 뚜껑을 덮어 15분간 서서히 졸인다. 계속 끓어오르게 해서는 안
된다. 그런 다음 스트레이너를 이용해 차를 컨테이너에 담는다. 바로
크림을 추가하고 잘 섞는다. 맛을 약간 더하기 위해 민트나 레몬, 꿀을
넣을 수도 있다. 네덜란드에서 표준 용량은 한 컵이며, 차는 3~5일 동
안 냉장 보관한다.

대마 차는 THC 산이 중성 THC로 전환되는 온도까지 대마를 끓이지
않기 때문에 정신작용이 덜하다. 단 정신작용이 감소된다고는 해도 강
펀치를 날릴 수 있기 때문에 일반 차처럼 마셔서는 안 된다. 다시 말해

대마 차는 약처럼 이용해야 한다.

유형: 타입 I과 II 협엽 혼종 인디카.

종: Cannabis indica var. indica × var. afghanica.

육종일: 1994년, 1995년 발표됨.

유전자: 센시 시즈와 네덜란드 대마의 충신들, 즉 노던 라이츠 #5, 헤이즈, 스컹크 #1(센시로부터 확인되지 않음)에서 육종됐다. 표현형은 시바 스컹크(NL #5×스컹크)에 보다 많이 가까운데 이것이 잭 헤레르의 부모일 가능성이 많다.

테르펜 성분: 테르피놀렌이 우세. 두 번째는 카리오필렌, 셋째는 후물렌, 옥시멘, 미르센.

유사 품종: 잭 플래시, 시바 스컹크.

가용성: 센시 시즈와 커팅들, 둘 다 여러 곳에서 판매하고 있다. 미국의 모든 의료 대마 관할권에서 널리 재배된다.

재배 편의성: 마스터한 사람들이 많긴 하지만 초보자에게 아주 쉽지는 않다. 표현형들의 성장을 실내에서 관리하는 일은 생각보다 까다로울 수 있다.

향: 표현형에 따라 감귤 향에서 달콤한 스컹크 향까지 다양하다. 감귤향은 높은 테르피놀렌 발현에 일부 기인한 것이다.

맛: 감귤 맛 표현형은 시큼한 과일의 풍미가 입에 매우 잘 맞는다.

역가: 보통 18~22%의 THC

효과 지속시간: 중간.

정신작용: 잭 헤레르는 높은 테르피놀렌과 낮은 미르센 함량으로 인해 선명하고 깨끗한 정신 효과를 동반한 강력한 상승 반응을 유발하며, 이것은 전기에 가까운 수준일 수 있다.

진통 효과: 적정량일 때 주간 통증 치료용으로 좋다.

근육 이완 효과: 이 품종은 이완에는 약간 센 경향이 있지만 짜증날 정도는 아니다.

해리성: 투여량이 많을 때 잭 헤레르 표현형들은 당신을 달나라까지 기분 좋게 날라다 줄 것이다.

자극성: 이 품종의 지속적인 '업' 효과는 희열을 느끼게 한다. 잭 헤레르 사티바 표현형을 과다 투여할 경우 민감한 사람에게는 불안을 야기할 수 있다.

진정 효과: 진정 효과는 없지만 이완을 방해하지는 않는다.

의약적 용도

연기와 증기 모두 저용량 주간 의료 요법에 적합하다. 통증과 메스꺼움에 뛰어난 주의분산 효과를 제공한다.

크립토나이트Kryptonite 타입 I CAR lim myr

크립토나이트는 2000년대 중반부터 캘리포니아에서 인기를 끌어왔다. 오클랜드 지역에서 유명했으며, DEADrug Enforcement Agency에서 단속하기 전까지 옥스테르담 너서리에서 구입이 가능했다. 이로 인해 옥스테르담의 소유주가 캘리포니아의 초기 합법화 투표 발안에 자금을 대게 됐다고 말하는 사람들이 많다.

특징

크립토나이트는 강력하기 때문에 다양한 투여 방식을 이용할 수 있다. 소량으로는 심한 통증을 처리할 때 하이퍼포커스용으로 뛰어나다. 다량 투여 시 강한 정신작용이 있어 다른 렌즈를 끼고 사물을 보는 것처럼 해준다.

유형: 타입 I 광엽 인디카.

종: Cannabis indica ssp. afghanica.

육종일: 2000년대 중반 북부 캘리포니아.

유전자: 킬러 퀸×퍼프스.

테르펜 성분: 카리오필렌이 지배적. 둘째는 리모넨과 미르센, 셋째는 피넨과 후물렌.

유사 품종: 퍼프스.

가용성: 크립토나이트 클론을 구입 가능하다.

재배 편의성: 비교적 쉽다. 아프간 재배종들 사이에서는 곰팡이 저항이 거의 없기 때문에 재배 시 기후 조건과 낮은 습도가 중요하다. 따라서 건조한 중앙아시아에 잘 적응한다. 아프가니 #1은 10월 셋째 주 야외에서 완성되며, 실내에서 55일의 개화기를 갖는다.

향: 달콤한 포도 향. 후추 향이 살짝 난다.

맛: 깔끔한 해시시 맛.

역가: 역가가 높아서 THCA가 20% 이상일 때가 많다.

효과 지속시간: 특별히 길게 지속되지는 않는다.

정신작용: 매우 강력한 정신작용을 하지만 카우치락은 거의 없다.

진통 효과: 뛰어나다.

근육 이완 효과: 뛰어나다.

해리성: 보통.

자극성: 자극적이다.

진정 효과: 보통.

의약적 용도

크립토나이트는 크론병이나 손상으로 인한 통증, 관절염 등과 같은 만성 염증성 질환에 뛰어나다. 보통 미르센 량이 낮기 때문에 주간 의약품으로 좋다.

LA 컨피덴셜 타입 I LIM MYR CAR lin hum

로스앤젤레스에서 온 두 친구, 돈과 애런은 2000년대 초 암스테르뎀으로 건너가 종자 은행을 만들고 남부 캘리포니아의 우수 쿠시 클론으로부터 의료 품종을 개발했다. 이들을 이용해 돈과 애런은 애피, OG 쿠시의 몇 개 커트들, 마스터 쿠시, 부바 쿠시 등 LA의 많은 일류 품종을 소유하게 됐다. 시의적절한 영리한 아이디어였다.

캘리포니아 의료 대마 시장은 자신들의 특별한 유전자들에 대한 거대한 소문을 만들어내기 시작했다. 웨스트 할리우드의 판매점들은 2.5g에 125달러를 받고 있었다. 이것은 거품이었으며 수명이 비교적 짧았다.

그러나 이런 와중에도 소문은 살아남았다. 유명해진 품종들은 여전히 유명세를 유지했으며, 여기에는 OG와 사워 디젤을 찬양했던 힙합 노래들도 일조를 했다. 돈과 애런의 첫 번째 큰 프로젝트는 종자 시장에 맞게 애피를 재생산하는 것이었는데, 당시에 이것은 로스앤젤레스에서 확보하기 가장 힘든 클론 품종이었다. 그 결과 애피×아프간 교배종이 탄생했으며, LA 컨피덴셜LA Confidential이란 이름이 붙여졌다. 일부 전문가들은 부바의 표현형이라고 생각할 만큼 이것은 부바 쿠시의 표현형과 유사한 모습이다.

2004년 돈과 애런은 하이타임즈 카나비스 컵의 인디카 부문에서 3위를 차지했다. 이는 수년간 신규 종자 회사가 수상한 가장 큰 상이었다. 이듬해에는 LA 컨피덴셜로 인디카 컵에서 2위를 차지하기도 했다.

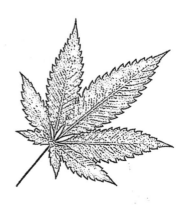

특징

LA 컨피덴셜과 같은 일류 인디카들의 의료적 용도는 강력한 정신작용을 훨씬 넘어선다. 이런 엘리트 유전자의 대부분은 상당량의 다양한 테르펜을 생성하는데, 이것이 이들 품종의 효능 범위를 확대시키기 때문이다. 고 테르펜의 일류 품종을 수년간 사용해 온 환자들은 결과적으로 THC 내성이 감소한다고 주장하는데, 이는 아직 완전히 입증되지 않았다.

대마의 효능 부문에서는 네덜란드에서 개발한 대마 유전자가 오랜 기간 최고를 차지했다. 2000년대 중반부터는 초고효능의 의약품들이 미국과 캐나다에서도 개발되기 시작했다. 잘 재배된 LA 컨피덴셜은 버드를 후광처럼 둘러싸고 있는 옅은 자주 빛깔에 이르기까지 애피와 거의 구분이 불가능하다. 돈과 애런이 2004년 애피를 암스테르담으로 가져갔을 당시 애피 최상품은 여전히 로스앤젤레스에서 0.5kg당 6,400달러의 도매가로 판매되고 있었다.

돈과 애런의 DNA 지네틱스는 처음 LA 컨피덴셜을 소개한 이래 지금까지 매번 하이타임즈 카나비스 컵을 수상하고 있다. 이들은 해시시로 몇 번 수상하기도 했는데, 외국인이 이 상을 받은 일은 거의 없었다. 로스앤젤레스를 떠난 지 10년 후 이들은 진짜 LA 애피 종자를 세상에 내놓았다.

유형: 타입 I 광엽 인디카 교배종.

종: Cannabis indica ssp. afghanica.

육종일: 2003년.

유전자: 부바/애피×아프간.

테르펜 성분: 리모넨, 미르센, 카리오필렌 지배적. 다음으로 리날룰과 후물렌.

유사 품종: 아프간 #1, 아프가니, 부바 쿠시, 힌두 쿠시, 마스터 쿠시, 퍼플 마스터.

가용성: DNA 지네틱스로부터 종자, 캘리포니아와 콜로라도 근방에서 커팅들.

재배 편의성: DNA 지네틱스의 육종가들에 따르면 LA 컨피덴셜을 종자에서 키울 때 두 가지 표현형이 있는데, 이들 중 향이 훨씬 강하고 약간 더 키가 큰 표현형이 선호된다. LA 컨피덴셜은 그물망을 이용해 개화 식물의 크기와 모양을 제어하는 'ScrOG(Screen of Green)' 재배 방식의 이점을 활용하고 있다.

향: 리날룰로부터, 또는 후물렌으로부터 순수한 커피와 향신료 향.

맛: 백단 맛과 약간의 시큼한 감귤 맛.

역가: THC 22% 이상.

효과 지속시간: 3~4시간.

정신작용: LA 컨피덴셜은 심오한 내성 효과가 강하다. 역가 수위를 감안할 때 정신작용 효과는 비교적 깨끗한 상태로 유지된다.

진통 효과: 뛰어나다.

근육 이완 효과: 매우 좋다.

해리성: 다량일 때를 제외하고 적다.

자극성: 짜릿한 감이 있지만 미미하다.

진정 효과: 강하다.

의약적 용도

IA 컨피덴셜은 여느 대마 품종들처럼 뛰어난 진통제이다. 환자들은 크론병과 IBS 증세를 진정시키는 데도 효과가 있다고 보고했다. 불안 치료에 컨피덴셜 소량 투여법이 이용되며, 약간 더 많은 양은 광장 공포증에 도움이 된다. 또한 높은 미르센과 리날룰 함량으로 발작 장애와 편두통에도 사용하고 있다.

말라위 골드 타입 I CAR myr lim hum bis

말라위는 '아프리카의 따뜻한 심장The Warm Heart of Africa'이라는 별명을 가진 아프리카 남동부의 작은 내륙국이다. 수 세기 동안 이곳에서 재배된 말라위 골드Malawi Gold에 익숙한 사람들은 이 랜드레이스 대마의 이름이 놀라운 품질 때문에 붙여진 것임을 쉽게 추측할 수 있다.

특징

말라위 골드는 의약적으로 매우 흥미로운 품종인데, 그 이유는 이 품종의 THC 중 소량이 더 희귀한 사촌인 THCV(비중독성 카나비노이드)로 생성되기 때문이다. 랜드레이스 품종은 세계 곳곳의 애호가들 사이에서 널리 신중하게 거래되고 있다. 이들은 의료 대마 연구에서 매우 중요하며 우리의 근친 대마 유전자 풀에 꼭 필요한 유전적 다양성을 가져다 주는 것들이다. 말라위 골드에서 발견되는 THCV는 대마에서 너무도 희귀한 것으로, 2017년 캘리포니아 판매점 설문 조사에서는 THCV를 상당량 함유한 품종이 하나도 발견되지 않았다.

유형: 타입 I 아프리카 협엽.

종: Cannabis indica.

육종일: 15세기부터 말라위에서 성장. 노예 거래상들에 의해 인도에서

건너왔을 가능성이 있다.

유전자: 순수 아프리카 랜드레이스.

테르펜 성분: 카리오필렌 지배적. 둘째는 미르센, 리모넨, 후물렌. 셋째는 리날룰과 비사볼룰.

유사 품종: 피그즈 피크 스왓지Piggs Peak Swazi, 콩골리즈 레드Congolese Red, 말라가시 블랙Malagasy Black, 나이지리언Nigerian.

가용성: 드물긴 하지만 종자 은행에서 구할 수 있다.

재배 편의성: 쉽지 않다. 열대 기후에 적응돼 있기 때문에 키가 크며 개화에 긴 시간이 필요하다.

향: 피넨, 베타−카리오필렌, 후물렌으로부터 아몬드 향과 과일 향.

맛: 수지성 뒷맛.

역가: 많은 랜드레이스들처럼 총 카나비노이드 함량이 12%를 넘기 힘들다.

효과 지속시간: 비교적 짧은데 아마도 THCV 성분 때문일 것이다. 말라위 골드는 증상 완화를 위한 간헐적 이용에 매우 좋다.

정신작용: 전기와 같고 활기차며 발현이 빠르다. 투여량이 많으면 가볍게 헛것이 보인다. 말라위 골드의 '고양' 효과는 종종 '글로glow'란 말로 표현되곤 한다.

진통 효과: 손발과 얼굴, 입에 가벼운 마비 효과.

근육 이완 효과: 중저 수준.

해리성: 매우 높다. PTSD 환자는 THCV 의약품들이 효과가 있다고 보고하고 있다.

자극성: 매우 자극적이지만 불안을 야기할 수 있다. THCV 품종은 대마에 의해 촉진되는 식욕에서 구원해 주는 '식욕 억제' 현상을 유발한다.

진정 효과: 매우 적다.

의약적 용도

보조적인 THCV가 있는 THC 품종이 편두통이나 비만 등의 대사성 질환 치료에서 관심을 끌고 있다.

뉴욕 시티 디젤 타입 I과 II PIN MYR CAR lin fen

뉴욕 시티 디젤New York City Disel은 네덜란드에서 살고 있는 미국의 육종가인 소마Soma가 만든 품종이다. 오리지널 디젤의 클론이 수년간 풀리지 않은 까닭에 소마는 이들의 연료 향과 효능, 고양 효과를 확보하기 위해 노력했다.

특징

뉴욕 시티 디젤NYCD은 다른 디젤과 다르지만 뛰어나며, 한 가지 기대치 않은 혜택을 가져다 주었는데, 그것은 바로 NYCD의 수컷이 대마에서 CBD의 혁명을 발생시켰다는 사실이다. NYCD 종자가 스페인의 한 육종가에게 팔렸을 때 그 후손이 최초의 초고 CBD 재배종인 카나토닉을 생산했다.

유형: 타입 I과 II 광엽 혼종.

종: Cannabis indica ssp. indica×Cannabis indica ssp. afghanica.

육종일: 1999년.

유전자: 멕시칸 사티바×아프간.

테르펜 성분: 피넨, 미르센, 카리오필렌 지배적. 두 번째로 리날룰과 펜콜.

유사 품종: 그레이프프루트, 라임 리저브.

가용성: 소마의 세이크리드 시즈Sacred Seeds.

재배 편의성: 84일의 개화기로 숙련된 재배가를 선호. 노력할 만한 가치가 충분하다.

향: 놀라운 그레이프프루트 향. 신선한 과일향이 난다고 주장하는 품종이 너무 많지만 NYCD야 말로 그러하다.

맛: 순수한 그레이프프로트 맛.

역가: 약 18%의 THC.

효과 지속시간: 빠르지만 부드럽게 발현된다.

정신작용: 행복감을 준다.

진통 효과: 보통.

근육 이완 효과: 보통.

해리성: 높다.

자극성: 자극적이다.

진정 효과: 순하다.

의약적 용도

뉴욕 시티 디젤은 맑은 머리의 통증 완화에 좋은데, 이는 피넨 함량이 높기 때문이다. 카리오필렌과 미르센 성분은 항염증 효과와 진통 효과를 전달한다. 리날룰 성분으로 다른 많은 디젤 품종들보다 이완 효과가 뛰어나다. 타입 Ⅱ 품종은 희귀하긴 하지만 놀랍도록 균형 잡힌 CBD:THC 효과가 있어 구할 만한 가치가 있다.

노던 라이츠Northern Lights 타입 I MYR lin ter

전설적인 헤이즈와 스컹크 #1 둘 다 이 책에 잘 설명하고 있지만, 노던 라이츠(NL)는 현대 대마에서 방대한 유산을 만들어 냈다. G.M.이란 이니셜로만 알려진 한 농부에 의해 처음 재배된 노던 라이츠는 워싱턴 주에서 유래됐다고 한다. 11가지 표현형이 있었던 것으로 추정된다.

특징

NL #1은 광엽 대마 식물로서 크고 넓은 잎이 있고 단단하며, 놀랄 만한 수지 생성 능력이 있어 실내 재배용으로 완벽에 가깝다. 초보자가 재배해도 고품질의 대마를 잘 수확할 수 있다. NL #1은 원형prototypical 인디카였지만 아프간 #1의 거칠고 투박한 면이 없다. 한때는 NL이 전 세계를 점령한 인디카 혼종 같기도 했다. 이것은 어디서나 재배종을 육종하곤 하던 네덜란드에서 많은 육종에 즐겨 사용되곤 했다. 강렬한 냄새 덕분에 재배 단속에 많이 걸리긴 했지만 컴팩트한 사이즈로 비밀 유지가 수월하기도 했다.

유형: 타입 I 순수 광엽 인디카.

종: Cannabis indica ssp. afghanica×Cannabis indica ssp. indica.

육종일: 1997년.

유전자: 아프간×타이

테르펜 성분: 미르센 지배적, 둘째는 리날룰과 테르피놀렌. 셋째는 피넨.

유사 품종: 힌두 쿠시, 퍼플 아프가니.

가용성: 센시 시즈.

재배 편의성: 쉽다. 키가 작고 웅크린 식물로 관리하기 쉽다.

향: 노던 라이츠의 향은 실수할 수가 없다. 초콜릿과 소나무 해시 향에 깊은 석유 향이 배어 있다. 수년 동안 그 네덜란드 후손들의 향도 금방 알아차릴 수 있었다.

맛: 달콤한 해시시 맛.

역가: 약 17% THC. 일부 표현형은 20%가 넘는다.

효과 지속시간: 길게 지속된다.

정신작용: 강한 진정제 성분이 있어 효능이 세다.

진통 효과: 좋다.

근육 이완 효과: 좋다.

해리성: 강하다.

자극성: 약간 자극.

진정 효과: 보통.

의약적 용도

노던 라이츠는 강력한 진통 효과 덕분에 가장 먼저 의료용으로 사용했던 재배종 중 하나다.

노던 라이츠 #5 × 헤이즈 타입 I MYR car lim pin

몇 년 전 암스테르담의 센시 시즈는 직원들을 대상으로 자사에서 개발된 대마 품종 중 가장 효능이 뛰어난 것은 무엇인가에 대한 설문 조사를 실시했다. 결과는 거의 만장일치로 노던 라이츠 #5 × 헤이즈였다. 하지만 모든 표현형들 가운데 그 효능으로 가장 칭송 받고 있는 것은 노던 라이츠 #5다.

NL #5에는 NL 제품군에만 있는 독특한 코코아/블루베리 사향 냄새가 있다. NL #5와 헤이즈가 교배됐을 때 이들 두 유전자 풀 간에는 엄청난 활동이 있었으며 제품으로 나온 NL #5 × 헤이즈 제품은 대다수 대마 흡연자들에게 "너무 과하다too much"는 무시무시한 평판을 얻었다. 여전히 그 특별한 효능으로 명성이 높다. 오늘날에는 과거처럼 공포스러운 평판이 많지 않은데, 이는 사정을 알고 나서 90일 동안 기꺼이 이 식물의 꽃을 피우고자 나서는 재배자가 거의 없기 때문이다.

특징

이 품종이 등장한 뒤로 수십 년간 효능이 더 좋은 많은 대마 제품이 등장했다. NL #5 × 헤이즈는 한때 그랬을지 모르지만 더 이상 '지구상에서 가장 무서운 대마'로 꼽힐 만한 품종이 못 된다. 한 연구원은 이 품종이 많은 베타 카리오필렌을 생성하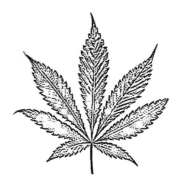
며, 이것이 민감한 사람들에게 불안과 공
황을 일으킬 수 있다고 지적했다. 이 품종
은 약간의 진정 효과를 얻기 위해 고 CBD
품종과 교배시키기에 완벽해 보인다. 어
떻게 보면 NL #5×헤이즈는 사람을 태운
적이 거의 없는 야생마와 같다. 이 품종이
일부 환자에게 위험할 수 있는 기반 메커니즘을 이해하는 게 중요한 과
제이며, 그 해답은 가까운 장래에 우리가 더 나은 대마 품종을 개발하
는 데 도움이 될 것이다.

유형: 타입 I 혼종.

종: 협엽 약물 품종×광엽 약물 품종.

육종일: 약 1980년대.

유전자: 노던 라이츠 #5×헤이즈는 협엽(70%) 혼종이다.

테르펜 성분: 미르센 지배적. 두 번째는 카리오필렌과 리모넨, 셋째는 피넨.

유사 품종: 헤이즈 스컹크, 타이 헤이즈×스컹크 #1, NL #5×스컹크 #1.

가용성: 센시 시즈와 커팅.

재배 편의성: 초보는 힘들다.

향: 코코아와 향신료 향. 약간의 스컹크 향. 미르센, 피넨, 베타 카리오
필렌이 많이 발현된다.

맛: 노던 라이츠 특유의 고약한 풍미가 있는 달콤한 향료 맛.

역가: 약 20%의 THC지만 이런 수치로 실질적인 효능을 판단할 수 없
는 무언가가 있다.

효과 지속시간: 길고 강렬하다.

정신작용: 흥분되고 환각작용이 있지만 적은 투여량에서는 겁먹을 만한 수준은 아니다. 노던 라이츠 #5×헤이즈는 의료 대마로 추천하기에는 적합지 못하다.

진통 효과: 마비와 주의분산 효과.

근육 이완 효과: 많지 않다.

해리성: 강하다. 간헐적인 방향감 장애와 공황 증세가 있다.

자극성: 심한 흥분제. 의심없는 환자와 공유해서는 안 된다.

진정 효과: 이 품종의 효과가 지속되는 동안은 "잠들 수 없다"고 말하는 사람들이 많다.

의약적 용도

수년간 NL #5×헤이즈는 약이라기보다는 시련으로 더 많이 인식돼 왔다. 하지만 소량 혹은 극소량일 경우 환자가 훨씬 쉽게 이용할 수 있다. 성냥개비 머리 크기의 양이면 매우 효능이 있으면서도 불안은 유발하지 않을 것이다. 고통에서 주의를 분산시킬 수 있는 효능은 이 정도 소량에서 더욱 증폭될 수 있다. 환자가 잠을 이루기에는 너무 흥분되겠지만 졸음 없이 주간에 통증을 관리하는 용도로 사용하기 좋다.

OG 쿠시 타입 I과 II LIM MYR CAR lin

OG 쿠시는 남부 캘리포니아의 의료 환자들 사이에서 여전히 가장 인기 있는 대마 품종이다. 이 품종은 연기나 증기일 때 풍미가 뛰어난 것으로 유명하다. 그리고 쿠시는 아니지만 운 좋게도 그 특성을 갖고 있다. S.A.G.E.로 카나비스 컵을 수상했으며 로스앤젤레스의 초창기 OG 재배자 중 한 사람인 모하비 리치몬드가 언급했던 것처럼 OG는 실제로 어떤 육종 프로그램에서든 첫 번째 선택을 피해가기 힘들다. 초보 환자들에게 OG 쿠시를 투여할 때는 신중히 처리해야 한다.

특징

이런 유명세 덕분에 OG 쿠시는 다른 어떤 대마 품종보다도 더 많은 신화에 둘러 쌓여 있다. OG 쿠시 계보 암기는 캘리포니아 대마 감정가들에게 필수이며, 모든 사람이 서로 다른 버전을 이야기한다. 하지만 OG 쿠시의 많은 다른 '컷'들이 거론되고 있는 반면에 이들 간에 진정한 유전적 차이에 대해 알려진 바는 극히 적다.

캘리포니아에서는 OG 쿠시가 의료 대마 시장을 지배하고 있다. 이 품종은 효능과 훌륭한 외관, 그리고 놀라운 냄새와 풍미를 모두 갖추고 있기 때문에 그 인기는 당연해 보인다. OG 쿠시의 향은 제대로 건조 및 후처리됐음을 나타내는 주요 특징이다. 이 향은 다른 쿠시 컷들과 구분이 가능한데 OG에는 퓨어 쿠시의 바닐라 향이나 부바 쿠시의 백단 향이 전혀 없기 때문이다.

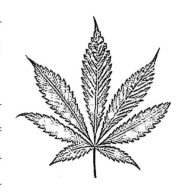

네온 그린 색의 꽃 또한 'OG'의 독특한 외양적 특징으로 그 포엽은 장미 모양 구조로 된 경우가 많다. 꽃은 선모가 돌출된 트리콤으로 덮여 있으며, 버드는 반짝이는 광택이 있고 전체에 '설탕이 뿌려진' 모양을 하고 있다. 버드에 큰 줄기는 달려 있지 않다. 그 인기와 높은 가치 때문에 질 낮은 OG 쿠시가 너무 많이 나와 있긴 하지만, 훌륭한 OG는 찾아다닐 만한 충분한 가치가 있다.

유형: 타입 I과 II 혼종.

종: Cannabis indica ssp. kafiristanica/ssp. indica 혼종. 아프간, 네팔 및 타이 랜드레이스들이 이 전형적인 혼종의 유전적 특성에 기여했을 가능성이 많다.

육종일: 1990년대 플로리다. 원래 수퍼너트Supernaut로 불렸으며 뉴잉글랜드의 사워 쳄 품종들에서 유래됐을 것이다. OG 쿠시는 켄지Kenji가 LA로 가져왔으며, 쿠시란 이름은 단지 재배자가 '쿠시'라는 말이 듣기가 좋아서 붙인 것이다. 'OG'가 'ocean grown'의 약어는 아니지만 훗날 남부 캘리포니아에서 재배된 음지의 품종들과 차별을 두고자 이러한 주장이 제기되기도 했다. OG 쿠시는 처음 한 해 동안 캘리포니아의 아주 작은 재배자 모임 내에서 보존됐다.

유전자: 사워 디젤의 이전 품종인 동부 연안의 더 디젤The Diesel과 연관

이 있다.

테르펜 성분: 리모넨, 미르센, 카리오필렌이 지배적. 두 번째로 리날룰.

유사 품종: 퓨어 쿠시, 오렌지 마스터 쿠시, 헤드밴드.

가용성: OG 쿠시는 보통 커팅 형태로만 구입 가능하다.

재배 편의성: 힘들다. 테니스 공 모양의 버드가 달린 가는 덩굴처럼 자라는 이상한 돌연변이 재배종이다. 쿠시는 잘 키우기가 너무 힘들기 때문에 뛰어난 재배자들조차 이것을 완전히 마스터 하지 못한 경우가 많다.

향: 강하고 독특한 감귤 향과 연료 향. 선명한 나프타, 오렌지, 발사믹, 소나무 향과, 약간의 흙 냄새가 있다. OG 쿠시는 재배 방식과 후처리 기술에 따라 매우 다양한 향을 낸다. 후처리가 제대로 되지 못한 OG는 장미와 자른 잔디 냄새가 난다. OG 쿠시 작물로부터 최고의 향을 뽑아내려면 신중한 온도와 습도 조절로 후처리하는 데만 한 달이 걸릴 수 있다.

맛: 연기로 피우면 OG 쿠시에서는 시큼한 감귤 맛이 있으면서 달콤한 꽃 해시시 맛이 난다. 증기일 때는 오렌지 꽃 맛이 나며 강렬한 해시 오일 맛이 뒷맛으로 남는다. 잘 재배된 OG는 강한 멘톨 맛을 줄 수 있다.

역가: 잘 재배된 OG 쿠시는 테스트에서 지속해서 20% 이상의 THC와 1% 미만의 CBD가 나오는 반면, 그렇지 못한 것들은 THC가 25%에 달할 수 있다. OG 쿠시를 처음 투여할 때는 반드시 주의가 필요하다. 이것은 초보 환자들에게 방향감 장애, 불안 및 체위 저혈압을 유발할 수 있다.

효과 지속시간: 연기식일 때 1~3시간.

정신작용: 연기식일 때 OG 쿠시의 강력한 THC와 테르펜 측근 효과는 첫 발현에서 상당한 해리, 뇌압, 집중 불능 등이 수반될 수 있다. OG 쿠시는 높은 리모넨과 미르센 농도로 인해 광범위한 테르펜 측근 효과를 전달한다. 이런 스파이크는 10~20초 후에 가라앉으면서 매우 강력한 정신작

용으로 전환된다. 환자들은 일반적으로 심한 취기와 돌 효과와 함께 엄청난 희열과 기분 고조를 느낀다고 보고하고 있다. 보통 자극적이지 않지만 고 THC 함량에서는 종종 방향감 장애, '카우치락' 및 졸음이 따르기도 한다. 마지막으로 주변 시력 인식 기능은 크게 손상되지 않는다.

진통 효과: 주의분산 효과와 신체 마비 및 진정 효과가 뛰어난 진통제다.

근육 이완 효과: 중간.

해리성: 높음.

자극성: 보통이지만 소량 OG 쿠시의 첫 발현은 매우 자극적일 수 있다.

진정 효과: 발현 시에는 낮지만 THC 대사작용이 쌓이면 불면증에 효과적일 수 있다.

기타: 환자들에게 인기가 높기도 하지만 OG 쿠시는 힙합 커뮤니티에서 신화적인 위치를 차지하고 있으며, 2000년대 초반 스눕독, 닥터드레, 사이프레스 힐, 매드립 등이 많은 이들이 OG 쿠시를 찬미했다. OG 쿠시는 로스앤젤레스 불법 시장에서 0.5kg당 8천 달러까지 호가하기도 했다.

의약적 용도

OG 쿠시는 전반적으로 가장 강력한 효과를 찾는 환자들이 선호하는 품종으로 만성 통증이나 신경병증성 통증 환자에게 특히 인기가 높다. OG 쿠시는 그 효능 때문에 양 조절이 까다롭다. OG 쿠시는 생성하는 테르펜이 광범위하며, 높은 THC 수위로 인해 다양한 테르펜 측근의 시너지 효과가 있어 효능이 매우 높은 대마 의약품이다. 많은 환자들이 다른 어떤 대마 품종들보다 OG 쿠시에 내성을 갖기가 힘들다고 느끼는 이유도 이런 테르펜들과 연관돼 있을 가능성 때문이다. 단 이것은 논쟁의 여지가 있으며 아직 입증되지는 않았다.

대마의 진실에 대하여

데이비드 왓슨과 로버트 코넬 클락은 현대 과학의 관점에서 아무도 이해하지 못했던 세상의 한 단면, 즉 대마의 세계를 이해하기 위해 길을 떠났던 19세기 전설의 식물학자들이다. 에단 루소와 멜 프랭크, 호르헤 세르반테스, 잭 헤레르, 아르노 헤이즈캠프, 마틴 리, 프레드 가드너 등 이런 열정에 사로 잡힌 수많은 사람들이 있었다. 대마를 둘러싼 너무도 많은 신화들 때문에 이들은 위험을 무릅쓰고 진실을 알게 될 때까지 정확한 진실에 대한 욕망에 시달려야 했다.

대마 금지법은 다른 거짓말들에 둘러싸인 하나의 거짓말에 기초하고 있다. 이런 거짓말들이 촘촘히 모여 마침내 대마에 대한 공식적인 진실을 짜낸다. 아무도 OG 쿠시가 어디서 왔는지 모른다. 태국인지, 하와인지, 네팔인지, 아프가니스탄인지 알 수 없다. 금지법은 그 기원에 대한 비밀이 비밀인 체로 남아 있게 만들었다. 적어도 아직까지는 그러하다. 결국에는 OG 쿠시 같은 대마 품종의 DNA가 분석될 것이며, 그 패턴을 통해 품종에 대한 비밀과 이것이 어디서 왔는지, 또 무엇 때문에 그토록 특별한지가 밝혀질 것이다.

핀처 크릭Pincher Creek 혹은 쿠시는 1980년대 후반 캐나다 앨버타주의 핀처 크릭에서 처음 육종된 아주 흥미로운 의료 대마 품종이다. 흔히 구할 수 있는 품종(스컹크와 아프가니)으로 육종됐지만, 그 결과물은 독특한 화학작용과 효과를 지닌 개화기가 아주 빠른 품종으로 나왔다.

1990년대 후반 남부 캘리포니아로 건너오면서 핀처 크릭에는 그린 크랙Green Crack이라는 새로운 이름이 붙었다. 연관적 사고와 작곡, 즉흥 연주 등을 촉진시키는 능력이 보고되면서 이 품종은 창작자 커뮤니티 내에서 빠른 시간에 큰 인기를 끌었다. 핀처 크릭은 진정작용 없이 환자를 편안하게 하면서 통증에 대한 주의분산 효과가 있어 의료 대마 시장에서 그 인기를 유지하고 있다. 환자들은 건강에 대한 새로운 접근법을 개척하기 위한, 그리고 만성 질환과 함께 살아가기 위한 하나의 발판으로 '독창적인out of the box' 사고를 자극하는 이 품종의 능력을 잘 활용하고 있다.

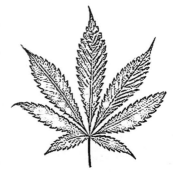

특징

많은 고참들에게 핀처 크랙은 상당 부분

오리지널 스컹크 #1을 연상시키는데, 필로스Phylos의 유전자 테스트를 보면 그 연관성이 분명히 드러난다. 핀처 크랙은 과거에 좋지 못한 대마 경험을 한 환자들에게 다시 대마를 소개하기 좋은 품종이다. 분명 환자가 의료 대마의 혜택을 받을 가능성이 있는지에 대해서 잘 따져 보아야 하지만, 만약 그러하다면 이 품종은 편안하게 함께 시작하기 좋다.

핀처 크랙은 대마에 극소량이라는 개념을 도입시킨 품종이기도 하다. 극소량 대마에서는 정신작용의 문턱에 해당하는 용량을 사용하게 되는데 보통 1~3mg 정도의 THC에 해당한다. 이러한 방식은 우선 성냥개비 머리 크기의 대마 한 조각으로 시작하며, 정직한 자기 평가에서 얻을 수 있는 어떠한 잠재적인 이점이 있다고 판단할 경우에만 용량을 늘려간다. 극소량 방식은 환자가 용량에 따라가는 게 아니라 스스로 용량을 제어할 수 있게 해준다.

유형: 타입 I과 II. 광엽과 협엽의 50/50 혼종.

종: Cannabis indica var. afghanica × var. indica.

육종일: 1989년경.

유전자: 스위트 아프간 × 스컹크 #1.

테르펜 성분: 미르센 지배적, 둘째는 옥시멘, 셋째는 리모넨과 카리오필렌, 피넨.

유사 품종: 그린 스컹크, 그린 리본.

가용성: 핀처 크릭은 미국 서부 연안에서 커팅으로 구입할 수 있다.

재배 편의성: 통용되는 대마 품종 중 개화기가 가장 빠른 편. 보통 6~7주면 개화가 끝난다. 수확량은 좋지만 번성시키려면 노련한 손길이 필요하다.

향: 폭넓은 테르펜 측근들로 과일, 바질, 카라멜, 스컹크 등 복합적인

향을 낸다. 상당량의 옥시멘을 생성하며, 기억에 남는 향이 만들어진다.

맛: 바나나, 꿀, 감귤 맛.

역가: 지속적으로 약 20%의 THC. CBG는 보통 2% 생성된다.

효과 지속시간: 90분으로 짧은 편이다.

정신작용: 주목할 만하다. 핀처 크릭의 정신작용은 용량에 따라 크게 달라진다. 다량일 경우 통찰력과 초월성이 크게 높아지는 것을 발견한 환자들이 많다. 최소량일 때는 한 잔의 와인처럼 편안한 느낌을 준다. 그 사이 양일 경우 집중력을 높이고 통증으로부터 주의를 분산시키며, 기존 처방전 진통제의 복용량을 낮추는 데 사용할 수 있다.

진통 효과: 뛰어나다.

근육 이완 효과: 뛰어나다.

해리성: 보통 다량일 때.

자극성: 순하다.

진정 효과: 보통.

의약적 용도

핀처 크릭은 의료용 마리화나의 스위스 군용 칼이라 할 수 있다. 다시 말해 이것은 다양한 질병에 도움을 줄 수 있다. 막강한 CBG 함량은 진통과 식욕 자극 효과에 공헌한다. 편두통에서 메스꺼움까지, 그리고 통증에서 MS와 관련된 경련(경직)에 이르기까지, 모두 이 품종으로 효과를 볼 수 있다. 핀처 크릭을 사용하는 한 가지 비결은 적정 분량을 정한 다음 이것을 반으로 잘라서 사용하는 것이다. 이 품종에서는 적을수록 좋다는 접근법이 많은 환자들에게 효과가 있었다. 차분하게 만들기 때문에 하이퍼포커스를 높이는 데 탁월하다.

최근의 유전자 분석에서는 퍼프스Purps, 그레이프 에이프, 그랜드대디 퍼플, 퍼플 어클Purple Urkle 등과 같은 자주색 대마 품종들이 거의 동일한 것들이며, 자주색 아프간 랜드레이스 품종의 후손들임이 밝혀졌다.

자주색 대마는 햇빛으로부터 방출되는 자외선으로부터 스스로를 보호하기 위해 자주색을 담당하는 색소인 안토시아닌을 생성한다고 알려져 있다. 이런 품종은 모두 미르센이 지배적이며, 고 THC 재배종들이다. 고 미르센 함량으로 이들은 특히 완성 테르펜인 리날룰을 생성할 때 진정 효과가 뛰어난 경향이 있다.

특징

자주색 품종들은 1980년대 후반 북부 캘리포니아의 에메랄드 트라이 앵글에서 인기를 끌기 시작했다. 퍼플 어클은 AIDS 위기 시대에 웨스트 할리우드에서 등장하여 HIV/AIDS 치료의 주축 품종이 되었다.

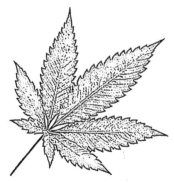

그랜드대디 퍼프스는 저명한 육종가인 켄 에스티스에 의해 개발되어 현재 사

용 가능한 것들 중 가장 강력한 자주색 품종으로 인정받고 있다.

유형: 타입 I 광엽 인디카.

종: Cannabis indica var. afghanica. 일부는 var. indica와 이종 교배 혼종.

육종일: 퍼프스는 1970년대 후반에 등장했다. 퍼플 어클은 1996년경 캘리포니아주 웨스트 할리우드에서 처음 육종됐다. 그레이프 에이프Ape는 암스테르담에서, 그랜드대디 퍼플은 2000년경 육종됐다.

유전자: 이런 자주색 품종들은 자주색 아프가니 랜드레이스 품종에서 파생됐으며, 스컹크나 아프가니 해시시 품종과 교배된 경우가 많다.

테르펜 성분: 보통 미르센이 지배적 다음으로 카리오필렌, 피넨, 리날룰.

가용성: 퍼프스와 퍼플 어클은 클론으로, 그레이프 에이프와 그랜드대디 퍼프스는 종자로.

재배 편의성: 생산량이 많은 경우가 드물지만 그랜드대디 퍼프스와 그레이프 에이프는 나쁘지 않다.

향: 포도, 후추, 향신료 향에 약간의 스컹크 향. 자주색 품종들은 보통 다른 대마 품종들보다 향 성분의 테르펜 양을 적게 만들기 때문에 열기와 산화로부터의 보호가 중요하다.

맛: 매콤한 해시시 맛. 약간의 와인 맛이 있다. 환자에게 인기 있는 선택이 될 수 있었던 것도 이러한 향신료와 과일 맛의 조화 때문이다.

역가: 제대로 재배된 자주색 품종은 24% THC에 육박하는 경우가 많다. 이들의 진정 효과는 미르센/카리오필렌/리날룰 함량 때문일 가능성이 많다.

효과 지속시간: 9분이 지난 후 몇 시간 동안 서서히 약해진다.

정신작용: 자주색 품종은 전형적인 카우치락 효과를 낸다. 이들은 '고

양' 보다는 순수 인디카의 '돌' 효과를 보이며, 적정 용량일 때 불안을 야기하는 경우가 거의 없다. 이런 품종을 시도할 때는 주의깊게 관찰해야 하는데, 그 이유는 기능성을 발휘하기에 돌 효과가 너무 크기 때문이다. 의료 시 회복기 동안 사용하기에 매우 좋다.

진통 효과: 뛰어나며, 대마의 일반적인 '최적치sweet spot' 복용량에서 통증 주의분산 효과가 무겁다.

근육 이완 효과: 무겁다. 자주색 품종의 효과를 '뼈가 빠져나가는deboned' 느낌이라고 표현하는 환자들도 있다.

해리성: 순하다. 하지만 여기 사로잡히면 환자는 서서히 부유하는 생각 속으로 빠져들고 간헐적인 망각 증세가 수반된다.

자극성: 자주색은 최소의 자극성만 발생하는데 그것도 첫 발현 때 처음 몇 분 동안만이다.

진정 효과: 불면증과 휴식용으로 가장 인기 있는 의료 대마 화학형들이다.

의약적 용도

퍼프스나 그레이프 에이프, 퍼플 어클, 그랜드대드 퍼프스 같은 자주색 인디카들은 언제나 장기요양이나 질병 회복용으로 탁월한 선택이다. 이들 품종은 주간에 사용하기에 그 효능이 너무 강력하다고 간주되는 경우가 많다.

고 THC 함량 때문에 이들은 외상 후 스트레스 장애(PTSD)에 좋다. 자주색 품종들은 또한 화학요법으로 인한 메스꺼움이나 신경 장애 같은 부작용을 해결하는 데도 인기가 높다. 불면증에 도움이 되기 때문에 잠자기 최소 1시간 전에 연기나 증기로 투여하는 게 권장되며, 이럴 경우 THC 대사작용이 발휘하는 진정 효과의 마법을 누릴 수 있다.

S.A.G.E.Sative Afghani Genetic Equilbrium 2001년 하이타임즈 카나비스 컵에서 2위를 차지한 바 있다. S.A.G.E. 해시시는 2000년 이 컵을 수상했다. S.A.G.E.는 또한 S.A.G.E.'n' 사워와 제타를 포함한 몇 가지 뛰어난 교배종의 부모이기도 하다.

특징

S.A.G.E. 배후의 육종가는 모하비 리치몬드였다. 모하비는 빅서와 LA에서 성장했으며 암스테르담으로 옮겨 왔을 때 오래된 캘리포니아 종자를 함께 가져 왔다. 그는 육종 현장에 몰두하게 됐으며, 해시시 제조자인 해시신hashishin이 되었다. 또한 1980년대 후반에 암스테르담으로 이주하여 해시, 마리화나, 햄프 박물관Hash, Marihuana, and Hemp Museum에서 일하던 에이덤 던Adam Dunn과 친구가 되었다. 이 박물관은 당시 네덜란드 대마 현장의 많은 제2세대 육종가들을 사로잡은 곳이었으며, 자신의 첫 종자 회사인 CIACannabis in Amsterdam를 설립하도록 에이덤을 고무시킨 곳이기도 했다.

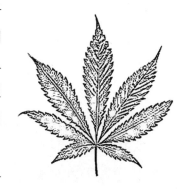

S.A.G.E.는 헤이즈×아프간 혈통으로

널리 알려져 있지만, 일부 재배자들은 S.A.G.E.가 상당 부분 빅서 홀리의 특성을 보인다고 주장하고 있다. 많은 사랑을 받는 빅서는 1970년대 후반에 유명했던 캘리포니아 중부 연안의 희귀 대마 품종이다.

유형: 타입 I 광엽 혼종.

종: Cannabis indica ssp. indica×cannabis indica ssp. afghanica.

육종일: 1999년.

유전자: (헤이즈×아프간)×(참바Chamba×록하드 인디카Rockhard Indica).

테르펜 성분: 테르피놀렌 지배적. 두 번째는 미르센과 카리오필렌. 세 번째로 피넨과 리날룰.

유사 품종: 세이지 '엔' 사워, 제타, 빅서 홀리

가용성: 원래는 암스테르담의 TA 시즈에서 육종 및 배포.

재배 편의성: 다른 많은 품종들과 마찬가지로 S.A.G.E.는 수경법보다는 토양에서 잘 자란다. 헤이즈 품종들과 달리 S.A.G.E는 생산량이 많으며 큰 꽃을 많이 수확할 수 있다.

향: 데저트 세이지 향, 백단, 코코아 향. 약간의 민트 향이 있음.

맛: 향신료 맛과 약간의 후추와 멘톨 맛. 헤이즈 품종은 멘톨 맛이 훨씬 많다.

역가: 15~18% THC로 보통 수준. S.A.G.E.는 해시시 제조에 자주 사용되며 해시시 부문에서 수 차례 카나비스 컵을 수상했다.

효과 지속시간: 길게 지속된다.

정신작용: S.A.G.E.는 전형적인 THC 지배적 품종으로 자극적인 뇌의 정신작용이 있다. 많은 순수 THC 품종들과 마찬가지로 투여량이 늘면 눈이 충혈되고 입이 마른다.

진통 효과: 소량일 때 효과적인 진통제.

근육 이완 효과: 순하다.

해리성: 다량일 때 건망증이 잦아지고 멍해질 수 있다.

자극성: 보통.

진정 효과: 매우 적다.

의약적 용도

S.A.G.E.는 주간용으로 효과적인데 자극성과 진통 효과가 잘 조화돼 있어 다양한 환자들에게 효과를 발휘할 수 있기 때문이다. 고 THC 정신작용으로 일부 환자들에게 불안을 야기할 수 있으므로 투여량 관리에 주의를 요한다.

센시 스타Sensi Star 타입 I LIM MYR

1990년대 초반 파라다이스 시즈Paradise Seeds의 뤽 크롤Luc Krol에 의해 네덜란드에서 개발된 센시 스타는 1999년 하이타임즈 카나비스 컵 최고의 인디카 상을 비롯해 많은 대마 대회에서 뛰어난 성적을 발휘했다. 센시 스타는 캘리포니아와 콜로라도에서 컬트 품종이 되었으며 물건이 풀릴 때마다 신도들이 잽싸게 낚아채고 있다.

특징

센시 스타는 지칠 대로 지친 대마 환자에게도 깊은 인상을 줄 수 있는 독특한 정신작용으로 진정한 정통 대마 품종으로서의 명성을 쌓아 왔다. 지난 몇 년 동안 파라다이스 시즈는 '여성화된feminized' 새 버전으로 자사의 센시 시즈를 교체해 왔다.

여성화된 종자는 수꽃을 생산할 수 있도록 암대마 식물을 조작함으로써 만들어지며, 이는 식물을 스트레스에 노출시킴으로써 이루어진다. 이 기술을 통해 자가수분된 암식물은 발아됐을 때 여성 비율이 훨씬 높은 종자를 생산할 수 있다.

유형: 센시 스타는 사티바 지배적인 협엽 표현형과 광엽 인디카 표현형이 모두 있다. 두 가지 유형은 서로 다른 효과를 보이며, 인디카 품종이 더 통용되고 있다.

종: Cannabis indica ssp. afghanica × cannabis indica ssp. indica.

육종일: 1994년 발표.

유전자: 센시 스타는 뤼크 크롤이 네빌 숀메이커로부터 받은 커팅이었다.

테르펜 성분: 사티바 표현형은 리모넨과 미르센이 지배적이다. 인디카 표현형은 미르센 지배적이며 둘째는 리모넨, 셋째는 테르피놀렌과 리날룰이다.

유사 품종: 화이트 위도.

가용성: 네덜란드의 파라다이스 시즈에서 구입할 수 있다.

재배 편의성: 센시 스타는 재배하기 쉽고 생산량이 많다. 약점은 냄새가 매우 심하기 때문에 은밀하게 재배하기에 전혀 적합하지 못하다는 것이다.

향: 사티바 센시 스타에는 뚜렷한 감귤-스컹크 향이 있다. 센시 스타 인디카 표현형은 매우 독특하고 악취가 심한 박하/금속/스컹크 냄새가 난다.

맛: 사티바 표현형은 순한 맛이며 감귤 맛이 살짝 난다. 인디카 표현형은 레몬/멘톨 맛이 확실하며 약간의 금속성 뒷맛이 나는데, 놀랍도록 좋은 맛이다. 연기일 때 센시 스타는 기관지 통로를 확장시켜 폐가 급속히 팽창하는 느낌이며, 이로 인해 기침이 나올 수 있다.

역가: 높다. 많은 환자들에게 '한번에 끝내는 약'이 될 수 있다. 인디카 표현형은 20% THC까지 가기도 한다.

효과 지속시간: 인디카 표현형은 깊고 긴 효과를 몇 시간 동안 전달하며, 이로 인해 잠이 들거나 조는 경우가 많다. 사티바 버전은 더욱 많은 뇌의 정신작용으로 인해 주간용으로 좀 더 적합하지만 길게 지속된다.

정신작용: 인디카 버전은 돌 효과가 매우 크며 무기력해지는 경향이 있

다. 사티바 표현형은 훨씬 더 활기차고 고양되며 가벼운 환각 증세가 나타날 수 있다. 사티바 표현형은 민감한 환자들에게는 불안이나 심지어 가벼운 편집증을 유발할 수도 있다. 둘 다 특별히 기능적인 정신작용은 하지 않기 때문에 센시 스타를 사용하는 동안 복잡한 일은 하기 힘들 것이다. 전반적으로 센시 스타의 정신작용은 고 THC 품종에서 보통 예상되는 수준보다도 더 강한데, 이는 아마도 센시 스타의 테르펜 함량 때문일 것이다.

진통 효과: 인디카와 사티바 표현형 모두 상당하다. 인디카는 종종 마비 효과를 나타내는 특징이 있다.

근육 이완 효과: 인디카 버전은 대부분의 환자들을 흐물흐물하게 만들 것이다. 심하게 이완된다.

해리성: 인디카와 사티바 표현형은 공상과 떠다니는 생각 속으로 환자를 던져 넣을 것이다. 센시 스타의 영향권 아래 있을 때는 음악을 극도로 즐길 수 있다.

자극성: 부드러운 자극으로 발현해서 부유하는 이완으로 금방 사라진다.

진정 효과: 인디카 표현형은 '카우치락' 효과로 악명이 높아서 대마가 당신을 발견한 그 자리에 그대로 남겨 둘 것이다.

의약적 용도

환자들에게 센시 스타는 가장 일관되게 효과적인 의료 대마 품종들 중 하나로 인정받고 있다. 환자들의 보고에 따르면 센시 스타의 인디카 표현형은 크론병과 같은 위장 장애 증상을 완화하는 데 효과적이다. 또한 인디카 표현형은 불면증을 치료하는 데도 좋은 선택이다.

스컹크Skunk #1 타입 I MYR car oci

더 퓨어The Pure라고도 불리는 스컹크 #1은 최초의 현대 대마 의약품들 중 하나에 기여한 악명 높은 마리화나 품종이다. 스컹크 #1과 그 창조자가 없었다면 현대 대마 의학의 혁명은 없었을 것이다. 데이비드 왓슨은 1970년대 후반 캘리포니아에서 스컹크 #1을 개발했다. 1980년대에 그는 이것을 네덜란드로 가지고 갔으며, 여기서 초창기 네덜란드 대마 현장을 만드는 데 기여했다.

이 품종은 최초의 아프간 유전자들을 활용해 크리스마스 수확기 같이 비실용적인 것들은 빼고 열대성 사티바가 가진 최고의 특성만을 갖춘 식물로 만든 것이다. 오늘날 스컹크는 영국을 비롯한 여러 지역에서 고효능 약물 대마의 대명사로 불리고 있다. 1990년대 후반 GW 파머수티컬즈는 데이비드 왓슨의 호타팜 회사와의 제휴를 통해 스컹크를 새로운 대마 의약 추출물로 사용할 수 있는 권리를 취득했다. GW는 영국의 여러 강의에서 스컹크 신규 인수를 자랑한 바 있다. 센시 시즈 종자 은행도 스컹크 #1의 상표권을 보유하고 있으며 판매도 병행하고 있다.

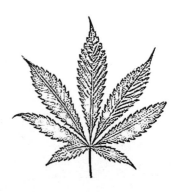

특징

데이비드 왓슨의 스컹크 #1 개발을 중심으로 한 대마 육종가 그룹은 미국과 캐나다, 유럽의 현대 의료 대마에 지대한 영향을 미쳤다. 그는 현대 대마의 많은 핵심 품종의 개발을 장려하거나 생산하는 캘리포니아 육종가 그룹의 일원이었다. 이런 선각자로는 로뮬란 농장의 멘도치노 조Mendocino Joe, 제임스 굿윈, 로버트 코넬 클락, 에드 로젠탈, 팻 캐시디, 제리 캠스트라 등 많은 이들이 포함된다. 이들은 정말 멋지고 똑똑했다. 대마 육종 감행이라는 이들의 용감한 업적은 대마가 리처드 닉슨의 마약전쟁War on Drugs에 의한 첫 공격으로 고통받던 시기에 이루어졌다는 사실을 기억할 필요가 있다.

유형: 타입 I 혼종.

종: Cannabis indica ssp. afghanica × Cannabis indica ssp. indica.

육종일: 1970년대 중반.

유전자: 콜롬비안 골드 × 아카풀코 골드 × 아프가니.

테르펜 성분: 미르센 지배적. 두 번째는 카리오필렌과 옥시멘. 세 번째는 리모넨, 피넨, 리날룰, 후물렌. 멋진 프로파일이다. 일류가 되는 게 당연하다.

유사 품종: 아일랜드 스위트 스컹크, 센시 스컹크. 스컹크 대마를 육종하는 데는 두 가지 방식이 있는데, 아일랜드 스위트 스컹크로 대변되는 달콤한 파와 미스터 나이스의 스콧 블랙키가 추진하는 '로드킬roadkill' 파다. 환자는 반반으로 나뉘지만 스위트 스컹크가 더 정제된 정신작용을 보인다고 믿는 사람들이 많다.

가용성: 데이비드 왓슨의 냉동고와 영국 시골 어디엔가 있을 GW 파머수티컬즈의 보안 온실을 제외하고 스컹크 #1을 아직 구할 데가 있는지 의

문이다. 최근에는 미스터 나이스 시드뱅크 앤 리서치의 육종가인 스콧 블랙키가 보다 자극적인 스컹크를 재창조하고 있으며, 더치 패션 또한 자사 고유 버전인 SK1을 갖고 있다.

재배 편의성: 초보자에게 좋다. 최고의 표현형은 약 60일의 개화기를 거쳐 수확기를 맞는다.

향: 오리지널 스컹크 #1은 달콤한 향이 난다고 하지만, 다른 스컹크 품종들은 자극적이고 거의 불쾌한 냄새가 난다. 역겹게 들릴 수도 있겠지만 서양에서 현대 대마를 이끌었던 것이 바로 이 향이다. 스컹크와 같은 불쾌한 냄새가 강렬한 정신작용 같은 새로운 효과와 연관될 때 이것을 어떻게 설명할 수 있을지 흥미롭다.

맛: 스컹크 #1의 맛은 이름에서 연상되는 것처럼 나쁘지 않다. 거칠지 않고 부드럽고 풍부한 연기가 나며 달콤한 뒷맛이 있다.

역가: 높다. THC가 20%에 이르는 경우가 많다.

효과 지속시간: 오래 지속된다.

정신작용: 강력하지만 거의 모든 환자가 잘 견딜 수 있다. 스컹크는 같은 기간 동안 더 불안해지는 헤이즈의 정신작용과는 다른, 보다 기능적인 효과를 낸다.

진통 효과: 통증으로부터 주의분산 효과가 뛰어나지만 일부 미르센 지배적인 품종들 같은 마약성은 없다.

근육 이완 효과: 뛰어나다. 스컹크 품종이 이완 효과가 좋다는 경련성 환자들의 보고가 있다.

해리성: 많지 않다.

자극성: 처음에 자극적이지만 짜증날 정도는 아니다.

진정 효과: 다량 투여 시.

의약적 용도

높은 THC와 미르센 함량 덕분에 다양한 증세에 유용한 스컹크는 두통부터 심한 화학요법으로 인한 메스꺼움에 이르기까지 모든 질병을 치료하는 데 사용돼 왔다. 영국에서 '스컹크skuk'는 고 THC가 지배적인 대마 품종을 경멸조로 일컫는 말로 정신병 같은 역효과와 연관이 있다. 런던 대학과 에식스Essex 대학 과학자들의 CBD 연구에 따르면, 영국 정부가 경계를 CBD까지 넓혀주는 날이 온다면 이러한 THC 관련 부작용들은 사라질 것이라고 한다.

더 사워The Sour라고도 부르는 사워 디젤Sour Diesel은 특별히 자극적인 의약 효과를 내는 독특한 대마 품종에 속하며, 가끔씩 대마와 카페인의 잡종으로 간주하기도 한다. 이들은 뚜렷한 연료 향과 감귤 향을 만들어 내는 혼종으로, 연료 향이 매우 강한 네팔, 카슈미르 및 동부 파키스탄 랜드레이스들의 유전자를 지니고 있다.

초보자들에게는 사워 디젤의 효과와 이들에 대한 경고가 심상치 않게 들릴 수 있을 것이다. 하지만 신중하고 정확하게 투여한다면 사워 디젤은 아주 훌륭한 의료 대마 품종이다. 2002년 사워 디젤은 아마도 세계에서 가장 비싼 대마였을 것이다. 월 스트리트에서 사워 디젤은 온스당 1천 달러에 거래됐으며, 당시 금값은 온스당 400달러가 채 되지 못했다.

특징

사워 디젤은 동부 연안의 육종가 집단에서 유래된 것으로 추정하는 대마 유전자들과 연관이 있다. 사워 디젤의 종자는 1900년 7월 인디애나주의 그레이트풀 데드 콘서트에서 판매된 전설의 대마 가방에서 나온 것으로 알려져 있다. 이 가방과 관련 있는 대마 유전자들로는 쳄독,

OG 쿠시, 헤드밴드, 그리고 다른 몇 가지
유명 의료 대마 품종들이 있다. 만약 이것
이 사실이라면 이 보물 가방은 대마의 황
금광맥상을 받을 자격이 있다.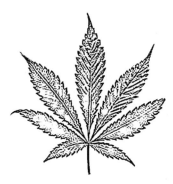

OG 쿠시를 제외하고 이 계통의 모든 품
종은 매우 자극적이다. 판매점 직원이나
환자들은 종종 사워 디젤의 자극적인 효과
를 사티바 효과라고 잘못 구분하곤 한다. 사워 디젤은 진정한 헤이즈나
트레인렉과 같은 효과는 전혀 전달하지 않는다. 혼동을 피하기 위해서
는 차라리 이것을 '디젤' 효과라 부르는 편이 낫다. 디젤에 내성이 없는
많은 환자들이 이런 흔한 혼동 때문에 모든 사티바를 회피하는 경향이
있다.

유형: 타입 I 광엽 혼종.

종: Cannabis indica var. kafiristanica × var. afghanica.

육종일: 1990년대 중반.

유전자: [(쳄' 91 × 메사추세츠 수퍼 스컹크) × 노던 라이츠)] × [(노던 라
이츠/시바 × 하와이언)]. 현대의 사워 디젤은 뉴욕 북부에서 처음 육종된
것으로 추정된다.

테르펜 성분: 보통 카리오필렌과 리모넨이 같은 양이며, 둘째는 미르센,
셋째는 네롤리돌.

유사 품종: 이스트 코스트 사워 디젤, 뉴욕 시티 디젤, 쳄독, 헤드밴드,
쳄4, 에일리언독AlienDawg.

가용성: 커팅만.

재배 편의성: 사워 디젤은 재배 기술력이 있을 경우 생산량이 막대하지만 개화에 12주나 걸릴 수 있다. 최상의 결과를 위해서는 노련한 재배자의 지도가 강력히 권장된다.

향: 정통 스컹크 향의 바탕 위에 감귤 향이 섞인 연료 향이 뿜어져 나온다.

맛: 연료 맛과 해시시 맛.

역가: 24% THC에 도달하는 경우가 많다.

효과 지속시간: 90분. 로켓 발사와 비슷하게 카운트다운이 시작된다.

정신작용: 사워 디젤은 매우 자극적이며 '독특하다racy'고 느끼는 경우가 많다. 신중하게 극소량을 투여하는 경우를 제외하고는 불안 문제로 고통받는 환자에게 절대 권장되지 않는다. 예민한 환자들은 공황 발작을 느낄 수도 있다. 그러나 사워 디젤이 매우 자극적이라고 해서 인지력이 향상되는 것은 아니다. 즉 모든 것이 빨라지지만 휙휙 지나가면서 자세한 것들은 놓친다고 생각하면 된다.

진통 효과: 마비 효과. 사워 디젤의 정신적 자극은 통증을 잊게 해 준다.

근육 이완 효과: 그 효과들의 강도를 감안하면 놀라울 정도로 이완시킨다.

해리성: 적다. 단 투여량이 많을 경우 환자는 과자극으로 인해 내성이 생길수 있다.

자극성: 매우 높다.

진정 효과: 수퍼 디젤 같은 품종은 효과가 높아지긴 하지만 결국 충돌한다. 따라서 실제 진정 효과는 아주 약간에 불과하다.

의약적 용도

사워 디젤은 진정제를 피하고자 하는 환자들에게 탁월한 선택이다. 이것은 주간에 통증과 불편으로부터 주의를 분산시키는 데 아주 좋다. 대부분의 고 THC/미르센 품종들과 마찬가지로 사워 디젤은 아편 처방제와 시너지 효과를 내기 때문에 통증 치료에 필요한 아편의 양을 줄일 수 있다.

이것은 또한 기분을 고조시키는 데도 매우 뛰어나다. 조현병이나 양극성 장애가 있는 환자들은 이 품종을 피하도록 특별한 주의가 요구되는데, 그 이유는 사워 디젤의 자극성으로 인해 방향감각을 잃고 헤멜 수 있기 때문이다.

웃음이 최고의 명약이라면 스트로베리 코프Strawberry Cough가 당신을 괴롭히는 질병을 치료해 줄 것이다. 스트로베리 필즈Strawberry Fields는 동부 연안 품종으로 엄청난 딸기 향을 내며 다른 향은 별로 없다. 재능 있는 대마 육종가인 카일 쿠시맨은 스트로베리 필즈 품종의 주인이 이것을 헤이즈와 교배시켰다는 사실을 알게 됐으며, 보자마자 그 가치를 바로 알아차렸다. 스트로베리 코프라는 세례명을 받게 된 이 헤이즈 교배종은 우수한 협엽 혼종이다.

스트로베리 코프는 즐기지 않을 수 없는 몇 안 되는 대마 품종들 중 하나다. 이것은 트레인렉과 같은 정통 '기글 위드'지만, 모든 것을 훨씬 더 멍청해 보이게 만든다. 코프는 미국 판매점에서 쉽게 구할 수 있지만 정말 좋은 물건은 찾기가 상당히 힘들다.

특징

스트로베리 코프는 공상과학 영화 〈칠드런 오브 맨Children of men〉에서 마이클 케인의 캐릭터가 재배했던 대마 품종이었다.

이름에서 '코프', 즉 기침은 두껍고 풍부한 연기에서 나온 것이다. 스트로베리 코프는 앞으로 개발의 소지가 많은데, 그 이유는 화학적으로 매우 특별하고 흥미로운 무언가가 분명히 존재하기 때문이다. 그 안에 어떤 희귀 카나비노이드나 테르페노이드가 숨겨져 있을지 기대가 된다.

이런 새로 나온 대마 품종들 중 상당수는 아직 제대로 연구가 이루어진 바 없지만 이제 상황은 빠르게 바뀌고 있다. 이 품종을 발견한 카일 쿠시맨은 식물의 영양제로 동물성 제품을 전혀 쓰지 않는 비거닉스 Veganics라는 재배 방식을 개척하고 있는데, 그 결과물들은 매우 유망해 보인다.

유형: 타입 I, 협엽 혼종.

종: Cannabis indica ssp. indica.

육종일: 2000년대 초반.

유전자: 스트로베리 필즈 × 헤이즈.

테르펜 성분: 미르센 지배적. 거의 같은 양의 카리오필렌을 생성하는 표현형은 극히 드물지만 보통 소량의 카리오필렌, 옥시멘, 리모넨, 피넨이 동반된다.

유사 품종: 하와이언 타임랩, 타임렉, 스위트 투스, 레몬 타이, 레몬 헤이즈.

가용성: 더치 패션에서 종자를 구입할 수 있다. 커팅은 미국에서 널리 발견된다.

재배 편의성: 스트로베리 코프는 성실하게 해충 예방 관리를 하는 야외 재배 초보자들에게 훌륭한 품종이다. 애벌레들이 이 품종을 아주 좋아하기 때문에 이들의 출현을 예측해야 한다. 실내에서도 관리가 가능하긴 하지만 초보자용은 아니다. 향을 보호하고 제대로 끌어내려면 신중한 후처리

가 필요하다.

향: 이 품종은 틀림없이 딸기 향이 난다. 그렇지 않은 물건은 믿어서는 안 된다. 스트로베리 코프의 연기는 다른 품종들보다는 불쾌함이 덜 느껴진다. 너무 따뜻한 환경에 두면 매우 빨리 향이 사라질 수 있기 때문에 조심스럽게 보관해야 한다.

맛: 아주 약간의 과일 맛이 나는 매운 맛. 럼주에 적신 시가 맛 같다. 스트로베리 코프는 기화했을 때가 훌륭한데, 이는 딸기 맛이 그대로 살아 있기 때문이다.

역가: 이 품종은 매우 효능이 강력하면서도 이상하리만치 순하다. 일부 배치들은 THC 19% 이상까지 테스트되기도 했는데 이들조차 과하게 느껴지는 경우가 거의 없다.

효과 지속시간: 보통.

정신작용: 미르센 지배적인 테르펜이라고 해서 진정 효과를 기대해서는 안 된다. 이 품종은 벨 소리처럼 선명한 정신작용을 하며, 진정한 미소 유발자이기 때문이다. 대마 의식상태에서 가장 행복한 느낌들 중 하나가 스트로베리 코프에서 발견된다. 이 품종이 질병으로 고통받는 사람들에게 권장되는 이유는 이것이 산산조각난 영혼을 띄워 보내 줄 수 있기 때문이다. 어떠한 충돌도 없이 지구로 다시 부드럽게 미끄러져 돌아올 수 있다.

진통 효과: 순한 마비 효과.

근육 이완 효과: 좋다. 기분 고조에 의해 그 효과가 증폭되는 듯하다. 기쁨으로 가득 차 있는 동안은 긴장을 유지하기 힘든 법이다.

해리성: 다량 투여 시 헬륨 풍선처럼 멀리 날려버릴 수 있다.

자극성: 부드럽게 스며든다.

진정 효과: 매우 적지만 필요한 휴식을 방해하지는 않을 것이다.

의약적 용도

스트로베리 코프는 다루기 힘들고 좌절감을 주는 질병과 증상에 뛰어나다. 이것은 일말의 유머 감각도 없는 초보자나 노인 환자에게 쓰기 아주 좋은 의약품이다. 어떤 환자들은 이 약을 매우 언짢아하기도 하지만 이런 경우는 극히 드물며, 환자가 불편을 겪고 난 후 지쳐 있을 때 합리적인 관점을 회복하도록 하는 데 큰 힘이 될 수 있다. 특히 소량일 때 스트로베리 코프는 하나의 대마 품종이 항우울제로서 가능성이 있음을 보여주는 훌륭한 예라 할 수 있다.

2013년까지 대부분의 현대 대마 약물 품종들의 테르펜 성분으로는 미르센이 선호됐다. 미르센은 퍼프스나 OG 쿠시 같은 인디카들에서 블루 드림이나 트레인렉 같은 사티바에 이르기까지 거의 모든 유명 품종에서 생성되는 정유이다. 미르센이 아주 적거나 탄제린 드림 같이 전혀 생성되지 않는 품종은 믿기 힘들 정도로 드물다.

특징

탄제린 드림은 미국 북서부에서 인기를 끌고 있으며, 선명하고 기능적인 뛰어난 정신작용 때문에 필자가 가장 좋아하는 품종들 중 하나이기도 하다.

유형: 타입 I 광엽 혼종.

종: Cannabis indica ssp. indica hybrid

육종일: 1990년대 중반.

유전자: 1960년대와 1970년대 태국과 하와이 품종들로부터 파생됐을 가능성이 많다. 캘리포니아 오렌지California Orange와 관련 있어 보인다.

테르펜 성분: 리모넨 지배적. 두 번째는 카티오필렌과 피넨, 셋째는 리날룰과 옥시멘.

유사 품종: 사이트러스 타이.

가용성: 클론만.

재배 편의성: 비교적 힘들다.

향: 달콤한 순수 오렌지 향. 약간의 향신료 향이 있다.

맛: 대마들 중 가장 부드러운 맛에 속한다.

역가: 태국 조상들처럼 탄제린 드림은 12% 이상의 THC를 거의 생성하지 않는다.

효과 지속시간: 보통.

정신작용: 편안하게 기분이 고조됨.

진통 효과: 좋다.

근육 이완 효과: 좋다.

해리성: 낮다.

자극성: 적다.

진정 효과: 순하다.

의약적 용도

탄제린 드림은 과도한 진정작용이 없으면서 통증 완화와 이완, 기분 고조 효과를 내는 데 탁월한 선택이다. 주간 통증 의약품으로 이상향에 가깝다.

탠지|Tangie 타입 I MYR pin lim

탠지는 수확량이 훌륭한데 이는 곧 많은 꽃을 생산한다는 의미다. 또한 이것은 상당량의 미르센을 생성하기 때문에 정신작용이 무겁다. 과일 향을 내기 충분할 만큼의 리모넨도 생성한다. 태양 아래서 자랄 때 많은 수지를 만들어 내며 덕분에 추출물로 인기가 높다.

특징

탠지는 암스테르담에 있는 DNA 지네틱스의 육종가에 의해 개발됐으며, 서부 연안에서 폭넓게 재배되고 있다. 캘리포니아 오렌지로부터 파생됐다는 주장이 있지만, 그 리모넨 생성량은 많은 쿠시 품종들보다 적은 편이다.

유형: 타입 I 혼종.

종: Cannabis indica ssp. afghanica × Cannabis indica ssp. indica.

육종일: 2012년.

유전자: 캘리포니아 오렌지 × 스컹크로 주장된다.

테르펜 성분: 미르센 지배적. 두 번째로 피넨과 리모넨.

유사 품종: 리모넨 지배적인 OG 쿠시 컷들.

가용성: 종자.

재배 편의성: 전체 태양광선 아래서 쉽다. 실내에서는 가늘어지기 때문에 교육이 필요하다.

향: 나무 냄새의 감귤 향.

맛: 부드러운 약초 맛.

역가: 야외에서 약 20% THC.

효과 지속시간: 매우 드문 THCV 파키들을 제외하고 길게 지속된다.

정신작용: 강력하게 이완된다. 미르센 품종치고는 의식이 선명한 편이지만 대부분의 초보 환자들에게는 너무 과하다.

진통 효과: 강력하다.

근육 이완 효과: 좋다.

해리성: 강하다.

자극성: 낮다.

진정 효과: 보통.

의약적 용도

강력한 마비성 정신작용이 필요할 때 좋은 선택이다. 탠지의 미르센 성분은 진통에 도움이 될 것이며, 피넨은 기억에 미치는 THC 효과를 감소시키고 리모넨은 기분을 고양시킬 것이다. 탠지는 비교적 맑은 정신이 필요한 만성 통증에 사용하기 좋다.

THCV와 프로필 재배종들 타입 IV MYR

THC, CBD, CBG 및 CBC 등과 같은 펜틸 카나비노이드들은 5개의 탄소 원자로 구성된 곁사슬, 즉 '꼬리tail'들로 구분이 된다. CBG의 전구체 분자인 올리베톨릭olivetolic산은 식물이 펜틸 카나비노이드를 생성하는 데 사용된다. 프로필 카나비노이드(THDV, CBDV, CBGV)에는 3개의 탄소 원자 곁사슬이 있으며, 돌연변이를 통해 올리베톨릭이 아니라 디바리닉divarinic산이 생성된다.

특징

프로필 카나비노이드가 지배적인 대마 품종은 아직 매우 희귀하다. 현재까지 프로필 대마 품종에 대한 가장 성공적인 육종 작업은 GW 파머수티컬즈에서 이루어졌다. 2011년 캘리포니아 북부의 의료 대마 재배자인 더그 젠크스Doug Jenks는 막대한 양의 THCV(4% 초과)를 생성하는 파인애플 퍼프스라는 품종을 발견했다. 젠크스는 심한 병에 걸린 아내를 돕기 위해 대마 육종에 뛰어들었던 사람이다.

캘리포니아-데이비스 대학 화학부 출신인 킴론 데레사레Kymron Decesare와 도날드 랜드Lonald Land가 이끄는 새크라멘토의 핼런트연구소 Halent Laboratories에서는 젠크스의 파인애플 퍼프스에서 THVC 스파이크를 발견했다. 당시에는 미국의 어떤 대마 연구소에서도 사실상 이것을 찾을 생각조차 못했기 때문에 이들은 여기서 미래를 보았다. 현재 랜드와 데레사레는 핼런트를 스틸힐연구소Steep Hill Labs와 합병하여 희귀 화학형들을 찾는 연구를 계속하고 있다.

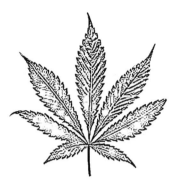

캘리포니아의 다른 육종가들은 CBDV나 CBGV 같은 다른 프로필 카나비노이드를 상당량 만들어내는 품종을 육종해 왔지만 이런 품종들 중 상용화된 것은 없다. 젠크스는 더그의 바린Varin과 블랙 뷰티Black Beauty 등과 같은 다른 THCV 품종도 육종하고 있지만, 2017년 초 현재 캘리포니아 판매점에서 판매하고 있는 품종은 없다.

유형: 타입 IV. 프로필은 거의 언제나 2차 카나비노이드긴 하지만 다양한 재배종에 나타난다.

종: Cannabis indica.

육종일: 2011년 파인애플 퍼프스.

유전자: 파키스탄과 남아프리카의 랜드레이스와 주로 연관이 있다.

테르펜 성분: 보통 미르센 지배적.

가용성: 더그 젠크스가 자기 품종의 상용화를 추진 중이긴 하지만 아직 희귀하다.

재배 편의성: 클론을 만들기 매우 힘들며 실내 재배가 어렵다.

향: 나무 향과 풀 향.

맛: 다소 시큼한 해시시 맛.

역가: 거의 모든 프로필 카나비노이드가 펜틸 카나비노이드 측의 상대

편과 잘해야 1:1 비율을 보인다. GW 파머수티컬즈에서는 계속해서 순수 THCV 라인들을 개발 중이다.

효과 지속시간: THCV 품종들은 짧게 활동하는 것으로 여겨지는데, 이는 아마도 CB1 수용체에서 THCV가 약간의 대항 작용을 하기 때문일 것이다.

정신작용: THCV는 정신작용이 없지만 THC의 정신작용을 변형시킨다.

진통 효과: 보통.

근육 이완 효과: 순하다.

해리성: 순하다.

자극성: THCV가 아니라 THC 때문에 약간 자극적이다.

진정 효과: 적다.

의약적 용도

프로필 대마 품종의 의약적 활용은 유망해 보이지만 확실치는 않다. THCV 는 당뇨병과 같은 특정 대사성 질환에 도움이 되는 것으로 여겨지지만, 순수 화합물을 사용한 소규모 실험으로는 다소 결정적이지 못하다. CBDV는 타입 III 품종인 수지 큐에서 소량(최고 2%) 발견된 바 있다.

트레인렉Trainwreck 타입 I과 II TER myr car oci

2000년대 중반에 쿠시 품종의 열풍이 로스앤젤레스를 강타하기 전 트레인렉은 OG 쿠시와 묶여 가장 값비싼 커팅 전용 품종으로 판매되었는데 웨스트 할리우드의 일부 판매점에서는 3.5g당 80달러를 호가하기도 했다. 이유는? 트레인렉이 가문비나무 향과 레몬 향을 내며, 깨끗하고 활기찬 정신작용에 놀라운 기분 고조 효과를 전달하는 뛰어난 협엽 품종이기 때문이다. 한 마디로 트레인렉은 거의 모든 것을 어리석게, 그리고 종종 재미있게 만드는 능력을 지닌 '기글 위드'다.

특징

트레인렉은 의료 대마의 모범적 사례임에도 '기차 잔해'라는 뜻의 웃기는 이름을 갖고 있다. 이 때문에 그 기원에 대해 많은 이야기가 생겨났는데, 일례로 이 식물이 훔볼트 카운티의 열차 사고 현장 근처에서 발견됐다는 설이다. 트레인렉의 육종가가 오리건으로 가는 도중에 (멕시코 산악 지대에서 수년간 작업한 후 미국으로 돌아가는 길) 캘리포니아 북부에서 열차가 충돌했을 때 그와 함께 있었다는 이야기도 있다.

하지만 가장 깔끔한 설명은 오랫동안 광엽 인디카 이외의 어떤 것도 피워 보지 않은 상태에서 최초로 누군가 이 품종을 시도했고, 그는 이것의 진정한 대뇌 정신작용을 인지하지 못하고 그 효과가 얼마나 높은

지 전혀 깨닫지 못했다는 것이다. 너무 많이 피웠다는 사실을 알아차렸을 때는 어지럽고 방향감각을 완전히 상실한 상태였으며, 그는 아마도 '기차 잔해 비슷한 것 안에 있는 느낌'이라고 표현했을 것이다

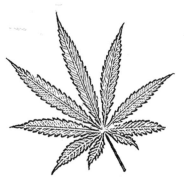

고품질의 트레인렉은 금빛 어린 아주 밝은 초록색이다. 이 품종은 트리콤으로 거의 다 덮여 있어 서리가 아주 많이 끼어 있는 듯 보인다. 버드는 대부분 크지 않지만 포엽은 매우 크다. 이것은 수확량이 적기로 악명이 높은데, 일부 욕심 많은 바보들이 이것을 빅 버드Big Bud와 교배시켜 '개량'시키려는 이유도 이 때문이다. 놀랄 것도 없이 그 결과물은 버드가 커진 트레인렉처럼 보이지만 오리지널이 가져다주는 기쁨은 사라졌다. 그리고 원래의 향에 이상하고 불쾌한 스컹크 향이 끼어들었다. 좋은 트레인렉에서는 보통 작은 꽃뭉치 향이 난다.

유형: 타입 I과 II. 협엽 품종이지만 다른 대부분보다 짧다.

종: Cannabis indica ssp. indica.

육종일: 최초의 식물은 2000년경 캘리포니아주 아르카타Arcata에서 에릭 헤임스타트Eric Heimstadt가 발견한 것으로 알려져 있다.

유전자: 타이×멕시칸

테르펜 성분: 테르피놀렌이 지배적이며 둘째는 미르센, 카르피놀렌, 옥시멘.

유사 품종: 스노-캡Sno-Cap, 레몬 타이, 아카풀코 골드.

가용성: 클론만.

재배 편의성: 트레인렉은 협엽 품종으로는 매우 빨리 꽃을 피운다(60일).

향: 숲속의 감귤 향.

맛: 시큼하고 매우 향기롭다.

역가: 최고 18% THC. 타입 II 트레인렉이 미국 양쪽 연안에 등장하기 시작했다.

효과 지속시간: 중간. 약 90분 정도.

정신작용: 트레인렉은 매우 빠른 발현과 대뇌 효과를 보여 준다. 피넨 성분이 THC로 인한 기억 손상을 줄여준다. 매우 활기차고 작업 지향적인 정신작용을 전달하기 때문에 보통 "자, 이제 여기를 치우자"는 행동을 보인다.

진통 효과: 보통. 트레인렉은 통증 완화보다 주의분산 효과를 제공하는 좋은 예다. 하지만 두 가지 모두 불편을 해소하는 데 효과적일 수 있다.

근육 이완 효과: 낮다.

해리성: 다량일 때를 제외하고 낮다.

자극성: 자극성이 뛰어나 주간에 사용하기 최고다. 트레인렉을 과다 투여하면 불안이 야기될 수 있기 때문에 초보자에게는 용량 조절이 강력히 권고된다. 디젤 품종들만큼 빠르지는 않다.

진정 효과: 적다.

의약적 용도

의약적 가치와 THC 함량이 높으면서 손상을 최소한으로 주는 대마 품종은 극히 드물며, 트레인렉은 그 드문 품종들 중 최고다. 이 품종은 가끔 의료 대마를 이용하는 의사와 의학도 사이에서 인기가 높다. 하이퍼포커스를 촉진시키기 때문에 주의력 결핍 과잉행동 장애(ADHD)에 뛰어나다. 투여량이 많으면 작업할 때 시간이 빨리 지나가는 것처럼 느껴진다. 고품질의 트레인렉은 효과가 발현되기 시작할 때 '충돌' 현상이 극히 적다.

화이트 위도White Widow는 스콧 블랙키가 권리를 주장했던 최초의 화이트 계통 대마 품종이다. 당시 그는 암스테르담의 그린하우스 시즈Green House Seeds에 있었는데, 이는 (약간의 악감정을 가지고) 미스터 나이스를 만들러 떠나기 전이었다. 화이트 위도는 브라질 사티바와 남인도의 아프간 인도 혼종 유전자의 매우 강력한 교배종이다. 이 품종은 1995년 하이타임즈 카나비스 컵을 수상했으며, 화이트 패밀리라고 불리게 된 그 후계자들이 계속해서 몇 차례 더 카나비스 컵을 수상했다.

화이트 위도는 대마 재배 커뮤니티를 통해 세계적으로 마케팅된 최초의 대마 품종들 중 하나다. 이러한 마케팅은 화이트 위도를 하나의 브랜드로 정립시켰으며, 여전히 이것은 현대 대마 문화권에서 가장 잘 알려진 품종으로 존재하고 있다.

특징

종자 은행에서의 대마 육종은 농업 부문의 유혈 스포츠다. 위대한 대마의 육종가가 되는 사람은 그 수가 많지 않으며 제대로 대접을 받지 못한다고 느낄 때는 대담해지기도 한다. 그린하우스 시즈에서 스콧 블랙키가 바로 그러했다. 화이트 위도를 만든 후 그는 그린하우스를 떠나 네빌 숀메이커와 하워드 막스 등의 새 파트너들과 함께 미스터 나이스를 설립했다.

화이트 위도는 훌륭한 혈통을 지닌 뛰어난 의료 대마 품종이지만, 처음 등장했을 때(1995년)부터 현재까지 인기가 차츰 누그러들었다. 이러한 현상은 대마 취향의 변화가 한때 주목받았던 품종의 명성에 어떤 영향을 미치는지를 보여주는 좋은 예로, 단순히 유행 때문에 발생하기도 한다. 향후 몇 년 내에 고 THC 의약품이 그 단순성과 화학의 경제성이 재발견되고 인정받는 때가 오면 화이트 위도가 다소 일반적이라는 등의 비난은 모두 뒤집힐 것이다.

스콧 블랙키는 최근 자신의 화이트 대마 유전자에 대한 재검토를 시작하고 몇 가지 새로운 교배종들을 테스트했다. 이런 새 버전이 어떻게 받아들여질지 귀추가 주목된다.

유형: 타입 I 광엽 혼종.

종: Cannabis indica var. braziliana × afghanica.

육종일: 1994년경.

유전자: 인도 케랄라의 아프간 수컷 × 브라질 사티바 암컷

테르펜 성분: 미르센 지배적. 두 번째는 피넨, 세 번째는 리모넨과 카리오필렌.

유사 품종: 화이트 리노, 그레이트 화이트 샤크.

가용성: 화이트 위도는 그린하우스 시즈에서 구입할 수 있다. 유사 부모의 교배종인 블랙 위도는 미스터 나이스가 판매한다. 커팅들도 여러 곳에서 구할 수 있다.

재배 편의성: 보통. 화이트 위도 재배종은 인내심 많은 여러 초보 재배자들이 시도해서 성공하기도, 실패하기도 했다. 이 품종에 경험있는 사람의 지도를 구하는 게 최선이다.

향: 발삼 향과 파인애플 향이 있는 달콤한 스컹크 향. 이 품종은 확실하게 잘 씻어내고 후처리를 해야 향을 제대로 낼 수 있다. 무관심하게 재배하고 후처리하면 대마가 아니라 감자 같은 냄새가 난다.

맛: 완벽하게 재배했을 때 달콤한 해시시 맛이 나지만 쉽지 않은 일이다. 화이트 위도는 홉에서 발견되는 주요 테르펜 중 하나인 후물렌이 있는 몇 안 되는 대마 품종들 중 하나다. 후물렌은 맛을 더하는 강력한 작용제로 화이트 위도에서 쉽게 맛볼 수 있다.

역가: 사티바가 빠르고 세게 발현되고 나면 인디카 효과가 강하게 따라온다. 화이트 위도는 종종 최고 20% THC를 찍는다. 지배적인 미르센과 함께 리모넨, 피넨, 베타 카리오필렌 등의 테르펜을 갖고 있다.

효과 지속시간: 길다.

정신작용: 뛰어나다. 신체 효과로 금방 바뀌는 대뇌 정신작용.

진통 효과: 고 THC 및 미르센 함량으로 통증 완화에 좋다.

근육 이완 효과: 보통.

해리성: 투여량이 많을 때 보통 수준.

자극성: 첫 발현은 세지만 매우 낮다.

진정 효과: 화이트 위도의 미르센 성분이 수면을 촉진시키기 때문에 주간에 사용할 때 문제가 될 수 있다. 메스꺼움이나 불안 증세를 감소시키는 데도 좋다.

의약적 용도

화이트 위도는 신경병증과 메스꺼움에 좋은 선택이다. 강력한 인디카 성질이 단순히 초대장을 보내는 게 아니라 이완을 강행한다. 고 미르센 품종들은 휴식과 회복을 촉진시키는 데 뛰어나다.

제타Zeta 타입 I TER car myr pin

제타는 캘리포니아 남부에서 가장 많이 탐내고 가장 엄중하게 감시하는 품종들 중 하나다. 제타는 전설들의 자손으로 카나비스 컵 수상자인 S.A.G.E.와 OG 쿠시에서 육종됐으며, LA에서 가장 인기 있는 품종이기도 하다. 제타를 육종한 사람은 위대한 현대 대마 육종가로 꼽히는 모하비 리치몬드다. 모하비 가족이 소유하고 있던 빅서 땅에서는 1960년대 중반 최초로 대규모의 씨 없는 대마 재배가 이루어졌다.

특징

2017년 현재 제타는 남부 캘리포니아에서 가장 비싸고 가치 있는 품종이다. 예전의 많은 정통 사티바 품종들처럼 테르피놀렌이 지배적이라는 점을 감안하면 이것은 신기한 일이다. 이 품종은 엄청난 양의 수지를 생성하며 매우 독특한 향을 갖고 있다. 이 양은 아마도 제타가 탄생됐던 리치몬드 가족 재배종인 빅서 홀리를 제외하고는 캘리포니아 외에 어디서도 찾아볼 수 없는 향이다.

유형: 타입 I 광엽 인디카 혼종.

종: Cannabis indica ssp. afghanica × Cannabis indica ssp. indica.

육종일: 2010년.

유전자: OG 쿠시×S.A.G.E.

테르펜 성분: 테르피놀렌 지배적. 두 번째로 카리오필렌과 미르센. 셋째는 피넨.

유사 품종: 빅서 홀리, S.A.G.E. 쿠시, S.A.G.E.

가용성: 캘리포니아의 몇몇 판매점에서 구할 수 있다.

재배 편의성: 쉽지 않다.

향: 박하-오렌지 초콜릿 향.

맛: 멘톨 맛이 나며 매우 특별하다.

역가: 24% THC.

효과 지속시간: 길게 지속된다.

정신작용: 마비성이 있으며, 머리가 맑고 매우 편하지만 초보자용은 아니다.

진통 효과: 뛰어나다.

근육 이완 효과: 보통.

해리성: 강하다.

자극성: 순하다.

진정 효과: 순하다.

의약적 용도

놀라운 효능과 진통 효과가 있지만 비교적 머리가 맑기 때문에 주간에 사용하기 적합하다. 제타는 항염증에 효과적이고, 물리요법 회복기에 인기가 높다.

스키틀즈Zkittlez 타입 I CAR hum lim lin

스키틀즈가 2016년 지구상에서 가장 치열한 대마 대회로 인정받는 에메랄드 컵을 움켜쥘 수 있었던 비결은 무엇일까? 전년도 수상자인 체리 라임에이드는 뛰어난 대마가 3%에서 시작할 때 테르펜의 고질라처럼 5%를 기록했다. 스키틀즈는 테르펜이 한몫하긴 했지만, 진짜 이유는 이 품종의 테르펜이 완전히 다른 것이기 때문이었다.

특징

스키틀즈는 미래의 타입 I 대마 유전자를 대표하며, 테르펜 발현의 다양성이 새로운 것들로 이어질 수 있는 미래를 제시하고 있다. 이 품종은 매우 낮은 수위로 비교적 새로운 측근을 생성한다. 두 개 컵에 출품된 스키틀즈의 테르펜 양은 테스트에서 총 2%를 채 넘지 않았다.

유형: 타입 I 광엽 인디카.

종: Cannabis indica ssp. indica × Cannabis indica ssp. afghanica.

육종일: 2013년. 서드 제너레이션 패밀리팜3rd Generation Family Farm/ 터프 혹즈Turp Hogz.

유전자: 그레이프 × 그레이프 프루트

테르펜 성분: 카리오필렌 지배적. 두 번째는 후물렌, 리모넨, 리날룰. 미

르센은 거의 없다.

유사 품종: 블루즈Bluezz, 베리 화이트.

가용성: 다잉 브리드 시즈Dying Breed Seeds.

재배 편의성: 밝혀진 바 없다.

향: 믿을 수 없는 맛과 향이 난다. 즈키틀즈는 수십년 간 '모든 것'을 피워 본 판정단에게 깊은 인상을 주었다. 쉽게 표현하자면 사탕 가게 냄새다.

맛: 맛이 좋다. 로진 기술 같은 것을 이용해 신중하게 추출되면 맛이 훨씬 뛰어나다.

역가: 약 18% THC.

효과 지속시간: 비교적 길며 부드럽게 끝난다.

정신작용: 희열, 행복.

진통 효과: 보통.

근육 이완 효과: 보통.

해리성: 강하다.

자극성: 강하다.

진정 효과: 꿈 꾸는 듯하다.

의약적 용도

즈키틀즈는 그 테르펜 측근 때문에 많은 환자들이 한 번도 시도해 본 적 없는 매우 특별한 품종으로 꼽힌다. 독특한 화학작용이 있어 미르센은 거의 생성하지 않지만 지배적인 카리오필렌 성분으로 인해 항염증 효과를 보이며, 리날룰 성분은 강한 이완 효과를 만들어 낸다. 스트레스 이완, 구역 그리고 전반적인 회복용으로 좋다.

제4부

대마의 의약적 활용법

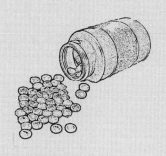

　　의료 대마는 많은 질환의 증상들을 해결해 줄 수 있다. 하나의 완전한 치유책이 되는 경우는 드물지만, 적정량의 식물 카나비노이드로 엔도카나비노이드 시스템을 보완해 줌으로써 일부 질병의 발병률을 낮추고 일부는 예방할 수 있다.

대마를 의약제로 잘 사용할 수 있는 핵심 비결은 적절한 용량과 횟수를 선택하는 것이다. 다음 질환들이 선정된 이유는 증상 완화를 위해 대마가 사용됐거나, 혹은 효과가 있는 것으로 나타났기 때문이다. 그 유효성에 대해 아직 입증되지 않은 주장들도 전반적으로 함께 다루었다.

2016년 영국 신문 〈데일리 텔레그래프The Dail Telegraph〉지는 런던 한 병원의 수석 피부과 의사의 말을 인용해 "성인 여드름이 '전염병 수준' 으로 번지고 있다"는 기사를 헤드라인으로 실었다. 영국의 92개 개인 피부과 의원에 대한 조사에서는 여드름 치료를 위해 병원을 찾는 성인 의 수가 200% 증가한 것으로 드러났다. 한때 사춘기 질병으로 여겨졌 던 여드름은 이제 지구상에서 가장 흔한 피부 질환이 되었다.

헝가리 연구원 타마스 바이로 박사는 지난 10년간 여드름 발달에 있 어 엔도카나비노이드 시스템의 역할을 연구해 왔다. 2008년 그의 연구 팀은 여드름으로 이어지는 피지선의 비정상적인 세포 활동과 엔도카나 비노이드 조절 장애의 연관관계에 대한 논문을 발표했다. 피지선 세포 는 수분을 공급하고 피부를 보호하는 피지 세포의 지질lipid 생성을 조절 한다. 조절장애가 발생하면 피지선 세포가 증식해 죽음으로써 피지선 이 막히며, 뒤이어 박테리아가 막힌 선에 농포를 형성한다.

유효성

바이로 팀은 CBD가 전달하는 '거룩한 항여드름 삼위일체 작용'을 발 견했다. CBD를 이용해 피지선 내의 세포 기능을 조절함으로써, 피지선 세포는 피지를 과잉 생성하도록 피지선에 신호를 보내지 못하게 된다.

CBD는 피지선 세포의 증식을 막지만 이들을 죽이지는 않으며, 심지어 강력한 '여드름 촉진' 염증 인자가 있을 때도 효과적인 항염증 작용을 한다. 따라서 CBD는 자극성 없는 여드름 치료제로서 상당한 가능성을 갖고 있다.

제안 메커니즘

피부에 있는 엔도카나비노이드 시스템은 여드름에서 발생하는 조절 장애의 모든 측면을 제어한다. 에단 루소는 대마에서 발견되는 다양한 활성 성분들에 대한 2017년 분석에서 여드름과 그 치료에 관련된 메커니즘에 리모넨이 미치는 영향을 발견했다. CBD와 리모넨이 유익하다는 것을 입증하는 근거는 서로 다를 수 있겠지만 두 가지 모두 염증을 막는 데 효과가 있다. 베타-카리오필렌이 CBD와 함께 사용될 경우에도 항염증 효과가 있다.

용량

효과적인 여드름 방지제 내의 CBD 농도는 현재 시중에 나와 있는 제품들보다 훨씬 높아야 할 필요가 있어 보인다.

용법

국부: 국부 CBD는 피부염, 습진, 여드름, 모발 과다 성장 및 일부 전암성 병터precancerous lesion 등 다양한 피부 질환에 도움이 될 수 있다.

권장 화학형: CBD 품종들은 국부적으로 사용되거나 주입된다. 제형에서 리모넨이나 카리오필렌 혹은 피넨, 테르펜 비율을 유지하는 게 좋다.

청소년기 Adolescence

대마가 청소년의 뇌 발달에 미치는 영향은 성인과 다르다. 따라서 청소년에게 의료 대마를 사용하는 데는 특별한 도전과 위험이 따른다. 대부분의 어린 의료 대마 사용자들은 합리적인 용량의 치료 과정에서 장기적인 역효과로 고통받는 일이 드물지만, 이러한 사용과 효과는 의사에 의해 반드시 모니터링돼야 하며 용량 통제가 필요하다.

인간의 두뇌는 25세까지 계속 발달한다. THC 지배적인 대마가 인지 발달에 부정적인 영향을 미칠 수 있다는 얼마간의 증거가 있기 때문에 이러한 발달 단계에서는 대마 제품의 과다 투여에 노출되지 않도록 제어하는 게 현명하다. 이러한 두뇌 발달 기간에 고 THC 제품을 상습적으로 다량 사용할 경우 대마 의존성이 생길 위험과 장기적인 신경인지 및 사회적 장애 가능성이 커진다.

젊은이가 대마를 많이 사용하면 의존성이 높아진다는 강력한 증거들이 존재하고 있다. 장기간의 연구에 따르면 청소년기에 소비하는 대마 양이 많을수록 성인이 됐을 때 조현병 발병률이 높은 것으로 나타났지만, 그 직접적인 연관성은 아직 논란이 되고 있다. 적당량의 대마 사용이 불법 약물에 대한 '관문gateway' 역할을 한다는 문헌상의 증거는 거의 없다. 합리적인 방법은 분명하고 지속적인 용량 지침과 후속 조치가 있는 명확한 치료 과정 안에서 청소년에 의한 의료 대마 사용이 행해지도록 하는 것이다. 최근의 한 분석에서는 지속적인 대마 사용으로 THC에 만성 노출됨으로써 뇌 손상이 발생할 수 있지만, CBD가 이러한 손상을 최소화할 수 있으며 장기간의 금단으로 회복 가능하다는 사실이 밝혀지기도 했다.

청소년기 비의료 대마 사용의 위험

최근의 임상 전 연구에서는 청소년기의 습관적 대마 사용은 뇌 발달 과정에서 엔도카나비노이드 시스템이 하는 역할을 방해하는 것으로 나타났다. 10대에 대마를 많이 이용하면 기억력과 주의력 결핍, 불안, 기분 문제가 생길 수 있다는 것이다. 13세 미만의 청소년들이 대마를 사용할 때는 특별한 관심이 필요한데, 그 이유는 신경계에 미치는 영향이 청소년기 후반보다 큰 것으로 나타나기 때문이다. 청소년기가 시작될 때 대마를 장기 사용할 경우 중년기에 큰 영향을 미칠 수 있다.

CBD는 고 THC 대마 사용으로 인한 신경계 손상을 최소화할 수 있는 능력으로 유명하지만, 이러한 신경보호 기능이 젊은 사용자들에게까지 확장되는지에 대해서는 검토가 필요하다.

알츠하이머병Alzheimer's disease

대마에 반응할 수 있는 알츠하이머병(AD) 증상으로는 수면 장애, 편집
증, 불안, 불쾌감, 통증, 식욕 부진, 체중 감소 등이 있다. 행동 장애 문
제를 치료하는 데는 저용량 대마 요법이 효과적이고 잘 견딜 수 있는 것
으로 보인다. 대마는 고령의 AD 환자를 요양원에 둘 필요 없이 간병인
이 집에서 돌볼 수 있게 해준다. 하지만 고무적인 임상 전 연구들이 있
음에도 불구하고 카나비노이드 치료에 의해 예측 불가능한 AD의 경과
가 바뀔 수 있는지에 대해 아직 어떠한 임상 연구도 시행된 바가 없다.

유효성

행동 장애를 겪고 있는 40명의 AD 환자에 대한 후향성 연구retrospective
study에서는 섭취 약물에 THC를 추가함으로써 음식물 섭취량이 크게 증
가하고 요실금과 수면 시간, 그리고 전반적인 증상의 심각도가 감소된
다는 사실이 밝혀졌다. 오픈 레벨 연구open-level study에서는 참가한 요양
원 환자 11명 중 10명에게 기존의 약물요법에 THC 오일을 추가시켰으
며, 그 결과 망상, 동요, 과민반응, 무관심, 수면, 간병인의 피로 등을
포함해 CGI와 NPI 수치가 기준치보다 크게 향상됐다.

AD와 엔도카나비노이드 시스템의 기초과학 연구에서는 신경염증,
신경독성, 흥분 독성, 세포자멸사apoptosis 및 산화적 스트레스oxidative stress

의 감소와 신경발생neurogenesis 및 뇌 혈류 자극 같은, 카나비노이드를 이용한 치료용으로 유망한 표적들이 목격됐다. 엔도카나비노이드 시스템과 투여된 카나비노이드는 신경계 손상 및 기능장애의 기반 메커니즘에 여러 가지 독특한 작용을 한다.

엔도카나비노이드 시스템은 AD의 질병 변화에 따라 활성화되고 상향 조절upregulation된다. 엔도카나비노이드, 아난다미드와 2-AG 및 이들의 분해 효소, FAAHfatty acid amid hydrolase, MAGLmonoacylglycerol lipase 등은 일반적으로 AD가 있는 인간과 동물의 뇌 손상 영역에서 농도가 증가한다. 전신 염증 세포systemic imflammatory cell 같은 미세아교 세포microglia cell는 CB1과 CB2 수용체를 모두 갖고 있다. 이들 수용체가 활성화되면 미세아교 세포에 있는 CB 수용체가 하향 조절downregulation된다. 게다가 CB1 수용체의 활성화는 글루탄산염glutamate 방출을 줄이고 칼슘 이온의 세포 내 침투를 감소시킴으로써 흥분 독성 세포사를 줄여 준다. THC는 또한 CB1 수용체 전체의 아세틸콜린에스트라제acetylcholinesterase를 억제하며(시냅스 전달 향상) 성인의 신경발생을 자극하고, 이는 이론적으로 인지능력 감소를 둔화시킬 수 있다.

CB2 수용체는 AD 뇌에서 수위가 높아지며, 이러한 증가는 아밀로이드-베타 플라크plauge를 둘러싼 미세아교 세포에 집중된다. 그리고 CB2 수용체의 활성화는 큰 포식 세포macrophages에 의한 아밀로이드-베타 제거와 염증 감소 현상을 유발한다. CB2 수용체 활성화로 인한 항염증 효과는 알츠하이머병의 염증과 신경독성을 조절하는 데 있어 CB1보다 더 중요한 것으로 나타난다.

동물 연구에서는 보통 발현이 늦은 AD보다 조기 발현 AD에 보다 가깝게 반응하는 AD의 유전자 모델을 사용했다. 쥐/생쥐 모델에서 카나비노이드와 특정 카나비노이드 수용체 활성체들은 인지 장애 개선, 세포자멸사 감소, 미세아교 세포 활동 조절, 염증 반응 감소, 플라크 형성 억제, 아밀로이드-베타 침착 제거, 타우 단백질tau protein의 인산화 phosphorylation 억제, 자유 라디칼free-radical 생성 감소 등에 효과적이었다. 직접적인 CB1이나 CB2 활성체가 아닌 CBD는 CB2와 PPAR-γ 활성화를 통해 중재되는 것처럼 보이는 염증에 좋은 효과를 갖고 있다. 아밀로이드 베타가 주입된 쥐에게 CBD가 주어졌을 때는 아밀로이드-베타 플라크와 신경섬유 매듭neurofibrillary tangle의 형성이 둘 다 감소했을뿐만 아니라, 보다 나은 학습 행동 같은 인지 능력 향상도 목격되었다. THC:CBD가 1:1인 파이토카나비노이드 추출의 경구 스프레이는 파이토카나비노이드 단독일 때보다 인지 손상을 줄이는 데 더 효과적이었다.

제안 메커니즘

염증은 알츠하이머병의 진행에 결정적인 역할을 한다. 카나비노이드와 그 유사물질을 이용하는 미래의 치료법은 이들의 항염증 및 신경보호 효과를 활용하여 이 질병의 실질적인 메커니즘과 진행을 해결할 수 있을 것이다. 신체 자체의 엔도카나비노이드 시스템을 타깃으로 한다면 뇌 속의 아밀로이드 단백질 축적에 의해 야기되는 신경염증을 줄이면서 신경보호 메커니즘을 자극할 수 있는 가능성이 있다. THC와 CBD 같은 식물성 카나비노이드는 플라크와 매듭의 축적을 늦추거나 이들의 축적에 대한 염증 반응을 줄여줄 수 있다.

용량

잠들기 전 2.5mg, 아침과 점심에 1.5mg으로 시작하는 게 가장 좋다.

목표 용량은 매일 2~3회 THC 5mg 경구 복용이다. 이스라엘의 요양원에서는 보다 예측 가능한 풍선 기화기를 사용한다. THC를 다량 투여할 경우에는 심각한 초조 및 방향감 장애를 유발할 수 있기 때문에 주의를 요한다. 평정과 진정을 위한 THC 용량은 잠들기 1시간 전이나 초조 증세로 인해 필요할 때 경구로 THC 2.5~5mg이다.

용법

경구: 경구 대마 처방약은 알츠하이머병에 탁월한 선택인데, 그 이유는 효과가 오래 지속되고 환자에게 맛있고 호감 가는 형태로 쉽게 조제할 수 있기 때문이다.

경구 처방약은 환자가 간식인 줄 알고 잘못 집어 먹을 수 있는 곳에 두지 않도록 주의해야 한다. 설하 팅크제나 스프레이는 중등도 AD 환자들에게 좋지만, 용량과 횟수를 감시할 필요가 있다.

연기와 증기: 대마 경험이 풍부한 초기 AD 환자의 경우 연기나 증기로 흡입하는 방식을 선호할 것이다. 중등도 AD 환자들도 연기나 증기를 이용할 수 있지만, 신체 활동이 요구되기 때문에 보조가 필요할 수 있다. 환자에게 기억력 결핍이 있다면 화재의 위험이 있으므로 연기식은 권장하지 않는다.

권장 화학형과 인기 품종: 주로 고 THC 대마 품종이 권장된다. 퍼플어클, 그랜드 대디 퍼플, 부바 쿠시 및 해시 플랜트 같은 고 미르센이나 고 리날룰 품종은 별도의 진정 효과나 THC와의 시너지 효과가 필요할 때 매우 유용하다. 신경보호 효과용으로는 ACDC 같은 고 CBD 품종을 고려해 볼 만하다. THCV나 CBDV 같은 프로필 카나비노이드 품종들은 유망하긴 하지만, 알츠하이머 환자들에 대한 연구가 완성되지 못했으며, 아직 매우 희귀한 편이다.

역사적 용례

빅토리아 여왕의 의사이자 의학박사였던 존 러셀 레이놀즈 경은 1890년 영국 의학 전문지인 〈더 랜싯The Lancet〉지에 노인성 치매senile dementia 치료에 대마를 사용했던 사례를 발표했다. 레이놀즈는 자신이 카나비스 인디카 추출물을 사용했다며, 다음과 같이 기록했다.

"돌아다니는 증상이 있는 노인성 불면증의 경우 아마도 노인에게는 '섬망 형태delirium form'(듀란 파델Durand-Fardel)의 뇌 연화증이 있을 것이며, 밤에 안절부절못하고 잠자리로 갔다가 다시 일어나 옷장과 서랍을 뒤집는다… 하지만 낮에는 그 자극과 실제 일에 있어 상당히 이성적일 수 있다. 이런 경우 나는 적당량의 인도 헴프, 즉 비즈viz.만한 것을 찾지 못했다. 추출물 입자의 1/4에서 1/3 정도를 잠자기 전에 투여하면 매우 효과가 좋다. 용량을 늘리지 않고도 수개월, 사실 수년 동안 확실하게 성공적이었다."

레이놀즈의 사례는 대마를 이용해 알츠하이머형의 치매 환자를 평정시키고 온순하게 진정시키는 전형적인 예다.

대마는 ALS(amyotrophic lateral sclerosis: 근위축 측삭 경화증, 일명 루게릭병) 등의 신경퇴행성 장애neurodegenerative disorder가 있는 환자들이 고통받는 많은 증상들을 완화하는 데 효과적이다. 하지만 대마가 ALS의 경과를 바꿀 수 있는지 여부는 밝혀지지 않았으며, ALS에 대한 대마의 신경보호 효과를 제시하는 연구도 아직 나온 바 없다.

ALS는 질병은 아니지만, 유전적으로 서로 다른 별개의 장애들을 포괄하고 있는 매우 변화무쌍한 증후군이다. ALS 사례의 90~95%는 유전되지 않는다. ALS로 진단되는 질병들에서는 공통적으로 근력이 점차 손실되는데, 이는 수축twitching과 연축spasm으로 시작해서 호흡 부전espiratory failure과 체중 감소로 인한 죽음으로 이어지는 경우가 많다.

유효성

2004년 설문 조사에 따르면, ALS 환자 131명 중 10%가 전년도에 대마를 사용한 것으로 나타났다. 환자들은 다양한 경로를 통해 투여한 대마가 식욕 상실, 우울증, 통증, 경련 및 침 흘림 같은 증상을 줄이는 데 비교적 효과적이었다고 말했다. 성기능 장애와 언어, 삼키는 문제 등은 좋아지지 않았다.

9명의 ALS 환자에게 5mg 혹은 10mg의 THC를 1회 투여함으로써 경구 약물동력학pharmacokinetics과 내성tolerability에 대한 연구도 이루어졌다. 환자들 간에는 현저한 차이가 목격됐는데, ALS 환자가 10mg을 복용했을 때 용량에 따른 부작용이 나타났다. 하지만 이 연구에서는 용량을 적정하지 않았기 때문에 이들의 결론은 임상 실행에 도움이 되지 않는다는 사실을 짚고 넘어갈 필요가 있다.

ALS 동물 연구에 쓰이는 주 모델은 ALS 사례의 5~10%에서 발견되는 인간 돌연변이 보통염색체 우성유전자(SOD-1)가 나타나는 유전자 이식transgenic 생쥐다. 이 모델의 생쥐(G93A-SOD1)를 이용한 연구에서는 엔도카나비노이드 시스템이 활성화되고 CB2 수용체(항염증 효과를 유도하는)가 상당히 상향 조절되는 것으로 나타났다.

ALS의 발병기전pathogenesis은 흥분 독성, 산화적 스트레스, 미토콘드리아 장애, 신경염증, 미세아교 세포 활성화, 그리고 죽어가거나 퇴행하는 뉴런에서의 봉입체inclusion budy 출현 등의 결과로 이어지는 글루탄산염 농도 증가가 포함된다는 점에서 MS(multiple sclerosis: 다발성 경화증) 같은 질병들과 상당 부분 유사하다. 엔도카나비노이드와 투여되는 카나비노이드의 여러 작용에는 이런 병리학적 과정들이 포함되며, 점진적으로 악화하는 ALS 증상을 호전시킬 수 있다는 증거가 될 수 있다.

제안 메커니즘

운동 뉴런 차원에서 ALS 메커니즘은 아직 확실치 않지만 다른 신경 퇴행성 장애에서 목격되는 질병 메커니즘이 관찰된 바 있다. 이런 질병 메커니즘에 엔도카나비노이드 조절장애가 포함된다고 여겨지는 점을 감안하면, 카나비노이드 요법이 사용될 수 있는 여지도 있을 것이다.

그레고리 카터 박사 등의 2010년 논문에서는 ALS의 여러 증상에서 대마의 독특한 다중 작용을 다음과 같이 언급했다.

"이상적으로 볼 때, 밝혀진 ALS 발병기전을 포괄적으로 치료하는 데 있어서는 글루탐산염 길항제antagonists, 항산화제antioxidants, 중추작용 항염증 인자, 미세아교 세포 조절자, 항세포자멸 인자, 하나 이상의 신경 영양 인자, 그리고 미토콘드리아 기능증강 인자 등과 같은 다중 약물요법이 필요하다. 놀랍게도 대마는 이 모든 영역에서 활동하는 것처럼 보인다."

용량

일반적으로 고용량의 CBD와 평균 용량의 THC 조합이 잘 듣는다. 신경퇴행성 질환이 있는 환자는 불안정, 정신 질환 부작용, 낙상 등에 취약하기 때문에 THC 용량에 주의해야 한다.

용법

경구: 질환 조절이 목표라면 MS 증상에 대응하기 위해 카나비노이드의 CUPID를 시도해 보는 게 도움이 될 수 있다. 즉 매일 2회 3.5mg THC를 경구 복용하면서 하루 2회 최대량이 28mg이 될 때까지 주마다 3.5mg씩 늘려가는 것이다. 노련한 임상의는 항산화와 신경보호 효과를 위해 하루 최고 300mg이나 되는 많은 양의 경구 CBD를 사용하기도 했다. 대마가 생성하는 신경보호 및 항염증 테르펜인 베타-카리오필렌 25~50mg은 장용해제 형태로 구강 복용할 수 있다(그러지 않으면 위장을 통과할 때 남아 있기 힘들다).

증기와 연기: 투여 시 흡입을 선호한다면 베타-카리오필렌 함량이 높은 품종의 증기 흡입을 권장한다.

권장 화학형과 인기 품종: 이상적인 품종은 베타-카리오필렌이 지배적인 THC:CBD 품종들이지만, 현재 이런 품종은 매우 희귀하다. 쿠키나 크립토나이트 같은 고 카리오필렌 품종과 ACDC나 수지큐 같은 고 CBD 품종을 함께 사용하기를 권장한다.

불안 장애 Anxiety Disorder

불안과 스트레스는 통증 다음으로 환자들이 대마를 사용하는 주된 이유다. 불안은 새롭거나 위협적인 상황에 직면했을 때 나타나는 정상 적이지만 불쾌한 감각으로 신체적 증상을 동반할 수 있다. 또한 유발 사건이 없는 경우에도 발생할 수 있다. 사회적 또는 직업적 기능을 방 해할 경우에는 장애로 간주한다.

불안 장애로는 GAD(generalized anxiety disorder: 범불안 장애), 공황 발작, 광 장공포증 및 사회 불안, 강박 장애, 급성 스트레스 장애PTSD 등이 포함 된다. 대마는 수천 년간 불안 증상을 치료하는 데 사용돼 왔지만, 민감 한 사람에게 다량의 대마는 불안감을 주고 심지어 편집증까지 유발할 수 있기 때문에 주의가 필요하다. 사회 불안 장애를 진단받은 여성에게 서 대마 의존 가능성이 더 높은 것으로 나온 연구들도 있다.

유효성

대마는 그 품종과 화학적 특성, 투여량, 사용자의 사고방식, 그리고 대마가 사용된 환경에 따라 불안을 줄일 수도 늘릴 수도 있다. 이런 변 수들을 이해함으로써 불안 장애 증상을 완화시킬 수 있는 가능성이 높 아진다. 대마는 '양면성과 양방향성' 으로 묘사되는데, 즉 어떤 경우에는 이완을 일으키고 또 어떤 경우에는 불안을 유발할 수 있다는 뜻이다. 이러한 변화는 보통 투여량과 관련 있는데 투여량이 적을 때는 불안이 완화되고 많을 때는 증상이 악화될 수 있다.

빈번한 다량의 THC 사용자는 만성 불안으로 발전하거나 다른 정신질환 문제가 악화될 수 있다. 이는 역설적으로 사용자로 하여금 더 많은 양의 THC를 '투여하도록' 만들 수 있다. 하지만 THC와 CBD를 따로 또 함께 투여했을 때 CBD는 THC 사용과 연관된 불안을 감소시켰다. 불안의 발현 가능성을 줄이기 위해 소량의 CBD를 미리 사용하는 방법 또한 연구된 바 있다. 불안에 대마를 사용하고자 한다면 CBD가 최선의 선택이다. 특히 대마 경험이 풍부하면서 불안이 거의 생기지 않는 환자들의 경우에는 소량의 THC도 효과적일 수 있다.

제안 메커니즘

일반적인 불안 증상들로는 걱정, 반추, 공포, 우려, 긴장 등이 있다. 불안은 또한 양극성 장애나 우울증, 조현병 같은 다른 정신 질환들의 특성이기도 하다. 엔도카나비노이드 시스템은 불안 장애에서 비정상적으로 활성화되는 것으로 추정된다. 특히 불안과 연관된 뇌 조직들, 즉 뇌의 편도체amygdala와 해마, 그리고 ACC(anterior cingulate cortex: 전대상피질)에서 발견되는 CB1 카나비노이드 수용체의 밀도는 엔도카나비노이드 시스템이 불안을 조절한다는 생각을 뒷받침해 준다.

대마에서 흔히 생성되는 테르펜인 리모넨은 유명한 항불안제며, 5-HT1A 수용체를 통해 도파민과 세로토닌 수위를 둘 다 높여줌으로써 전전두엽피질prefrontal cortex의 세로토닌과 해마의 도파민 효력을 강화시킨다. 뇌의 이 두 영역은 기분과 불안의 치료적 관점에서 중요한 곳들이다. 많은 대마 품종에서 발견되는 또 다른 테르펜인 리날룰은 항우울과 진정작용을 하는 것으로 인정받고 있다.

용량

THC와 CBD는 둘 다 불안 증상 완화에 효과적이지만 각각의 카나비노이드를 따로 사용하면 효과를 더 높일 수 있다. 불안용 THC 용량은 1~3mg일 때 성공적이며, CBD는 2.5~10mg이다. 공황 장애와 공포증 phobia용의 CBD 용량은 연구마다 다양하며 최고 600mg에 이른다. 하지만 이렇게 많은 용량은 경미한 정신적 진정작용을 유발한다는 특징이 따른다. 최고 50mg의 CBD 용량이면 대부분의 환자들이 잘 견딜 수 있을 것이다.

용법

경구: CBD는 CBD:THC를 10:1 이상의 비율로 해서 아침과 오후에 CBD 0.5mg을 스프레이나 설하로 사용할 때 정신작용 효과 없이 사용 가능하다. 필요에 따라 하루 중 언제든 사용할 수 있지만, 오후 5시 이전에 투여를 끝내도록 권고되는데, 그 이유는 CBD가 각성을 촉진시킬 수 있기 때문이다. 경량의 THC(보통 2.5mg이지만 1~5mg도 가능하다)를 설하로 투여하면 비교적 깨끗한 효과를 내며, 기분 전환이나 고조에 도움이 된다는 사실이 입증됐다. 필요에 따라 5mg까지 늘릴 수 있다.

증기와 연기: 불안 완화용으로 연기와 증기식 의료 대마는 특히 효과적인데, 그 이유는 환자가 적정 용량을 정밀하게 측정하는 방법을 금방 숙지할 수 있기 때문이다. 여기서는 경구 투여 시보다 빠른 발현을 얻

기 위해 1~2.5mg의 연기나 증기 THC가 권장된다. 내성 발달을 피하기 위해 가능한 한 언제든 가장 낮은 유효량을 사용해야 한다. 대마에 취약한 환자는 2.5mg THC(성냥개비개비 머리 크기의 대마꽃 조각) 이상으로 시작해서는 안 되며, 더 사용하려면 10~15분 기다려야 한다.

권장 화학형과 인기 품종: 거의 어떤 종류의 대마든 불안 완화에 사용될 수 있지만, 디젤이나 헤이즈 같이 가장 전형적인 항불안 품종조차도 용량이 매우 엄격하게 제한된다. CBD 품종들은 사회 불안이나 공포증, 공황 장애 등을 치료하는 데 매우 효과적인 듯하다. 제타와 쿠키는 기분 전환이나 향상에, 그리고 불안을 진정시키면서 의욕을 자극하는 데 뛰어난 품종들이다. 이런 품종은 매우 효능이 높기 때문에 성냥개비 머리 크기만으로도 주간 용량으로 충분할 수 있다.

리모넨은 항불안 및 항우울제로 유명하며, 탄제린 드림과 OG 쿠시에서 많은 양이 발견된다. '자주색' 품종들은 수면 장애에서 그 효과가 목격되는데, 그 이유는 가벼운 진정성 테르펜인 리날룰과 미르센 함량이 높기 때문일 것이다. 리날룰은 부바 쿠시와 대부분의 자주색 품종들에서 찾을 수 있다. 하지만 환자에게 자살성 사고suicidal ideation 관념이 존재할 경우 미르센은 피해야 한다.

관절염Arthritis

관절염은 대마가 치료제로 사용된 가장 초기 증상들 중 하나로, 보통 두 가지 형태의 관절 염증을 말한다. 연구 결과 카나비노이드 THC는 따로 혹은 조합으로 관절염 통증을 완화시킬 수 있으며, THC와 CBD는 관절염의 조직 황폐tissue deterioration에 책임이 있는 것으로 여겨지는 염증 세포로부터의 시토카인 방출을 줄여주는 것으로 밝혀졌다.

관절염으로 통칭되는 가장 일반적인 두 가지 관절 염증 형태는 보통 RA(Rheumatoid arthritis: 류마티스 관절염)나 OA(Osteoarthritis: 골관절염)로 인한 것이지만, 다른 원인 질환들로 라임병, 섬유근육통, 전신홍반루푸스, 관절 손상 등이 있을 수 있다. RA는 관절 내부의 심각한 염증에 의해 유발되는 자가면역 질환autoimmune disease으로, 심한 만성 통증, 영구적 관절 손상 및 장애 등을 유발할 수 있다. 뼈의 관절염인 OA는 보통 손, 엉덩이, 무릎, 척추 등 관절의 연골 손상을 말한다.

유효성

식물 카나비노이드는 다양한 항염증 반응을 일으킨다. 버스테인은 임상 전 시험에서 나타난 CBD와 그 유사체의 항염증 효과뿐만 아니라 THC와 CBD가 시너지 효과를 통해 항염증 작용을 할 수 있다는 매혹적인 가능성을 입증하는 많은 임상 전 및 동물 연구 데이터를 분석, 요약한 논문을 발표했다. THC 단독으로는 히드로코르티손hydrocortisone의 두 배나 되는 많은 항염증 작용을 한다고 언급된 바 있다.

대마는 대부분 환자들의 관절염 통증 치료에 적당히 효과적이지만 대마에 낯선 노령의 관절염 환자가 THC를 함유한 약물 품종을 언제나 잘 받아들이는 것은 아니다. 대마는 아편유사제를 보강 혹은 대체할 수 있으며, 일부 환자들은 의사의 감독하에 그 사용을 중단하게 될 수도 있다. 임상 전 실험실 연구에서는 카나비노이드와 NSAID(nonsteroidal anti-flammatory drugs: 비스테로이드 항염증제) 간의 역동적 상호작용이 나타나기도 했다. NSAID와 카나비노이드를 함께 사용하면 나란히 혹은 시너지 작용을 통해 통증이 완화될 수 있다.

한 소규모 인체 연구에서 류마티스 관절염에 THC:CBD가 1:1로 농축된 스프레이(사티벡스®)와 위약placebo을 사용한 결과를 비교해 보았다. 무작위로 사티벡스가 배정된 31명의 환자는 동작 통증, 휴식 통증, 수면, 그리고 활동 통증에서 위약을 받았던 27명의 환자에 비해 수치적으로 큰 향상을 보였다.

제안 메커니즘

신체의 엔도카나비노이드 시스템에는 관절염 증상 완화에 도움을 주는 두 가지 수용체가 있다. 몸 안에 있는 두 개의 주요 카나비노이드 수용체는 CB1과 CB2 수용체다. CB1은 주로 신경계에서 발견되며 THC에 의해 이 수용체가 자극되면 대마의 정신작용 효과가 발생한다. THC가 관절염 통증을 완화시킬 수 있는 능력은 이미 잘 알려져 있다. CB2 수용체는 주로 면역 세포에서 발견된다. 신체 내의 수많은 세포 유형에서 생성되는 엔도카나비노이드는 CB1과 CB2 모두와 상호작용한다. CB2 활성화는 면역 반응과 염증 반응을 모두 변화시킨다. CB2 자극으로 발생하는 예방적 항염증 효과는 관절염의 동물 모델에서 확인된 바 있다. CB1과 CB2 수용체에 작용함으로써, 카나비노이드 THC와 CBD의 강력한 항염증 효과가 여러 형태의 관절염을 유발하는 조직 손상 관련 세포에서 분비되는 염증 유발 인자를 제어하는 데 효력을 발휘하게 된다. 최근에는 대마와 다른 식물에서 생성되는 베타-카리오필렌이 강력한 항염증 반응과 함께 CB2를 활성화하는 것으로 밝혀지기도 했다.

관절염 통증을 위한 THC 용량에는 대마의 통증 완화에 대한 '스윗 스팟' 모델이 적용된다. THC는 강력한 항염증 인자다. 2.5~5mg의 THC로 시작해서 통증 완화가 최고조에 달할 때까지 순차적으로 용량을 천천히 늘려간다. THC와 CBD로 항염증 효과를 얻기 위한 권장 용량은 아직 연구 중이다. 다량의 THC(7.5mg)를 사용할 때는 주의를 요하는데, 그 이유는 대마 효과에 대한 수용체의 하향 조절(내성)이 발달할 수 있으며 의약적 효과를 방해할 수 있기 때문이다.

용법

경구: 경구 투여용으로는 환자의 필요에 따라 THC와 CBD가 모두 권장된다. 삼키는 경구 대마 처방약은 효과가 길게 지속되기 때문에 관절염 통증에 탁월한 선택이다. 경구 대마는 따로, 혹은 다른 의약품과 함께 항염증제로 사용할 수 있다.

후추에도 있고 가끔 보충제로도 나오는 베타-카리오필렌 또한 강력한 항염증 성분을 갖고 있으며, CBD나 THC와 함께 사용할 수 있다. 첫 용량은 25~30mg으로, 위장을 통과할 때 살아남을 수 있도록 창자용 캡슐로 복용하기를 권장한다.

증기와 연기: 대마꽃을 증기로 투여하든 연기로 하든 둘 다 관절염에 효과가 있다. 대마 초보 환자들에게는 성냥개비 머리 크기 이상의 고효능 대마꽃은 권장하지 않는다. 노령 환자거나 균형 감각에 문제가 있는 환자는 주의해야 하며, 저혈압(현기증) 증상이 나타나지 않도록 천천히 앉고 일어서야 한다.

국부: 국부 대마 처방제는 민간 요법으로 관절염에 오랫동안 사용돼 왔으며, 집에서 대마를 재배하는 사람들 사이에서 인기가 높다. 흥미롭게도 전통적인 처방제들은 가열을 시키지 않는데, 이는 곧 이들의 카나비노이드 성분이 주로 THCA나 CBDA 같은 원시 산성 상태로 존재한다는 뜻이다. THCA나 CBDA의 국부 효능은 아직 연구되지 않았다. 오늘날 국부 제형들은 일부는 원시 카나비노이드로, 일부는 THC나 CBD로 탈카르복실화 되어 거의 모든 판매점에서 판매되고 있다.

국부 카나비노이드는 통증 완화 효능에 대한 연구가 부족함에도 불구하고 무해하고 정신작용이 없다는 이유로 판매점에서 많은 인기를 끌고 있다. 하지만 보통 국부적으로 이용할 때 통증이 완화된다고 믿고 있는 THC는 소수성hydrophobic성이 매우 높으며, 이는 곧 피부를 통해 혈류로 흡수될 수 있는 양이 얼마인지 알 수 없다는 것을 뜻한다. 따라서 국부 THC는 통증이 있는 관절 위 피부에 마사지 해야 한다.

CBD는 수용성이 더 많으며, THC와 마찬가지로 역시 지방이긴 하지만 좀 더 '극성polar'이 있다. 이러한 극성 덕분에 CBD는 피부를 통과해서 일부 흡수될 수 있으나 그 양이 많지는 않을 것이다. 촉진용 매개체(경피 패치나 젤 등)를 이용하면 흡수율을 높일 수 있으며, 아마도 항염증 효과를 낼 수 있을 것이다. THC와 달리 CBD는 바르는 위치가 그리 중요하지 않다.

권장 화학형과 인기 품종: 테르펜(미르센이나 리모넨, 리날룰)이 많은 대마 품종은 관절염에 도움이 되는 시너지 효과가 추가될 수 있지만 주간에 사용하기에는 이완 효과가 심할 수 있다. 주간 용도로는 테르피놀렌이 나 베타-카리오필렌 품종이 권장된다. 자극이 순하면서 THC가 높은 트레인렉이나 쿠키 같은 품종은 주간의 통증 완화와 항염증 용도로 인 기가 높다. THC 품종들과 함께 ACDC 같은 고 CBD 품종을 섞거나 따로 사용함으로써 항염증 효과를 높일 수도 있다.

역사적 용례

대마는 신농씨가 중국 고전 약전에서 최초로 추천했던 기원전 2500년 경부터 관절염과 류마티스질환의 치료에 사용돼 왔다. 로마의 약초 치료사였던 디오스코리데스Dioscorides는 『약물학De Materia Medica』(서기 50년과 70년)이란 저서에서 '관절의 연화' 증상을 치료하는 데 대마를 추천했으며, 이는 훗날 초창기 영국 약초학자들에 의해 언급된 바 있다. 하지만 이런 16세기 의약에 사용됐던 대마 유형은 약물 품종이 아니라 섬유 품종인 헴프였을 가능성이 많은데, 그 이유는 정신작용에 대한 언급이 전혀 없기 때문이다. 헴프 품종에는 THC가 없긴 하지만 항염증에 효과적인 상당량의 CBD가 함유된 경우가 많다. 비비안 그로포드에 따르면, 유명한 1653년도 『컬페퍼 약초Culpeper herbal』에서는 대마의 특성이 '관절 결절 통증the hard humors of knots in the joints'을 위한 치료제로 묘사됐다고 한다.

천식 Asthma

대마 연기나 경구 THC는 가끔 천식과 연관된 기관지 연축bronchospasm 을 완화시켜 주는 기관지 확장제bronchodilator 역할을 한다. 하지만 대마 는 기관지 연축을 유발할 수도 있다. 천식에 대마를 사용하는 것이 효 과가 있다는 증거가 있지만 반대 증거도 존재한다. 2013년 미시건주는 주 내에서 의료 대마를 사용할 수 있는 질병으로 천식을 포함시키기를 거부했다.

천식은 기관지 연축과 기도 폐쇄를 특징으로 하는 흔한 기도 염증 증 상이다. 천식에는 유전적 요소와 환경적 요소가 둘 다 작용한다.

유효성

저명한 연구원인 다니엘 피오멜리가 2000년 〈네이처〉 지에서 언급한 것처럼, 대마와 THC는 기도에서 강력한 기관지 확장 효과를 발휘할 수 있다. 연기 대마가 폐에 미치는 전반적인 효과는 확실하게 양면적인데, 가볍거나 보통으로 사용하면 폐에 거의 손상이 가지 않지만, 많이 사용 할 경우 기관지염 발생이 증가하는 것으로 보고 있다. 대마 연기는 담 배 연기와 동일한 성분이 많기 때문에 의사들은 대마 연기로 인한 폐병 위험 증가 가능성에 대해 오랫동안 우려해 왔다. 대마 흡연자에 대한 몇몇 연구에서는 기도를 감싸는 점막 조직 손상과 염증의 증거가 드러나기도 했다. 하지만 폐 기능과 질환에 대한 메타 분석에서 보통 양의 대마를 사용했을 때 폐 기능에 역효과가 발생한다는 증거는 아직 발견되지 않았다. 흥미로운 한 연구에서는 단기적인 대마 흡연은 폐를 확장시킴으로써 폐 기능을 향상시킨 반면, 장기적으로는 연기 노출을 통해 폐가 손상된다는 가설이 나왔다.

제안 메커니즘

〈네이처〉 지에서 언급된 바와 같이 기도의 팽창과 기관지 연축은 이들 조직의 CB1 수용체와 상호작용하는 아난다미드가 폐 조직에서 생성됨으로써 둘 다 엔도카나비노이드 시스템에 의해 제어된다. 1974년 로스앤젤레스 캘리포니아 대학의 도날드 타시킨은 기관지 천식을 제외하고는 건장한, 안정된 상태의 환자 8명을 대상으로 실험을 했다. 실험 프로토콜 중 하나로 타시킨은 참가자들에게 급성 천식 기관지 연축이 발생할 때까지 실험을 계속했는데, 이때 환자들에게 위약 마리화나와 2% THC 마리화나를 흡연케 했다. 타시킨에 따르면 위약을 받은 그룹은 기관지 연축에서 회복되는 데 30~60분이 걸린 반면 실제 마리화나를 받은 그룹은 '즉시' 회복했다고 한다. 강력한 기관지 확장제인 이소프로테로놀isoproteronol에 비교해 THC의 기관지 확장 효과를 확인한 연구들도 있다.

CBD가 염증에 미치는 영향에 대한 최근의 임상 전 데이터 분석에서는 CBD가 염증성 폐질환을 치료하는 데 유용한 것으로 나타났는데, 그 이유는 생쥐 모델에서 CBD가 단백질 농도와 염증 유발성 사이토카인cytokines(TNF와 IL-6) 및 케모카인chemokines(MCP-1 and MIP-2)의 생성을 감소시켰기 때문이다. 뒤를 이어 브라질에서 진행된 임상 전 연구에서는 천식이 있는 생쥐 모델의 사이토카인 생성을 집중적으로 관찰했으며, CBD가 천식에서 염증 반응을 조절할 수 있는 가능성을 뒷받침하는 결과가 나왔다.

용량

타시킨은 2% THC가 함유된 대마를 이용해 기관지 연축을 효과적으로 치료했는데, 이는 오늘날의 의료 대마 역가 평균치의 1/8에 해당한다. 타시킨의 연구는 기도를 확장하는 데 필요한 THC 양이 매우 적다는 것을 입증해 준다. 이후 연구에서는 THC의 최적 흡입량이 200mcg으로 제한했는데, 이것은 THC가 높은 극소량의 대마 농축물이 최선이라는 사실을 말해준다. 피넨과 같은 기관지 확장 테르펜을 함유한 대마 또한 효과적일 수 있다.

최근의 임상 전 연구에서는 천식에서 CBD의 항염증 효과가 확인된 바 있다. 따라서 THC와 CBD의 병용이 효과적인 방안이 될 수 있을 것이다. CBD에서는 일반적으로 약 15mg에서 강력한 항염증 반응이 나타난다. 대마는 알레르기 항원으로 알려져 있기 때문에 대마 노출에 의해 유발되는 천식 증상을 피할 수 있도록 주의를 기울여야 한다.

용법

경구: 팅크제는 급성 천식 발작에 사용하기에 너무 오랜 시간이 필요한데, 그 이유는 삼킨 양을 대사하는 데 걸리는 시간이 길기 때문이다. 설하 투여가 좀 더 효과적인 것 같다.

증기와 연기: 일부 환자들은 대마 연기와 증기에 기관지 연축 반응을

보이기 때문에 많은 주의가 필요하다. 안정적일 때 극소량을 흡입한 다음 기관지 연축이 발생하면 이것을 어떻게 견딜 수 있는지 측정해야 한다. 미생물과 곰팡이/효모 수가 적은 매우 깨끗한 대마를 사용하는 게 중요한데, 그 이유는 이런 병원균들이 기도를 자극하거나 이차성 폐 감염을 유발할 수 있기 때문이다.

권장 화학형과 인기 품종: 피넨 또한 기관지 확장제이기 때문에 피넨 수치가 높은 THC 지배적인 품종들이 좋다. CBD 품종은 보통 소량의 피넨이 있는 미르센 중심의 품종이지만, 최근에는 피넨 성분이 있는 타입 II THC:CBD 품종들이 등장하고 있다. 블루 드림은 미르센이 우세하긴 하지만, 피넨이 높은 대마로 가장 쉽게 구할 수 있는 품종이다. 피넨을 생성하는 다른 미르센 품종들로는 그레이프 에이 퍼플 어클 등이 있다. 피넨 쿠시 같이 피넨 지배적인 품종도 캘리포니아에서 등장하기 시작했다.

역사적 용례

고대 이집트에서는 가열된 벽돌 위에 둔 약초의 증기를 마심으로써 천식을 다스렸다. 천식 치료제로 의료 식물의 연기를 흡입하는 것은 20세기 들어 흔해졌으며, 흰독말풀jimsonweed 담배인 시거 드 조이Cigares de Joy가 가장 유명하다. 19세기 의사인 헨리 하이드 솔터는 천식에 팅크 형태의 대마가 널리 사용됐다고 기록한 바 있다. 20세기 초에는 천식을 심리 장애로 간주했으며, 1960년대에 접어들어서야 염증성 질환임이 밝혀졌다.

주의력 결핍 과잉행동 장애ADHD

주의력 결핍 과잉행동 장애 진단은 대마 남용과 상관이 있기 때문에 이러한 ADHD와 관련된 충동이나 부주의 증상을 치료하기 위해 대마를 사용하는 데는 논란의 여지가 있다. 이미 장애로 인한 변화로 인해 부담을 느끼는 뇌 활동에 THC가 역효과를 미칠 가능성이 있기 때문이다. 하지만 대마를 이용해 ADHD 증상을 자가치료하는 데 대한 인터넷 토론 덕분에 최근에는 이러한 현상을 검토하고 보다 공식적인 대마와 ADHD 연구가 필요하다고 주장하는 학술 논문들이 발표되고 있다.

환자들은 소량의 경구 THC 대마 제품이나 협엽 대마 흡입이 하이퍼 포커스를 촉진시킴으로써 장애를 수반하는 주의산만성을 치료하는 것 같다고 일관되게 보고하고 있다. 젊은 환자의 ADHD 치료에서의 대마 사용은 논란의 여지가 있는데, THC로 인한 신경발달 장애 가능성이 있기 때문이다.

ADHD는 주의력 결핍이 우세한 유형, 과잉행동-충동이 우세한 유형, 그리고 결합 유형 등 세 가지가 있다. 'ADD(attention deficit disorder: 주의력 결핍 장애)'는 이들 모든 유형의 ADHD를 포괄하는 말로 종종 사용된다. ADHD의 가장 일반적인 주요 특징은 산만함, 과잉행동-충동, 그리고 충동 조절 부족이다. 이런 특성들은 보통 함께 나타나지만, 환자마다 다양하며, 1/3 이상의 환자들은 어떠한 과잉행동도 보이지 않는다.

유효성

관찰 결과, 대마는 일부 처방약들보다는 뛰어나지 않지만, ADHD 치료에 어느 정도 효과적인 것으로 보인다. 대마가 ADHD 치료에 사용되는 처방 각성제의 '신경과민jitter'과 후속 피로를 감소시킨다고 보고한 환자들도 있다. 대마 품종별 카나비노이드와 테르펜 측근들을 기반으로 용량 지침이 만들어지면, ADHD에 대한 대마의 유효성이 향상될 것이다. THC 대마를 사용하면 ADHD 치료에 기존의 처방제를 거의 사용할 수 없게 될 것이라고 주장하는 의사들도 있다. 최근 영국의 한 소규모 무작위 임상 시험에서는 거의 같은 양의 THC와 CBD를 함유한 경구 스프레이인 나빅시몰(사티벡스)을 이용해 ADHD를 치료하는 데 성공하기도 했다. 하지만 이런 의견은 의료계 내에서 아직 널리 수용되지 못하고 있다. 엔도카나비노이드 시스템과 이것이 뇌 속의 신경전달물질 방출을 조절하는 방법에 대해 과학적으로 좀 더 알게 된다면 보다 최적의 카나비노이드 의약품을 만들어낼 수 있을 것이다.

제안 메커니즘

뇌 스캔 연구 결과 ADHD에서는 뇌의 회백질gray matter과 뇌 속의 많은 신경망 연결에서 이상이 발견됐다. 또한 백질white matter 병리학과 해부학적 연결성 분열에 대한 증거도 있다.

연구 결과에 따르면 도파민 신경전달물질 시스템의 기능 장애가 ADHD 계통 질환을 유발하는 근본 원인인 것으로 나타났다. 도파민 수용체는 선조체striatum 등의 뇌 속 영역들에서 엔도카나비노이드 수용체들과 폭넓게 상호작용한다. 뇌의 변연계limbic system 내에도 많은 카나비노이드 수용체들이 있으며, 특히 편도체와 해마는 주의력 결핍과 밀접한 연관이 있다. CB1 수용체는 ADHD에서 매우 중요하며 치료의 표적으로 관심이 높아지고 있다.

AHDH에서 대마 사용이 금기라는 전제를 뒤집는 것으로 2016년 발표된 뇌 스캔 연구가 있는데, 이 연구는 21~25살의 대마 사용자와 비사용자를 대상으로 미국에 있는 6곳의 신경촬영 시설에서 실시됐다. 결과는 9개의 뇌망 검사에서 연구원들의 예상과 달리 대마 사용이 ADHD와 관련된 연결성의 기능 손상을 악화시키지 않는 것으로 나타났다.

ADHD 및 연관 질환 치료에서 카나비노이드 의약품은 엔도카나비노이드 시스템을 표적으로 발전될 가능성이 있다. ADHD 환자와 엔도카나비노이드 혈장 농도의 연관성이 밝혀짐에 따라 유산소 운동을 통해 이러한 혈장 농도가 향상될 수 있다는 제안이 나오기도 했다.

용량

일반적으로 최고 90분까지 하이퍼포커스를 촉진시키는 데는 미르센 함량이 낮은 대마 품종의 2.5mg 미만의 THC나 THC와 CBD가 사용된다. 90분간 업무에 집중하면서 생긴 추진력으로 더 이상 대마를 투여하지 않아도 되는 경우가 많다.

용법

경구: ADHD 치료에는 설하 투여가 좋은데 이는 카나비노이드가 혀 아래에서 혈류로 비교적 빨리 흡수되기 때문이다. 삼키는 경구 대마는 진정 효과가 과도한 경향이 있다.

증기와 연기: 대마 연기는 대마 양을 적정하기 가장 쉽다. 증기 대마는 효과적이긴 하지만 용량 제어와 과다 투여 방지를 위한 주의가 필요하다.

권장 화학형과 인기 품종: 미르센이 많지 않고 피넨이나 베타-카리오 필렌이 많은 협엽 THC 품종들이 추천된다. 과잉행동이 문제가 될 경우 미르센이나 리날룰 지배적인 대마 품종 저용량이 진정 효과에 의약적 가치가 있다. 소량의 타입 II THC:CBD 품종은 적극 권장되고 있으며, 순수 CBD 화학형도 집중력을 높이고 마음을 맑게 해주는 효능으로 관심받고 있다. 환자들은 저용량의 네빌즈 헤이즈나 쿠키, 블루 드림 등을 효과가 가장 좋은 품종으로 추천하는 경우가 많다.

역사적 용례

ADHD에 대마 치료가 자극제와 항우울제 처방약의 대안/보조제로 등장한 지는 10년밖에 되지 않는다.

자폐 범주성 장애Autism Spectrum Disorders

　자폐 범주성 장애(ASD) 치료에서의 대마 사용은 자녀의 ASD 관련 행동을 제어하기 위해 애타게 도움을 찾는 부모들에 의해 처음 주도됐다. 2013년 AAPAmerican Academy of Pediatrics는 자폐 범주의 아이를 치료하는데 부모가 대마를 사용하는 추세가 늘어나면서 아동에 의한 의료 마리화나 사용에 대해 보다 엄격한 규제를 제시하도록 주 의회에 권고했다. 하지만 지난 몇 년간 자폐증 발달에 엔도카나비노이드 시스템이 미치는 중요한 역할에 대해 과학적 이해가 등장하고 있다.

　자폐증은 전반적 발달 장애pervasive developmental disorders인 자폐 범주를 구성하는 몇 가지 질병들 중 하나로, 아스퍼거 증후군도 여기에 포함된다. 이 범주에 속한 질환들은 소통과 사회적 상호작용 장애가 있는 복잡한 신경행동 장애들이다. 존경받는 이탈리아 연구원인 마우로 마카로네는 2015년에 자폐증에서의 엔도카나비노이드 시스템 역할에 대한 포괄적인 논문을 발표했으며, 이 작업은 미래 연구의 토대가 될 것이다. 자폐 범주성 증상의 대마 치료에 대한 관찰 자료들을 뒷받침하고 이해하기 위해서는 이러한 연구가 필요하다. 최근의 임상 전 연구에서도 엔도카나비노이드 아난다미드에 의한 신호전달 향상이 옥시토신의 작용을 매개하는 것으로 밝혀졌는데, 이로써 사회적 상호작용(자폐증에서 분열되는 과정)이 보상받게 된다. 자폐 범주의 유전적 장애 중 하나는 취약

X증후군Fragile X Syndrome으로, 이것은 자폐증 행동과 연관이 있다. 최근의 한 논문에서 취약X증후군에 엔도카나비노이드가 개입됐을 가능성이 언급된 바 있다.

유효성

자폐증의 대마 치료를 뒷받침하는 증거는 아직 거의 존재하지 않는다. 어떠한 임상 시험이나 이전 연구 사례도 없다. 단 발달 장애가 있는 청소년들의 자해 행동self-injurious behavior을 치료하는 데 있어서의 합성 THC(마리놀) 작용에 대한 한 가지 오픈 레벨 연구가 있었는데, 이들 중 일부가 자폐 범주에 속하는 아이들이었다. 대마를 성공적으로 사용한 대부분 부모들은 이 약이 다소 폭력적으로 저항하는 자폐아를 차분하게 한다고 주장하고 있다. 일부 연구원들이 그 가능성을 제시하고 있긴 하지만, CBD나 다른 카나비노이드들이 자폐 범주성 장애 증상을 치료하는 데 효과적인지 아닌지는 현재 밝혀지지 않았다.

제안 메커니즘

이 병에서 대마를 사용한 거의 모든 일화에는 대마의 진정 효과가 등장한다. 이는 대마를 진정제로 사용하는 것에 대한 논거로도 사용될 수 있을 것이다. 2013년에는 자폐아의 엔도카나비노이드 시스템이 건강한 어린이의 그것과 상당히 다른 경향이 있다는 증거가 발견됐다. 자폐증을 앓는 사람은 건강한 사람보다 CB2 수용체가 평균 5배나 많은 것으로 나타났다. 이는 곧 엔도카나비노이드 시스템이 향후 자폐증 치료에 중요한 표적이 될 수 있다는 얘기다. 최근 연구에서는 또한 CB1 수용체와 CB2 수용체를 책임지는 유전자(각각 CNR1과 CNR2 유전자)의 변화가 자폐증과 같이 감정적/사회적 과정이 포함되는 몇몇 뇌 장애와 연관된다는 사실이 밝혀졌다. 유전자 이식 자폐증 생쥐 모델에서는 정상적인 쥐에는 없었던CB2 수용체 발현 증가 현상이 나타났다.

용량

담당 의사는 아이의 상태나 다른 의약품에 대한 반응 등 관련 요인들을 기반으로 환자 개인을 분석 테스트한 결과를 가지고 카나비노이드와 테르펜 용량을 계산해야 하며, 이에 따라 대마 용량을 권해야 한다. 아동과 청소년을 위한 마리놀이나 기타 대마 의약품 사용 정보가 얼마간의 지침이 될 수 있을 것이다.

용법

경구: 삼키는 경구 대마는 환자에게 심한 정신작용 효과를 줄 수 있기 때문에 역효과를 최소화하기 위해서는 복용 중인 용량을 주의 깊게 살펴야 한다. 전문적으로 제조된 팅크제를 의사의 지도 하에 정확하게 측정한 용량으로 복용하기를 권장한다.

증기와 연기: 연기 대마는 자폐 범주성 아동에게는 권장되지 않는다. 자폐 범주성의 청소년 환자들에게 증기 대마는 의사나 부모의 엄중한 감시 하에서 고려해 볼 수 있다.

권장 화학형: 진정, 항불안 및 신경보호 효과를 위해 미르센과 리날룰 함량이 높은 타입 II THC와 CBD, 혹은 타입 III CBD 품종들.

역사적 용례

자폐증 아들을 둔 실험 심리학자인 버나드 림랜드 박사Dr. Bernard Rimland
는 1960년대 초반에 아동 자폐증에 대한 연구를 개척했으며, 이 장애에
관해 당시 인정받던 이론들이 틀렸음을 입증했다. 림랜드는 자폐증에
의 대마 사용을 초기에 주창했던 사람이기도 하다. 그의 오스팀 연구소
Autism Research Institute에 따르면, 대마는 자폐아의 공격성, 불안, 공황장애,
울화 및 자해 행동 등을 얼마간 감소시키는 데 성공했다고 한다.

인터넷 시대에 접어들어 자폐 범주성 아동의 부모들은 대마 의약품
을 사용한 자신들의 경험을 기록으로 남기기 위해 블로그 세상으로 모
여들었다. 오셔너시즈O' Shaughnessy' s(클리니컬 프랙티스Clinical Practice의 대마 저널)
의 2010년 여름 호에서 하버드 대학 교수인 레스터 그린스푼 박사Lester
Grinspoon, M.D.는 자폐 범주성 장애 진단을 받은 아동 치료에 대마를 사용
하는 데 대해 향후 연구를 뒷받침해 줄 논거를 제시했다.

자가면역 질환Autoimmune Disorder

많은 카나비노이드가 면역억제 성질을 갖고 있다. 신체의 면역 세포는 CB1과 CB2 수용체를 둘 다 발현시킬 수 있다. 이런 수용체의 수는 면역 세포의 종류와 그 세포의 활동 상태나 면역 자극의 정도에 따라 달라진다. CB2 카나비노이드 수용체는 염증 시토카인의 방출을 제어함으로써 몸 전체 면역 반응 시스템의 핵심 부문들을 조절하는 역할을 한다.

유효성

자가면역 질환은 면역 반응이 건강한 조직을 표적으로 착각하는 병이다. 엔도카나비노이드 시스템은 많은 자가면역 질환에서 핵심 역할을 하지만, 이 질환의 치료에 식물 카나비노이드를 사용하는 데 대해서는 아직 이해가 부족하다. 자연적으로 유도된 카나비노이드와 합성 카나비노이드는 항염증 및 면역 억제 활동을 하며, 다발성 경화증, 류마티스 관절염, 1형 당뇨병, 천식 및 패혈쇼크 같은 자가면역 장애 치료에서도 여기에 흥미를 보이고 있지만 연구는 아직 진행 중이다.

제안 메커니즘

카나비노이드는 세포자멸사 유도, 세포 증식 억제, 인터페론과 인터루킨의 염증 시토카인 생성 억제, 그리고 백혈구 세포를 끌어내는 케모카인의 능력 억제 등 네 가지 경로로 면역억제 기능을 한다. 이들은 또한 조절 T 세포regulatory T cell를 유도하기도 한다. THC는 신체의 보조 T 세포T-helper cell을 변형시키는데, 이것은 신체의 적응 면역 반응에 매우 중요하다.

용량

면역 반응을 억제하는 데 필요한 THC 용량은 보통 심한 정신작용을 피하기에 너무 높은 것으로 여겨지고 있다. 일단 환자가 THC의 정신작용에 내성이 생기면 THC 용량을 점진적으로 늘려가면서 면역 억제 수위에 접근하는 방식을 고려해 볼 만하다. 정신작용 문제는 CBD 같이 정신작용이 없는 카나비노이드를 찾아서 해결할 수 있다. 비정신작용 CBG도 CB2 작용제인 베타-카리오필렌처럼 강력한 항염증제가 된다. 베타-카리오필렌은 특히 면역 조절자로서 매우 유망하다.

용법

경구: 삼키는 카나비노이드와 설하 카나비노이드는 류마티스 관절염 등 자가면역 질환으로 인한 통증의 부분적인 증상 완화에 효과적이다.

증기와 연기: 증상 완화에 효과를 보일 수 있다.

권장 화학형과 인기 품종: 통증의 증상 완화를 위해서는 미르센이나 리모넨, 테르피놀렌이 있는 고 THC 품종이 좋다. 항염증 효과용으로는 고 CBD 품종을 이용하라. 통증에는 CBG 성분 추가된 스컹크 #1과 핀처 크릭 같은 혼종 품종이 권장된다. 염증용으로는 ACDC 같은 고 CBD 대마를 시도해 보기 바란다.

조울증Bipolar Disorder

조울증(BD), 일명 양극성 장애에 대한 연구는 대마가 위험하다는 것을 입증하는 데 사로잡힌 나머지 그 잠재적인 가치 부분은 무시돼 온 경향이 있다. 불행히도 의료 대마가 BD의 조증이나 우울증에 효과적이라는 어떠한 과학적인 증거는 없지만, 이 병에 수반되는 불안을 완화하는 데는 종종 도움이 될 수 있을 것이다.

조울증은 전 세계 인구의 약 2~3%에서 발생하고 있으며, 인종과 성별에 관계없이 고르게 분포돼 있다. 조증과 우울증이 주기적으로 반복되는 BD는 정신의학적으로 I형(일반적으로 현실과의 연관성이 결여된 조증 삽화 episodes of full mania)과 II형(주로 우울증 삽화, 부수적으로 경조증hypomania이라는 조증 삽화)으로 나뉜다. 두 가지 유형에서 모두 우울증이 조증에 비해 훨씬 일반적으로 나타나서 I형의 경우 3:1, II형에서는 39:1에 달한다. 불안은 BD에서, 특히 I형에서 두드러지는 증상이다.

유효성

BD가 있는 한자는 의료 대마가 경조증이나 조증 삽화에 전형적인 과잉행동을 진정시킬 수 있으며, 우울증 기간에 기분을 좋게 할 수 있다고 보고되고 있다. 하지만 유전학 연구와 CB1 수용체 농도에 대한 단일 연구 결과는 부정적이어서 엔도카나비노이드 시스템과 BD를 연결지어 주는 그럴듯한 기초과학 가설은 없는 상태다. 조현병에서와 마찬가지로 아난다미드의 어떠한 뇌척수액cerebrospinal fluid: CSF 상승도 또한 발견되지 않았다.

하지만 카나비노이드와 BD를 다룬 2015년 관련 문헌 분석에서는 다음과 같이 대마를 사용한 사람들의 발병 나이가 더 빠르고 예후 결과가 더 나쁜 것으로 나타났다.

"따라서 현재로서는 양극성 장애 치료에 엔도카나비노이드 조절인자를 활용하기 위해 쓸 만한 어떠한 데이터도 없다. 가장 강력한 소견은 대마 사용과 조기 발병 간의 연관성으로 기분, 특히 조증 삽화의 심각도와 빈도가 높아지고 제 I축과 II축 동시이환comorbid 장애 수가 늘어난다는 것뿐만 아니라 사회 심리적인 기능성에서도 보다 심각한 결함이 야기된다는 것이다. 종합적으로 말하자면 대마 사용은 두 가지 질환 모두에서 환자의 예후 결과 악화와 연관될 수 있다."

2015년에는 NESARCNational Epidemiology Survey on Alcohol and Related Conditions를 활용해 43,093명의 참가자를 대상으로 인간 역학 조사가 실시됐다. 여기서 나온 결론은 대마 남용을 조사하고자 시작했던 연구에서 예상했던 바와는 딴판이었다. 즉 주요 우울증 장애는 기준선이 있어 자가치료가 가능한 미래의 대마 사용과의 관련성을 보여 주었으며, BD와 대마 사용 간에는 어떠한 원인 관계도 없는 것으로 나타났다.

제안 메커니즘

BD의 전통적인 의료 치료법은 우울증과 조증의 증상을 완화하고 이들 간의 순환을 예방하는 데 초점을 둔다. BD는 조현병처럼 거의 통제가 가능하지만, 치유가 불가능하며 평생 의료 관리가 필요하다. 의료 대마와 비전형적인 항정신병이나 항우울증 의약품 간의 약물적 상호작용에 대해서는 거의 연구된 바가 없으며, 기존 의약품들의 효험을 바꿀 필요가 있다면 의사의 감독하에 반드시 고려해 보아야 한다.

학자이자 대마 연구 경험이 있는 저명한 정신과 의사인 애시톤 등은 BD에 의료 대마를 사용할 수 있는 근거와 이점에 대해 다음과 같이 분석했다.

"BD는 기존 약물들로는 잘 통제되지 않으며, 리튬, 항경련제, 항우울제, 항정신병약 및 벤조디아제핀 등과 같은 여러 가지 약물 성분이 쓰이는 경우가 많다. 많은 환자가 길거리 약을 추가로 복용하기도 한다. 심지어 이런 자가치료가 의사가 처방한 약보다 더 낫다고 주장하는 사람들도 있다. 합성 카나비노이드나 표준화된 식물 추출물 처방약이 BD에서 치료제로 가능성이 있다고 판단되는 약리학적 근거들이 있다."

상반되는 증거와 조울증 상태의 취약한 성질을 감안해 카나비노이드가 함유된 제품을 시도할 때는 주의를 요한다. BD 치료제로서 대마의 효능을 뒷받침하는 증거가 없기 때문에 기분의 균형을 맞추기 위해 고 CBD 제품을 사용하는 게 가장 안전해 보인다. 과다 투여 시 편집증이나 불안을 유발할 수 있기 때문에 고 THC 제품은 피해야 한다.

용량

불안증에 대한 CBD 용량은 2.5~10mg이다. CBD는 많은 용량도 문제없이 용납될 수 있다. CBD:THC가 1:1인 경구 추출물이나 스프레이도 도움이 될 수 있지만, THC로 인한 얼마간의 정신작용이 예상된다. 각 카나비노이드를 2.5mg로 시작해서 잘 견딜 수 있을 때만 5mg으로 늘리는 게 좋다. CBD:THC 비율이 높으면(10:1 이상) 있다 하더라도 최소한의 정신작용으로 불안 증세를 완화할 수 있다. 하루 세 번 5mg CBD로 시작하되 마지막 복용을 오후 5시 이전에 끝내야 하는데, 이는 CBD가 각성작용을 하기 때문이다.

용법

경구: THC는 BD 치료에 권장하지 않는다. BD 증상 치료가 목표라면 고 CBD:THC 비율이 1:1로 맞춰진 의료 대마를 이용하는 게 가장 합리적이고 안전하다.

증기와 연기: 흡입식 제품은 기분 전환이 필요하거나 불안을 빨리 가라앉히고 싶을 때 환자들이 가장 먼저 찾는 경우가 많지만, 용량을 주의 깊게 감시해야 한다. 고 CBD 품종이 장려되며, THC 품종은 피해야 한다.

장 화학형과 인기 품종: '측근' 효과를 누릴 수 있는 테르펜 성분을 구하라(경구 투여는 해당되지 않음). 리모넨이 높은 테르펜 성분은 고조 효과가 있을 것이다. 정신병에서 테르페노이드의 역할은 연구된 바 없지만 일부 대마 품종에 존재하는 리날룰은 진정 효과를 낼 수 있다. ACDC 같은 고 CBD 품종들은 경조증 진정에 의료 대마를 사용할 때 도움이 된다. CBD 지배적인 대부분의 품종들처럼 모노테르펜 미르센을 함유한 대마 품종도 또한 강력한 진정 효과를 갖고 있다.

악액질Cachexia과 식욕 부진Appetite Loss

다행감euphoria 이후의 식욕 증진, 즉 '문치스munchies'는 THC가 지배적인 대마를 섭취하거나 흡입할 때 가장 흔히 나타나는 증상이다. 악액질은 보통 기저 질환에 의해 발생하는 복잡한 대사 증후군으로 체지방 감소의 유무와 함께 골격근이 감퇴하는 특징이 있다. 신체의 엔도카나비노이드 시스템이 식욕을 조절하기 때문에 대마 의약품은 마른 체형의 체중 손실을 막고자 환자의 식욕을 자극시킴으로써 악액질 치료에 이용하고 있다.

악액질은 암, HIV/AIDS, 심장, 간 및 신장질환, 결핵, 치매, 만성 폐쇄성 폐질환, 류마티스 관절염, 신경변성 질환 등 많은 만성 질환의 후기 단계와 관련이 있다. 의료 대마는 통증, 불안, 불면증, 구역 등 이런 질환의 많은 기저 증상들을 완화시키는 것으로 밝혀졌으며, 이런 증상들은 모두 식욕 상실로 인한 체중 감소로 이어진다.

유효성

엔도카나비노이드 시스템은 우리 몸이 식욕, 에너지 균형, 체중 증감 등을 조절하는 데 있어 필수적인 역할을 한다. 2005년 커컴은 엔도카나비노이드와 식욕 및 체중의 증감에 관한 광범위한 동물 연구들을 분석한 결과, 엔도카나비노이드는 음식과 관련된 공복 신호와 만족 신호의 중요성 감지 능력을 향상시킴으로써 섭취 동기를 증가시킨다고 요약했다. 보다 최근의 동물 연구도 그의 결론에서 달라지지 않았다. 캘런트의 경우 동물 연구로부터 "CB1 작용제의 순효과는 보통 음식 섭취를 촉진시키며, CB1 길항제는 음식 섭취를 줄이거나 억제한다"는 결론을 얻었다.

대마 의약품은 AIDS와 관련된 악액질을 치료하는 데 효과적인 것으로 드러났다. AIDS 환자의 악액질 치료에 경구 THC를 이용한 초기 시험에서는 2.5mg의 THC가 사용됐는데, 7개월 동안의 연구 과정에서 환자의 식욕을 유지하는 데 얼마간 성공을 거두었다. 2013년에는 HIV/AIDS 환자 증상의 차도를 식욕과 섭식, 체중의 변화에 따른 세 가지 범주로 구분한 코크란 분석(인간의 메타 분석 연구에서 황금 표준으로 간주됨)이 나왔다. 각각의 범주에서 이들은 발표된 연구들이 제시한 데이터의 질과 완전성이 의미 있는 분석이 되기에 부적절하다는 결론을 냈다.

한편 암 관련 악액질 연구에서는 이와 상충하는 결과들이 나왔다. '악액질대마연구단Cannabis in Cachexia Study Group'에서 암이 진행된 환자들을 대상으로 실시한 대마 임상 연구는, 대마가 위약보다 효과가 거의 없다는 사실이 밝혀지면서 중단됐다. 종종 언급되곤 하는 이 암 환자 무작위 이중맹검randomized- double-blind 연구에서는 소량의 THC-CBD 추출물이나 THC가 식욕에 있어 위약보다 나을 게 없었으며 부작용이 더 많았다. 이 연구의 III단계 임상 시험에서는 2.5mg의 THC, 혹은 2.5mg THC와 1mg의 CBD 조합이 이용됐다. 논쟁의 여지가 있긴 하지만, 이것은 대마를 암 악액질에 거의 사용하지 않는 논거로 자주 언급된다. 연구원들은 식욕 촉진에 효과를 얻으려면 2.5mg 이상의 THC를 하루 두 번 투여해야 하며, 다량의 THC로 인한 부작용을 줄이기 위해 얼마간의 CBD를 추가할 필요가 있다고 결론을 내렸다.

암 환자의 체중 감소와 대마 연기에 대한 두 건의 후속 연구에서는 다음과 같은 사실들이 밝혀졌다. 2013년 이스라엘에서 실시된 첫 번째 연구에서는 8주간의 연구 과정에서 완화 치료제로 대마를 흡연했을 때 체중 감소 현상이 줄어드는 것으로 나타났다. 사실 연구 참가자들 사이에서 거의 모든 암 증상과 항암 치료 관련 증상들은 호전되었다. 하지만 다른 연구분석 결과에서는 대마 흡입이 효과가 덜한 것으로 나타났는데, 이는 아마도 일반 대마 사용자들 사이에서 목격되는 체중 유지 현상과 관련이 있을 것이다. 두 번째 연구는 암 악액질-식욕 부진 증후군에서의 대마 사용을 분석한 것으로, 이런 환자 구성의 특수한 성격과 카나비노이드의 제한된 구강 생체이용률로 인해 다른 방식의 대마 투여를 조사할 필요가 있는 것으로 밝혀졌다. 대마의 비흡연 방식이 발전함에 따라 베이퍼라이저 같은 대체 전달 방식이 권장됐다.

따라서 식욕 부진 유발 질환이 있는 환자들에게 대마가 식욕을 증진시킨다는 것은 합리적인 기대라 할 수 있다. 실제로 체중 증가는 거의 발생하지 않으며 체중이 안정화될 가능성이 높다. 하지만 2017년 내셔널 아카데미 보고서에 따르면 악액질 치료에서의 대마 이용에 대한 증거 기반은 질적으로 아직 괜찮거나(HIV/AIDS) 빈약한 수준(암 관련)인 것으로 나타났다.

제안 메커니즘

식욕은 우리 몸에서 체중을 유지하는 항상성 메커니즘의 함수며, 신체의 엔도카나비노이드 신호 시스템이 핵심 역할을 한다. 식욕의 근간을 이루는 카나비노이드 작용을 이해하는 데 있어 중심이 되는 것은 엔도카나비노이드(아난다미드나 2-AG 등)나 대마 같은 투여된 카나비노이드에 의해 자극이 됐을 때 과식(원함wanting)을 유발하고 식품 기호(좋아함 liking)를 증진시키는 중뇌 영역인 중격의지핵nucleus accumbens이다.

'좋아함'이 자극되면 포만 신호를 극복할 수 있어 더 이상 배고프지 않을 때조차 계속 먹을 수 있게 된다. 대마는 또한 많은 식욕 부진의 원인이 되는 다양한 신체적, 정신적 증상을 완화해 주며, 메스꺼움으로 고통받는 사람들의 식욕을 향상시켜 줄 수 있다.

용량

식욕 촉진을 위해서는 아주 적은 양의 대마만 있으면 된다. THC 처방제인 마리놀은 식사 전 2.5mg의 소량으로 악액질을 치료하는 데 사용된다. 뿐만 아니라 베타-카리오필렌이 많은 대마 품종은 식욕을 촉진시키고 악액질을 일으킬 수 있는 면역 반응을 유리한 방향으로 간섭할 수 있다. 주간에는 2.5mg의 THC를 식사 1~2시간 전에 설하나 삼키는 방식으로 투여하면서 2주에 걸쳐 천천히 용량을 늘려가는 게 좋다. 특히 불안이나 스트레스가 증상의 일부 원인이 될 경우에는 여기에 CBD:THC가 10:1 이상인 팅크제를 하루 2회 오후 5시 이전에 5mg씩 보완해 주면 된다.

용법

경구: 경구나 흡입 방식 둘 다 식욕 증진과 구역 감소에 효과가 있다. 흡입과 경구식으로 대마를 함께 사용하면 입 안에서 녹아서 삼켜지는 것으로 간주될 수 있다.

증기와 연기: 환자들은 종종 음식을 원하고 좋아할 수 있도록 식사 전에 소량의 대마꽃을 연기나 증기로 흡입하곤 한다. 연기나 증기식 대마는 테르펜, 특히 베타-미르센과 베타-카리오필렌을 전달해 주는 이점이 있는데, 이들은 위장을 통과하면서 살아남지 못할 것이다. 비교적 소량의 대마꽃 흡입 방식을 사용한 이스라엘 연구에서 경구 투여 THC를 사용해 약학적으로 구성된 연구들보다 나은 결과가 나올 수 있었던 것은 아마도 보다 복합적인 이러한 측근 효과들 때문일 것이다.

권장 화학형과 인기 품종: 종류에 관계없이 자주색 품종들이나 OG 쿠시, 부바 쿠시 등과 같이 THC가 지배적이면서 미르센 함량이 높은 품종이 권장된다.

역사적 용례

식욕 촉진제로서 대마는 고대 중국과 인도 전통 의학에서 인정받고 있으며, 훗날 인도 아유르베다 의학 문헌에서 '소화열digestive fire'을 향상시키는 것으로 언급되었다. 대마는 또한 식욕 촉진용의 19세기 영국 특허 의약품에서도 발견된다. 현대의 의료 마리화나 운동은 1980년대 초반에 시작됐으며, 이때는 AIDS 관련 구역으로 고통받는 환자들에 의한 대마 사용이 식욕을 증진시키는 것으로 유명했다. 그 결과로 체중이 안정되거나 늘어나는 효과를 보는 경우가 많았다.

암Cancer

대마 의약품은 화학요법으로 인한 구역이나 구토 치료에 성공적으로 사용돼 왔으며, 암 통증 치료에서 아편유사 진통제의 효과를 높여 주기도 한다. 대마는 식욕을 자극하고, 수면을 돕고, 불안과 우울증을 줄여 주고, 암 치료를 받는 환자의 정신을 고양시킬 수 있다. 이러한 모든 것들은 삶의 질에 크게 기여한다. 암 치료는 절망하는 이들에게 희망을 안겨 주는 불확실한 가설들을 양산하며, 결국 암이 치유된다는 주장으로 이어지기도 한다. 하지만 아직은 가능성 있는 사례들만 존재할 뿐이다.

카나비노이드는 보다 입증된 기존의 암 치료법을 대체할 수는 없지만, 정통한 종양 학자들의 경우 일반적으로 기존 치료법에 대한 병용 치료제로 대마 사용을 지지하고 있다. 식물 카나비노이드의 동물 연구에서는 이들이 종양의 성장과 전이(세포의 이동)를 감소시킬 수 있음이 밝혀졌다. 얼마 되지 않는 인체 연구에서는 식물 카나비노이드가 안전하고 효과적인 항암 화합물이 될 수 있지만, 모든 암에 효과적이지는 못하며, 일부 카나비노이드의 경우 특정 암에서 종양 성장을 증가시킬 수도 있다는 사실이 밝혀졌다.

유효성

대마로 암의 주요 증상을 성공적으로 치료할 수 있다는 사실은 논쟁의 여지가 없다. 대마의 의료적 이용에 대한 최근 분석에서는 암과 확인되는 통증, CIN(chemotherapy-induced nausea: 화학요법으로 인한 구역)과 구토, 식욕 촉진/체중 증가 및 수면에 대마를 사용하는 데 대한 강력한 과학적 증거가 제시돼 있으며, 수정되긴 했지만 신뢰할 수 있는 과학 문헌에서도 이를 뒷받침하고 있다. 통증 치료를 지지하는 뛰어난 무작위 통제 임상 시험controlled trial clinical trial과 좀 더 약하긴 하지만 CIN과 불면증, 식욕/체중 감소 치료를 지지하는 통제 시험들이 있다. 의료 대마는 또한 신경병증(신경) 통증과 내장(조직) 통증을 둘 다 감소, 예방, 완화 및 퇴치하는 데도 효과적이다. CIN으로 인한 식욕 부진을 치료하는 데 있어 의료 대마의 이점 또한 폭넓게 연구된 바 있는데, 대마는 확실한 치료제일 뿐만 아니라 식욕을 촉진시킬 수 있다는 점에서 독특하다.

정신작용이 없는 불안 치료제로서 CBD의 효과가 입증되고, 소량의 THC는 기분을 좋게 해준다고 여겨지면서 삶의 질에서 대마가 도움을 줄 수 있다는 사실이 증명되고 있다. 대마는 암 진단을 받고 치료 과정에서 탈모, 쇠약, 피로, 실직, 고립, 불면증, 그리고 경우에 따라 빈곤을 경험함으로써 당연히 불안하거나 우울할 수 있는 암 환자들에게 매우 유용할 수 있다. 암 환자의 불안 치료를 위한 대마 사용에 대해 어떠한 공식적인 임상 연구는 나오지 않았지만, 일련의 사례 연구에서 대마를 사용한 암 환자들 사이에서 불안 발생률이 감소한 것으로 보고된 바 있다.

대마 항암 작용의 매우 복잡한 메커니즘에 관해 기술한 문헌들도 있다. 여기서 CBD와 THC는 그 항암 작용 메커니즘이 서로 완전히 다르며, 부가 작용을 하는 것으로 나타났다. 따라서 THC와 CBD는 독립적으로보다는 함께 암세포를 퇴치하는 게 더 나으며, 암세포를 방사선이나 화학요법의 살상 효과에 민감하게 만드는 것으로 보인다. 온라인에서 이용 가능한 두 건의 최근 공개 논문에서는 카나비노이드의 작용에 대해 항암제란 말로 그 잠재력을 표현하기도 했다.

임상 전 암세포 연구에서는 식물성 카나비노이드와 합성 카나비노이드가 암세포 사멸을 촉진시키고, 세포의 증식과 침투를 억제하며, 종양 성장에 필요한 새로운 혈액 공급을 줄이고, 전이를 감소시킴으로서 항암 작용을 한다는 게 입증됐다. 하지만 몇몇 THC 연구에서는 유방암, 전립선암, 기관지암, 간암 및 폐암의 세포주 배양과 두 건의 실험동물 연구에서 모두 양면적이고 용량 의존적인 종양 활성 효과가 나타났다. 게다가 같은 세포주 배양 모델에서 카나비노이드는 종류에 따라 상반된 효과를 보였는데, THC는 세포 성장을 자극하고 다른 카나비노이드들은 세포 성장을 억제했다.

카나비노이드의 항암 작용은 타당한 것으로 여겨지지만, 일부 암의 경우 THC가 암을 성장시킨다는 데 대해서도 제대로 설명이 가능하다. 면역 억제는 AIDS를 통해 잘 알고 있는 바와 마찬가지로 악성 종양을 출현, 혹은 악화시키는 위험 요소가 될 수 있다. 면역 억제제인 CB2 수용체는 보통 특정 암의 성장이나 확산을 통제하는 면역 반응을 감소시킬 수 있다. 전립선, 유방, 백혈병, 흑색종, 갑상샘, 결장 및 간세포 악성 종양 등과 같은 암세포에는 정상 조직에 비해 훨씬 더 많은 CB1과 CB2 수용체들이 있으며, 이러한 수용체 '과다 발현overexpression'(정상치보다 훨씬 많은)은 어떤 경우 종양의 공격성에도 영향을 미친다. 2차 카나비노이드 수용체인 TPRV1과 GPR-55도 또한 과다 발현될 수 있다. 이런 수용체들이 과다 발현되는 이유는 밝혀지지 않았지만 유사한 약물 연구를 보면 조직들이 그 수용체에 연결되기 위해 카나비노이드를 '갈망하면hungry' 더 많은 수용체가 만들어지는 것 같다. 사실 악성 종양이 있는 동물 모델이나 환자에게서 엔도카나비노이드 수위는 높아지며, 아난다미드 분해 효소인 FAAH는 감소하는 것으로 측정된다. 이런 데이터는 보통 수용체 과다 발현이 신체가 암 활동을 죽이거나 억제하려는 시도임을 말해주지만, 어떤 경우 이것은 암 성장 활동과도 관련이 있을 수 있으며, 예후가 좋아질 수도 나빠질 수 있다는 것을 의미하기도 한다.

호르몬에 민감한 유방암 세포 내 CB1 수용체의 THC 활동은 HER2+ 암세포에서 THC에 의해 유발되는 효과와는 다른 항암 세포 효과를 일으킨다. HER2+ 세포의 경우는 항암 효과가 있는 CB2 수용체가 활성화된다. 테르펜인 베타-카리오필렌은 CB2를 활성화한다. 임상 전 시험에서 THC는 에스트로겐 수용체인 베타를 상향 조절하는 것으로 드러났다. THC와 선택적 CB1 및 CB2 활성제에 대한 연구가 가장 많이 이루어지긴 했지만, CBD와 CBDA가 유방암에 유용할 수 있다는 것을 말해주는 임상 전 데이터도 상당량이다. 임산 전 연구들은 THC와 CBD가 거의 비슷한 농도인 대마꽃이나 투여 제품이 기존의 화학요법에 합리적인 보조 요법이 된다는 것을 보여주고 있다.

악성 뇌교종malignant glioma(뇌암) 연구에서는 카나비노이드(THC, CBD 및 다양한 합성 약물이 사용됨)가 암 성장과 새로운 혈관 성장, 전이를 억제했으며, 한 건을 제외한 모든 연구에서 정상 세포에 영향을 미치지 않고 암세포를 선별해서 죽였다. 최근의 생쥐 연구는 뇌교종에서 방사선과 소량의 THC+CBD(약 1:1)의 극적인 시너지 효과를 보여주었으며, 카나비노이드가 종양으로 하여금 방사선에 반응하도록 하여 방사선으로 인한 DNA 손상을 복구하는 암의 능력을 감소시킨다는 가설을 탄생시켰다.

2006년 발표된 한 선행 연구에서는 기존의 모든 치료법을 다 적용해보았음에도 불구하고 종양이 진행된 9명의 재발성 다형성교모세포종glioblastoma multiforme 환자가 참가했다. 이들에게는 종양 자체에 카테터를 삽입했으며, 매일 5ng의 THC 용액을 투여하고 약 10일을 주기로 용량을 늘려갔다. 시작 용량은 20~40mcg 정도로 매우 소량이었으며 80~180mcg까지 적정되었다. 9명의 환자들 중 3명이 임상적으로 호전됐으며 이들 중 2명은 약 1년을 더 살았는데, 이는 '구조rescue' 요법에 실패를 본 재발성 교모세포종에서는 놀라운 생존률이다.

폐암과 관련해 최근에는 인간 세포주 배양 및 설치류 질병 모델을 이용한 연구들에서 THC와 CBD가 모두 CB1과 CB2 수용체뿐만 아니라 폐암 세포 내의 다른 다양한 주요 수용체와 분자 경로에서 작용한다는 (시클로옥시게나지cyclooxygenase2 상향 조절 등) 사실이 밝혀졌다. THC와 CBD는 항료성treatment-resistant의 큰 암세포 연구에서조차 세포 사멸 증가나 종양의 성장, 전이 및 혈관 형성 감소 등 모든 영역에서 주요 항암 메커니즘을 보여 주었다. 이처럼 카나비노이드는 폐암에 있어서 보조 요법으로 고려해 볼 수 있으며, 그 진행을 더디게 할 수 있는 완화 요법으로 반드시 포함돼야 한다.

카나비노이드와 장암에 대한 임상 전 연구도 또한 제한적이다. 최근의 몇몇 분석에서는CB1, CB2 및 TRPV1 수용체가 종양 성장을 감소시키고 생쥐의 대장암 유발을 막아준다는 고무적인 결과가 나왔다. CBD와 식물 기반의 CBD 농축물은 특히 발암을 감소시키고 암세포 성장을 억제하는 유망한 결과를 나타냈다. 결장암 환자 175명의 생검체biopsy specimen에서 CB2 발현의 강도는 종양 진행과 상호연관성이 있었다. 강력한 비생리적 용량의 카나비노이드 활성제는 항증식성이며 세포자멸사를 촉진시키는 반면, 소량으로 그 수위가 일정한 생리적 엔도카나비노이드는 증식성이다. CBD는 CB1이나 CB2 수용체의 직접적인 작용제는 아니지만 항증식성과 항발암성 작용을 일관성 있게 보여주며, 식물성 CBD가 풍부한 홀플랜트 카나비노이드 추출물(적당량의 THC가 포함된)은 약제 CBD나 THC보다 더 잘 작용한다.

전립선암은 세포주 연구에서 다루어지며, 전립선암 세포 성장을 감소시키는 데 있어 CB1과 CB2 작용제의 잠재적 역할이 나타난다. 단, THC와 아만다미드, 2-AG를 이용한 일부 연구에서 많은 용량과 관련돼 증식하는 현상이 목격된 바 있다. 12가지 비 THC 카나비노이드를 이용한 철저하고 결정적인 전립선암 세포주 및 생쥐 모델 연구에서는 원시 대마 제품에서 추출된 BDSbiologic drug substances로 투여되는 CBD가 전립선암 세포를 억제하는 데 가장 성공적이라는 결론이 나왔다. 생쥐 모델에 투여했을 때 CBD-BDS 조합은 항암 화학요법제인 도세탁셀docetaxel과 비칼루타마이드bicalutamide의 효력을 높여 주었다. CBD는 카나비노이드나 TRPV 수용체를 통해 작동하지 않았으며, 이는 THC의 상가 효과additive effect가 가능함을 시사한다.

요약하자면 의료 대마는 암과 항암 화학요법의 증상에 대한 효과적인 치료법으로 잘 확립돼 있지만, 악성 종양 치료에 참고할 수 있을 만한 어떠한 임상 시험도 존재하지 않는다.

의료 대마를 이용한 암 치료법

의료 대마를 이용해 암의 증상이 아니라 실제 암을 치료하는 것은 다음과 같은 상황에서만 효과가 있다. 어떤 암이든 의료 대마를 단독 치료제로 사용하기에는 아직 의학적 증거가 뒷받침되지 못하기 때문이다.

- 가능한 다른 치료법이 없거나 사용할 수 없을 때.
- 최적의 기존 의료 요법을 썼는데도 불구하고 예후가 암울할 때.
- 대마는 성공률이 높지 못한 기존의 의료 요법에 보조 치료제로 사용할 수 있다. 예를 들어 최적의 기존 요법에도 불구하고 다시 악화되어 현재는 항암 화학요법과 방사선 구조 처치를 받고 있으며, 예상 반응률이 30%밖에 되지 않는 결장암 환자 등.
- 대마가 이미 증상용으로 권장되고 있을 때.
- 대마가 합법적 임상 시험의 일부로 사용되고 있을 때.
- 대마 경험이 풍부하고 특정 암을 치료 받고 있는 환자와 함께 할 때.
- 치료할 암이 의료 대마와 잘 맞는다는 훌륭한 사례가 있을 때. 특히 특정 암에 대한 기존의 의료 요법이 성공률이 높지 않을 경우. 교아세포종이 좋은 예다. 대마만 사용하기 위해 성공률이 아주 좋지 않더라도 기존의 의료 요법을 무시하는 것은 어리석은 일이다. 두 가지를 언제나 함께 사용해야 한다.

제안 메커니즘

정상적인 세포는 신체가 필요로 할 때 새로운 세포로 분할되며, 특정 기능을 가진 별개의 세포 유형들로 성장한다. 이들이 나이를 먹거나 손상되면 정해진 세포 사멸apoptosis의 과정을 겪는다. 암에서는 이 질서 있는 과정이 무너진다. 엔도카나비노이드 시스템이 정상적인 세포의 생명주기에서 중요한 역할을 한다는 점을 감안해 카나비노이드 기반의 새로운 암 치료법에 대한 가능성이 존재한다고 우리는 믿고 있다.

화학요법과 방사선 처치는 암세포에만 영향을 미치는 게 아니라, 정상 세포도 손상시키는 반면, 대마는 정상 세포의 손상 없이 암세포만 죽이는 특별한 이점을 제공한다. 이런 식으로 카나비노이드는 표적 화학요법(암세포에만 있는 기능장애 프로그래밍에 영향을 주는 치료법) 같은 기능을 하며, 여기서 이들은 특별히 종양 세포를 공격해 세포 사멸을 유도하고 종양 혈관 성장을 억제하며 정상 세포를 손상시키지 않으면서 종양의 성장과 전이를 감소시킨다.

용량

모든 암 증상들에 대해서는 각 증상에 관한 페이지를 참고하기 바란다.

용법

경구: 설하나 삼키는 형태는 매우 효과적이지만 설하식이 더욱 발현이 빠르고 예측 가능한 편이다. 삼키는 약은 효과 지속기간이 긴 경향이 있으며 진통 효과가 있고, 화학요법 2~3시간 전에 섭취할 경우 구역이나 구토에 약간 도움이 된다.

증기와 연기: 증기는 매우 효과적이며 용량 적정이 수월하다. THC 흡입은 급성 구역이나 예기성 구역 모두에 도움이 될 수 있다.

권장 화학형과 인기 품종: 거의 모든 대마 품종이 암 치료에서 비롯되는 역효과를 해결해 줄 것이다. 특히 ACDC/카나토닉은 CBD 함량 덕분에, OG 쿠시나 그랜드 대디 퍼플, 핀처 크릭, 부바 쿠시 등은 THC와 테르펜 함량 덕분에 효과가 있다.

역사적 용례

1950년대 런던의 로얄 브롬톤 병원Royal Brompton Hospital에서는 다루기 힘든 암 통증을 치료하기 위해 '브롬톤 칵테일'을 투여했다. 모르핀과 코카인, 클로로포름, 그리고 대마를 체리 시럽에 섞어 만든 이 약은 아편유사제로 대체될 때까지 70년 동안 사용됐다. 대마는 1970년대 후반부터 항암 화학요법의 부작용을 치료하는 데 사용되었지만, 1990년대 들어서야 널리 주목을 받게 됐다. 화학요법 환자들 사이에서의 대마 사용은 여러 주에서 의료 대마법이 통과되는 데 한몫을 했다.

대마 구토증Cannabinoid Hyperemesis Syndrome

대마 구토증(CHS)은 만성적 대마 사용, 주기적인 구역 및 구토, 빈번한 뜨거운 목욕 등이 특징이며, 이런 증상이 발생하는 메커니즘은 밝혀지지 않았다. 드문 일이긴 하지만 의료 대마를 만성으로 과하게 사용할 때 발생하기도 한다.

제안 메커니즘

메커니즘에는 몇 가지 원인이 있을 수 있다. 대마에 의해 생성되는 THC, CBD 및 CBG는 구토emesis 반응에 역효과가 있을 수 있는데, 이는 용량과 노출 빈도, 그리고 환자의 유전적 특성에 따라 달라진다. 만성 사용자는 카나비노이드 대사작용의 부담이 누적됨으로써 용량과 관련된 주기적 구토 반응이 유발될 수도 있다.

만성 사용자는 보통 CB1 수용체 하향 조절 현상을 보이는데, 이로 인해 엔도카나비노이드 피드백 억제가 감소하고 뇌와 내장의 흥분 활동이 증가한다. 델타-9-ATHC가 고농도에서 항구토 기능을 한다는 사실은 잘 알려져 있지만, 이것은 세로토닌이나 도파민 방출을 촉진시킬 수 있으며 이들은 둘 다 구토를 유발할 수 있다.

뜨거운 샤워에 대한 강박관념은 CB1 수용체 자극으로 인해 시상하부의 체온조절 시스템이 균형을 잃기 때문에 발생하는 증상인 듯하다. 최근에는 대마 사용이 피부에서 창자로 혈류를 재분배하기 때문에, 복부의 뜨거운 물이 창자에서 피부로 흐르는 혈액을 덥혀 주어 증상 완화를 돕는다는 의견이 나왔다.

용량

이 증후군을 해결하기 위해서는 대마 사용을 중단할 필요가 있을 것이다. 의사가 의학적으로 환자에게 대마를 계속 사용할 필요가 있다고 판단할 경우 카나비노이드 대사작용을 통해 환자가 깨끗해지도록 최고 한 달의 세척 기간을 두는 게 재발 방지에 도움이 된다. 그 이후에는 질환 치료에 필요한 최소 유효량을 찾고 대사산물의 축적이 최소화되도록 용량을 제한해야 한다. 이 기간에는 환자를 신중하게 모니터링해야 한다.

역사적 용례

2004년에는 만성적인 대마 남용과 주기적인 구토 질환이 있는 것으로 확인된 19명의 환자가 참가한 일련의 CHS 사례 보고서가 호주에서 발표됐다. 이 환자들에게 대마 사용을 중단시키자 증상은 가라앉았다.

만성 피로 증후군Chronic Fatigue Syndrome

만성 피로 증후군(CFS)은 휴식으로 해결되지 않는 심각한 피로감이 특징인 증상을 말한다. 환경 독소에서부터 바이러스에 이르기까지 수십 가지 설명이 제시됐지만 입증된 원인은 없다.

질병통제예방센터(Centers for Disease Control and Prevention; CDC)는 CFS를 "최소 6개월 이상 지속되거나 반복된다고 자가 보고되는self-reported 피로"라고 정의하고 있다. 해당 환자는 과로 후 전신 무력감post-exertion malaise, 기억력 및 집중력 장애, 피로가 풀리지 않는 수면, 근육통, 관절통, 경부 혹은 액와부 림프선 압통, 인후통, 두통 중 네 가지 이상의 증상을 경험해야 한다. 증상은 6개월 이상 지속되거나 반복돼야 하며, 피로에 앞서 나타나서는 안 된다.

유효성

효과에 일관성이 없다. 대마 의약품 사용에 대한 어떠한 공식적인 연구도 수행되지 않았다.

제안 메커니즘

2008년의 한 논문에서 유기인산염 살충제organophosphate pesticides에의 노출과 주요 효소 간의 연관 가능성을 논의한 바 있다. 그 연결 고리는 약하지만 이런 살충제에 노출되면 신체가 엔도카나비노이드를 분해하는 데 사용되는 효소가 방해를 받는 것으로 나타났다. 또 하나의 가설은 만성 피로가 산화 스트레스(oxidative stress: 활성 산소가 인체에 해롭게 하는 작용)의 결과라는 것이다. 여기에는 활성 산소의 독성 부산물이 포함되는데, 이런 부산물로는 과산화물peroxides과 세포의 구성물질을 공격하고 손상시키는 악명 높은 산화 물질인 프리라디칼free radicals 등이 있으며, 엔도카나비노이드의 신호 전달을 방해하는 것으로 여겨진다.

최근 논문에서는 미토콘드리아 세포의 기능 장애가 CFS에서 하는 역할을 관찰했는데, 이 중 3명의 여성 가족 구성원이 CFS 진단을 받은 한 연구가 집중 조명을 받았다. 이들은 모두 건강한 여성보다 혈중 젖산 농도가 높고, 미토콘드리아 질량이 많았으며, 미토콘드리아 DNA 함량과 효소 활동이 적고, 산소 소모량이 낮은 것으로 나타났다.

카나비노이드 수용체가 미토콘드리아 차원에서 세포 호흡을 조절함으로써 신경 활동을 조절하는 방법에 대해 최근 새로운 발견이 있었기 때문에 이러한 결과는 의미가 크다. CBD 함유 대마 추출물은 산화 스트레스와 직접 연관된 증상을 줄이는 데 효과적인 것으로 밝혀졌다. CBD는 또한 미토콘드라아의 산화 스트레스 손상도 감소시켜 줄 것이다.

용량

미량의 THC가 있는 고 CBD 품종을 사용하면 많은 용량도 견딜 수 있다. 최고 40mg까지 CBD는 CFS에서 흔히 볼 수 있다.

용법

경구: 첫 번째 경로가 간 대사가 되지 않도록 경구 CBD보다 설하 CBD를 고려해야 한다.

증기와 연기: CBD가 풍부한 대마꽃와 농축물의 증기가 권장된다.

권장 화학형과 인기 품종: ACDC나 할리퀸처럼 CBD:THC 비율이 최소 3:1인 품종들과 THC와 CBD를 모두 생성하는 저 미르센 타입 II 혼종들이 좋다.

우울증Depression

의료 대마를 사용하는 이유를 묻는 설문 조사에서는 자그마치 1/3의 참가자가 우울증 때문이라고 답한다. 불안이나 스트레스, 불면증을 주원인으로 언급한 사람들도 두 번째 원인으로 우울증을 꼽는 경우가 많다.

MDD(major depressive disorder: 주요 우울 장애)나 DM(depressed mood: 우울 기분)용의 대마 사용을 뒷받침하는 임상 데이터는 부족하지만, 그 효과에 대한 관찰 데이터는 매우 강력하다. 364명의 젊은 대마 사용자를 대상으로 한 한 연구에서는 87%가 우울한 기분을 달래기 위해 사용했다고 답했다. 아직 MDD를 의료 대마로만 치료하는 것은 현명치 못하다. 기존 항우울제들의 효과는 익히 알려져 있으며, MDD는 매우 심각하고 쇠약해질 수 있는 병이기 때문이다. THC가 높은 대마 의약품은 양면성이 있기 때문에 우울증 치료에 대마를 사용할 때는 주의가 필요하다. THC 용량을 늘리면 우울증이 생기지만 용량을 낮추면 우울증이 감소한다.

유효성

대마를 이용한 기분 고조와 불안으로부터의 탈출은 신체적, 정신적으로 심각한 질환을 앓고 있는 사람들에게 매우 유용할 수 있다. 이들은 당연히 진단과 치료에 따른 합병증으로 우울해할 것이기 때문이다.

탈모, 자립성 상실, 쇠약, 의식 혼탁, 피로, 실직, 고립, 불면증, 그리고 어떤 경우 가난과 죽음이나 장애의 공포까지 모든 것이 삶의 질에 심각한 영향을 줄 수 있다.

카나비노이드와 우울증에 대한 설득력 있는 인간 연구는 CB1 역작용제/길항제인 합성 카나비노이드 리모나반트rimonabant의 실패한 임상 시험에서 비롯됐다. CB1 작용제는 식욕을 증진시키기 때문에 체중 감소에 길항제가 효과가 있을 것으로 생각됐다. 리모나반트를 투여받은 환자는 우울한 기분 때문에 약을 중단할 확률이 2.5배였으며, 자살 가능성은 2배 가까이 높은 것으로 나타났다. 이 시험은 CB1이 우울증에서 역할을 한다는 것을 밝혀 주었다. 리모나반트는 CB1을 차단했지만 대마의 THC는 이것을 활성화한다.

제안 메커니즘

우울증의 병태생리학은 해마와 전두엽 신경퇴행, 시상하부-뇌하수체-부신축의 신경내분비 장애, 그리고 신경화학적인 결손 등과 연관된 것으로 여겨진다. 많은 수용체와 신경전달물질이 관여하지만 궁극적으로 모든 항우울제는 주로 해마의 5-HT 신경전달을 향상시킴으로써 효과를 발휘한다. 리모넨은 유명한 항불안제로 이런 메커니즘을 통해 도파민 수위를 높여 준다. 도파민과 관련된 뉴런이 발사되면, 이것은 우울증의 중요한 특성인 사회 패배 스트레스 메커니즘을 통제한다. 리모넨은 우울증 입원 환자를 대상으로 한 일본의 인간 임상 시험에서 9~12명의 환자들로 하여금 항우울제를 끊게 해주었다. 리날룰 또한 우울증 치료와 진정 효과로 잘 알려져 있다.

동물 연구에서는 항우울제와 엔도카나비노이드 시스템(ECS)의 상호작용에 대한 두 가지 설명이 있다. 우선 ECS 활동은 세로토닌과 노르아드레날린의 신호작용을 향상시키고, 시상하부-뇌하수체-부신축을 둔화시키며, 해마의 신경발생과 세포 탄력성을 높임으로써 항우울 효과에 대해 기존에 받아들여지던 메커니즘을 보완해 준다. 또한 우울증 환자들은 아난다미드와 2-AG 혈액 수위가 낮은 경향이 있으며, 이들은 둘 다 ECS 신호 전달에 관여한다. 우울증 치료에 대마를 사용하는 가장 강력한 과학적 근거는 많은 설치류 모델에서 비롯되는데, 이들에서는 THC와 CBD가 보통의 항우울제와 일관성 있는 결과를 보여주고 있다.

용량

2.5mg의 THC(정신작용 문턱값을 살짝 넘는 양)를 최고 5mg까지 흡입하거나 설하 투여하면 기분 전환에 효과적일 수 있다. 우울증을 수반하는 불안용으로는 소량의 CBD(5~10mg)가 권장된다.

주의사항: PTSD 환자의 관찰 보고서에 따르면, 정유, 피넨(기억 재구성과 공포 제거를 방해할 수 있다). 그리고 미르센이 많은 대마 품종은 주간에는 피하는 게 좋다. 이들은 PTSD 관련 자살 사고의 위험이 있으므로 금기시한다.

용법

경구: CBD는 CBD:THC를 10:1 이상으로 스프레이나 설하 투여할 경우 정신작용 효과 없이 사용될 수 있다. CBD 5mg 용량을 아침과 오후에 투여하면 된다. 필요에 따라 하루 중 언제나 사용이 가능하지만 CBD가 각성 촉진 효과를 낼 수 있기 때문에 최종 투여는 오후 5시 전

에 끝내는 게 좋다. 소량의 THC(2.5mg)를 설하 투여하면 비교적 선명하고 기능적인 효과가 나며, 기분 전환에 도움이 될 수 있다. 이 용량은 필요에 따라 5mg까지 늘릴 수 있다. 불면증이 나타날 경우 2.5mg에서 최고 7.5mg을 잠자기 1시간 전에 경구 복용할 수 있다.

증기와 연기: 경미한 우울증이나 우울 기분에는 환자가 알맞은 양을 적정할 수 있는 연기와 증기가 효과적일 수 있다. 보통 성냥개비 머리 정도 크기의 소량의 대마꽃 조각으로 시작한다. CBD와 THC 흡입은 둘 다 기분을 고조시키고 부정적인 생각을 계속 떠올리는 증상rumination이나 부정적인 '자기 대화self-talk' 증상을 완화해 줄 수 있다.

권장 화학형과 인기 품종: 진정, 평안 및 항우울 작용으로 잘 알려진 리날룰(라벤더에도 있음)이나 항우울 효과로 유명한 리모넨(감귤류 껍질에서 나는 깨끗하고 선명한 향기를 책임지는 테르펜)이 함유된 품종이 선호된다. 탄제린 드림은 리모넨이 함량이 높으며 부바 쿠시에는 리날룰이 많다. 제타 또한 기분 전환 및 향상과 불안을 진정시키면서 동기를 자극하는 데 뛰어난 품종이다. 하지만 이것은 매우 강력하기 때문에 주간에 사용할 때는 성냥개비 머리 크기 한 조각으로 충분하다.

전 세계 당뇨병 성인 수는 1980년 1억800만 명에서 2014년 4억2천 200만 명으로 증가했다. ADA(American Diabetes Association: 미국당뇨병학회)에 따르면 2014년 미국에서 당뇨병으로 인한 총 비용은 3천220억 달러에 달했다. 〈아메리칸 저널 오브 메디슨〉 지의 편집장이자 애리조나 대학 교수인 조셉 앨퍼트 박사는 2013년 7월호 사설을 통해 다음과 같은 의문을 제기한 바 있다.

"미래에는 THC가 당뇨병이나 대사 증후군 환자에게 일상적으로 처방되는 게 가능해질 것인가…?"

앨퍼트의 사설에는 네브래스카 대학 연구원들의 역학 조사도 언급됐는데, 이 조사에서는 대마 미경험자에 비해 대마 사용자의 인슐린 수치가 훨씬 더 건강할 뿐만 아니라 인슐린 내성도 더 적은 것으로 나타났다.

건강한 인슐린 수치와 인슐린 내성은 곧 당뇨병 발병률이 낮다는 것을 의미한다. 당뇨병과 당뇨병 전증prediabetes은 1억2천만 명의 미국인을 괴롭히는 질환이다. 대마와 카나비노이드 의약품은 결국에는 당뇨병이나 연관 대사 증후군에 대한 새로운 치료법과 예방 안을 제공하게 될 것이다.

당뇨병은 신체가 충분한 인슐린을 만들지 못하거나 그 효과에 내성이 생기게 되는 일군의 대사성 질환이다. 인슐린은 설탕과 전분 같은 식품을 에너지로 전환하는 데 필요한 호르몬이다. 당뇨병의 가장 흔한 두 가지 형태는 1형과 2형으로 지정돼 있다. 1형 당뇨병은 췌장이 인슐린을 생성하지 않는 것으로 보통 어린나 젊은 성인에게 나타난다. 2형 당뇨병은 훨씬 더 흔하고 보통 성인에게 영향을 미치며, 비만과 관련이 있다. 2형 당뇨병에서는 신체가 인슐린의 효과에 내성이 생기면서 몸 안에 위험한 수위까지 포도당이 축적된다. 포도당 수치가 높으면 혈관과 기타 조직들이 손상되어 심장병, 뇌졸중, 실명, 그리고 신장과 신경 손상을 일으킨다. NIH(National Institutes of Health: 국립보건원)에 따르면 당뇨병은 예방 가능한 성인 실명의 주요 발병 요인이기도 하다.

유효성

당뇨병 전증과 당뇨병의 기본 원인과 합병증을 해결하는 데 있어 의료 대마는 효과가 있긴 하지만 아직 연구 중인 상태다.

제안 메커니즘

엔도카나비노이드 시스템은 당뇨병과 합병증 발전에 핵심 역할을 하는 듯하다. 엔도카나비노이드 시스템의 기능과 연관된 당뇨 합병증으로는 실명, 죽상동맥경화증atherosclerosis, 신장 기능 상실, 심장병, 신경병증 통증 등이 포함된다. CBD, CBDV, THCV 등과 같이 정신작용이 적거나 없는 식물 카나비노이드가 췌장 기능과 인슐린 내성을 유지하는 데 도움이 될 수 있을 것이다.

최근 연구에서는 CBD가 산화방지제의 역할을 하고 망막이 스스로 염증을 방어하는 능력을 향상시킴으로써 당뇨병과 관련 있는 망막 손상을 방지해 줄 수 있다는 연구가 나왔다. THCV는 CB1 카나비노이드 수용체의 길항제이기 때문에 흥미로울 수 있다. 최근 2형 당뇨병 환자의 THCV와 CBD 임상 시험에서는 혈당 조절의 새로운 치료제로 THCV의 가능성이 어느 정도 드러났지만, 13주째에 위약 그룹에서 나타난 변화에 비해 CBD와 THCV 그룹에서는 혈청 HDL-C가 평균 기준치에서 변화 목표치에 이르지 못했다.

또한 지질계수lipid profile, CBD를 투여받은 환자의 혈당 농도, 인슐린 민감성, 체중, 내장지방, 식욕, 심장혈관 등의 변화와 염증반응 마커 변화, 혈관 기능, 아디포카인, 엔도카나비노이드, 그리고 내장 호르몬 농도 등에서도 목표치에 이르는 데 실패했다. THCV와 CBD는 임상 전 모델에서 가능성을 보여주었지만, 이러한 연구가 임상까지 적용되려면 이들의 메커니즘에 대해 더 많은 연구가 필요해 보인다.

용량

당뇨병 전증과 당뇨병 치료에 적합한 의료 대마 용량은 사용 품종에 어떤 카나비노이드가 지배적인지(THC, CBD, THCV, CBDV 등)에 따라 달라질 것이다. 이런 질환을 치료하는 데 적절한 조합과 파이토카나비노이드의 용량을 확실히 알기 위해서는 더 많은 연구가 필요하다.

용법

경구와 증기: 당뇨병 같은 대사성 질환을 치료하는 데는 결국 고 CBD/CBDV/THCV 대마 품종의 경구식과 증기식 이용이 가치를 인정받게 될 것이다.

유명 품종들: 남아프리카 품종, 특히 더반 포이즌이 얼마간의 THCV를 생성하는데, 이것은 당뇨병의 일부 증상과 대사싱 장애를 치료하는 데 효과를 보일 수 있다. 고 THCV 대마는 미국에서는 아직 찾기 힘들며, 영국의 경우 GW 파머수티컬즈에서 15%가 넘는 THCV 생성 품종을 육종하고 있다. ACDC 같은 고 CBD 품종들과 CBD와 THC를 생성하는 저 미르센 타입 II들도 또한 인기가 있다. CBDV 대마는 쉽게 구할 수는 없겠지만 미국에 존재할 것이며, 이 카나비노이드에 대한 포괄적인 분석 테스트가 지속적으로 이루어지지 않은 까닭에 아직 제대로 확인되지 못하고 있다.

역사적 용례

2000년 라파엘 머큘럼(THCV 공동발견자)은 류마티스 관절염 같은 자가면역 장애에 대한 잠재적 치료법으로 대마 사용을 탐구하기 위해 이스라엘 면역학자 그룹에 합류했다. 예비적 성공에 힘입어 이 팀은 생쥐 모델로 1형 당뇨병의 발현과 진행에 있어서의 카나비노이드의 면역 반응 억제 및 조절 능력을 검토했다. 2006년부터는 당뇨병 치료에 대마가 어떻게 이용될 수 있는지를 파악하는 연구들이 이루어졌다.

영국에서는 GW 파머수티컬즈가 THCV와 CBD 카나비노이드를 이용해 2형 당뇨병 환자들의 지방간질환과 고 콜레스테롤을 치료하는 1단계 임상시험을 실시하고 있다.

엔도카나비노이드 시스템은 보상과 스트레스에 대한 신체 반응을 조절한다. 따라서 약물 남용과 중독에 중요한 역할을 한다. 임상 전 증거와 인간 사례 보고서들에 대한 한 분석 논문에서는 카나비노이드가 아편유사제와 대마 의존성, 그리고 아마도 담배와 흥분제 남용을 치료하는 데 유용할 수 있다고 했다. CBD는 분명 중독 의학에서 가장 유망한 카나비노이드며, THC와 달리 어떠한 중독이나 의존 가능성도 없다.

대마를 만성으로 다량 사용하는 사람에게서는 대마 의존성이 유발될 수 있다. CBD 같은 비중독성 카나비노이드는 중독의 뇌 메커니즘을 방해하여 치료가 가능하게 해준다.

유효성

빠른 속도로 늘어나는 임상 전 증거들은 카나비노이드가 약물 사용 보상drug-use reward과 약물 탐색 및 강박 행동들, 그리고 중복과 재발에 관련이 있는 불안 등의 기저에 있는 일부 기반 신경 메커니즘을 방해한다는 것을 보여준다. THC는 통증 치료에 필요한 아편유사제의 양을 줄여줄 수 있으며, 이는 아편유사제에 대한 의존성과 투여량을 모두 감소시키는 데 도움이 된다. 최근 한 논문은 CBD가 아편유사제 중독과 싸우는 데 중요한 역할을 할 수 있다고 주장하기도 했다.

제안 메커니즘

엔도카나비노이드 시스템은 분명 약물 중독과 연관된 뇌의 보상 회로를 조절하지만, 뇌가 스스로 회로를 정비하고 복구하는 가소성 plasticity에 있어서도 중요한 역할을 한다. NIH의 저명한 연구원인 엘리엇 가드너는 약물 의존성에서의 엔도카나비노이드 시스템의 역할에 대해 뛰어난 분석 논문을 냈는데, 특히 도파민 조절 능력을 강조했다. 동물 연구에서는 CBD가 재발을 유발하는 헤로인 관련 기억 신호를 억제하는 데 효과가 오래 지속되는 것으로 밝혀졌다. 이는 곧 CBD를 사용하면 아편유사제 중독에서 회복될 때 재발할 수 있는 성가신 기억과 신호들을 감소케 할 수 있다는 뜻이다.

약물 사용과 관련된 행동 신호를 억제할 수 있는 CBD의 능력은 아편유사제 중독의 영향을 받는 뇌의 중변연계mesolimbic 영역에서 하향 조절된 부분을 복구할 수 있는 능력 때문으로 풀이된다. 2017년의 한 논문에서 지적한 것처럼, CBD는 약물 기억의 소거extinction를 향상시키기보다 약물 기억의 재응고reconsolidation를 약화시킨다는 강력한 증거가 있다.

서두에 언급한 2014년 프루드오메Prud'homme 논문에 요약된 동물과 인간의 임상 전 연구에 따르면 CBD와 가끔씩 THC는 중독 행동의 한 가지 이상 단계에 영향을 미치는데, 중독 단계에서의 긍정적 보상과 의식rituals, 금단 단계에서의 신체적, 정신적 측면들, 재발 단계에서의 갈망과 약물 탐색 행동 등이다. 동물 모델에서는 CBD가 아편유사제 중독에 있어 중독 및 재발 단계에 영향을 미쳤다.

흥분제 중독에서 CBD는 재발 방지에 도움이 될 수 있으며, 이는 다른 동물 연구에서도 언급된 것처럼 우울증과 불안을 달래주면서 코카인 자가 투여를 줄여 주는 베타-카리오필렌을 추가함으로써 효과가 향상될 수 있을 것이다. 대마 사용 장애에 대한 인간 연구에서 CBD는 중독, 금단, 재발 단계에서 긍정적인 결과를 보여 주었다.

궁극적으로 말하자면 대마와 THC 함유 대마 의약품에 있는 CBD 완충재가 대마 사용 장애를 줄여준다는 충분한 증거가 존재한다. CBD가 담배 의존성에서 흡연하는 담배 수를 줄여준다는 사실도 증명된 바 있다.

용량

통증용의 아편유사제 사용을 줄이기 위한 THC 용량은 통증 부분에서 설명한 용량 지침을 따르면 된다. THC 용량의 30~50% 정도 되는 CBD 완충재는 고 THC 대마 제품으로 인한 대마 사용 문제를 줄이거나 없애 줄 수 있다.

용법

권장 화학형과 인기 품종: 쿠키와 같이 미르센은 소량이지만 카리오필렌 양이 많은 고비율 CBD 품종이 좋다.

섬유근육통Fibromyalgia

섬유근육통은 류마티스 관절염과 유사점이 많은 류마티스 장애로 만성 전신 통증, 압통, 이질통allodynia, 불면증, 아침 경직, 만성 피로 등의 증상이 있다. 요인들로는 신경 및 내분비 시스템의 비정상적 활동, 유전적 요인, 사회적, 환경적 스트레스 등 여러 가지가 있다.

섬유근육통의 발병 원인은 아직 밝혀지지 않았지만, 유병률은 전체 인구의 3%에 달하며 남성보다 여성이 7배나 많다. 하지만 최근 연구에 따르면 섬유근육통이라는 임상 진단을 받은 미국인의 75%는 이 질병 기준에 실질적으로 미치지 못하는 것으로 나타났는데, 그 이유는 의사가 섬유근육통 진단 기준을 정확하게 준수하지 못했기 때문으로 풀이된다.

섬유근육통의 증상 완화를 목표로 하는 약제 치료법이 있긴 하지만, 이런 전통적인 방식에 대한 환자의 반응은 여러 가지며 부작용이 흔하다. 그리고 이것이 바로 대마가 관심을 끌고 있고 종종 성공적인 대안 치료가 되고 있는 이유이기도 하다.

유효성

섬유근육통에 대마를 사용한 연구들에 대한 최근의 한 코크란 분석에서는 섬유근육통이 있는 사람을 치료하는 데 카나비노이드가 가치가 있음을 보여주는, 믿을 만하고 편견 없는 양질의 어떠한 증거도 발견되지 않았다는 결론을 내렸다. 하지만 코크란 분석에 적용된 기준을 충족시킨 유일한 연구는 합성 카나비노이드인 나빌론에 대한 것들이었다(나빌론은 여러 환자에게서 통증과 불면증을 개선해 주긴 했다). 섬유근육종에서 대마의 성공 여부는 다양하지만, 적어도 증상의 강도, 특히 통증과 수면 문제에 있어 최소한 얼마간의 효과는 보여줄 것이다.

섬유근육통에서의 약초 대마에 대한 2011년의 한 연구에서 대마 사용자와 비사용자가 보고한 증상들에 대해 대마가 미치는 효과를 조사했다. 연구 결과 통증과 경직의 현저한 감소, 이완의 향상, 불면증 개선, 그리고 건강한 느낌 등이 점수로 반영됐다. 정신건강 점수는 대마 사용자가 비사용자보다 훨씬 더 높았다.

제안 메커니즘

섬유근육통은 아직 제대로 밝혀지지 않았다. 통증 신호에 대한 전반적인 중추신경계 민감화의 결과일 수 있고, 신경전달물질 방출에서의 결함이나, 통증 신호를 억제하기 위해 신체가 사용하는 경로에 존재하는 장애물 때문일 수도 있다. 또한 압력에 대한 신체 반응의 기능장애 때문이라는 의견도 있으며, 엔도카나비노이드 부족 때문에 생기는 병이라는 가설도 있다. 소수의 환자군은 유전적으로 엔도카나비노이드 시스템 결함을 갖고 있을 가능성이 있는데, 이들은 몸에서 너무 많은 아난다미드가 순환되며 이것이 병의 주요 원인으로 여겨진다. 엔도카나비노이드 결핍 가설을 최초로 제기한 의사인 에단 루소는 최근 이 가설을 재검토했다.

루소 박사는 승인된 섬유근육통 제약 치료법과 대마의 효율성을 비교한 최근 설문 조사에 근거하여, "효과가 별로 없는 처방 의약품에 비해 대마가 강력히 선호됐다. 이런 결과는 섬유근육통을 위해 공식화되고 표준화된 대마 기반 의약품에 대한 보다 확실한 RCTrandomized controlled trial가 절실하다는 것을 말해준다. 규제 승인을 받은 기존의 의약품들은 기준에 한참 미치지 못하는 것으로 나타났다"는 결론을 내렸다.

용량

환자들은 2~4mg THC의 초회 분량으로 성공적인 결과를 보였다. 시간의 경과에 따라 7.5mg THC로 늘려갈 수 있다. THC와 CBD를 함께 사용하면 THC의 부작용이 약간 경감된다. CBD 용량은 4~5mg에서 효과를 보았다는 보고들이 있다.

용법

경구: 경구 대마 제품은 장기적 이완 효과가 있기 때문에 섬유근육통 환자에게 인기가 높다. 통증 치료에 대마를 사용할 수 있는 방법에 대한 캘리포니아 대학 연구에서 과다 투여 시 통증이 증가하는 것으로 나타났기 때문에 반드시 피해야 한다. THC/CBD를 함께 사용할 때는 1:2 비율로 시작하는 게 좋으며, 경구용의 초회 용량은 적게 잡는 게 좋다(2.5mg/5mg THC/CBD).

증기와 연기: 민감한 사람에게 염증을 유발할 수 있는 연소 부산물 노출을 통제하기 위해 증기가 좋다.

권장 화학형과 인기 품종: THC와 CBD 화학형이 권장되며, THC/CBD 혼종이 효과적이다. CBD와 THC 함량으로 할리퀸이 권장되며 퍼프스 같은 자주색 광엽 품종들은 이완 효과가 있는 미르센이 있어 추천할 만하다.

대마가 위장관에 미치는 가장 흔한 영향을 표현한 유명한 말로 '문치스'라는 현상이 있다. 이러한 음식에 대한 갈망 현상은 위장이 아니라 뇌에서 유발되며, 단순히 음식을 더 먹게 만들 뿐만 아니라 더 기름지고 칼로리가 높은 음식을 먹도록 부추기는 메커니즘이다.

위장관의 조절 기능은 엔도카나비노이드 시스템과 밀접하게 연관돼 있으며, 신체의 엔도카나비노이드는 거의 모든 내장 기능을 조절한다. 위장관의 작용은 주로 장 신경계에 의해 제어되는데, 위장관에는 1억 개의 신경 그물이 위치해 있다. CB1과 CB2 수용체는 두 가지 다 이런 장 뉴런에서 발견되고 있다. 음식물 섭취에서부터 인슐린 생성을 거쳐 지방 저장에 이르기까지, 엔도카나비노이드와 그 수용체들은 신체가 위장관을 통해 에너지를 확보하고 이것을 사용하는 방식에 있어 결정적인 역할을 한다.

유효성

위장 시스템 내에 위치한 풍부한 CB1과 CB2 카나비노이드 수용체는 구토 및 경련에서부터 통증과 염증 질환에 이르기까지 대마가 위장관 장애에 효과적으로 사용될 수 있는 중요한 요인이기도 하다. 카나비노이드는 TRPV1 수용체를 포함해 다양한 내장 수용체와 상호작용을 한다. 카나비노이드 수용체와 그 엔도카나비노이드는 상피 장벽epithelial barrier의 완전성을 유지하고 위장관 운동과 분비를 조절한다. 엔도카나비노이드 시스템과 상호작용하는 다른 내장 수용체들도 있는데, 우선 TRPV1 온도 수용체는 고추의 활성 성분인 캡사이신과 상호작용한다. PPARa(peroxisome proliferator- activated receptor-alpha)는 지질 대사를 조절하며, '고아' 카나비노이드 수용체인 GPR55와 GPR119는 모두 내장의 엔도카나비노이드 조절에 기여한다.

카나비노이드는 위장관 전체에서 광범위하게 출현하기 때문에 다양한 위장관 장애 치료 효과를 내는 것도 어찌보면 당연한 일이다. 이들은 머지않아 결장암 치료도 가능하게 될 것인데, 이는 다양한 카나비노이드가 이러한 몇 가지 종양의 주요 세포 연구에서 가능성을 보이기 때문이다. 엔도카나비노이드는 실험실 연구에서 몇 가지 위장관 암세포의 사멸을 촉진하는 것으로 나타났다.

1970년대 연구에서는 내성으로 인해 위장관을 통과하는 움직임의 속도를 둔화시키는 THC의 능력이 감소한다는 게 밝혀졌다. 이는 곧 의료 대마를 만성으로 다량 이용하면 운동성이 훼손된 장질환bowel disorders 증상을 치료하는 데 있어 대마의 효과가 줄어들 수 있다는 뜻이다. 크론병 환자를 대상으로 한 이스라엘의 한 소규모 연구에서는 대마 치료법이 참가자 절반 이상의 증상을 호전시키는 결과가 나왔다. 또 다른 소규모의 관찰 및 임상 데이터는 두 가지 모두 THC 지배적인 대마 의약품이 크론병 환자들의 식욕을 증진시키는 것으로 나왔다.

심한 염증성 장질환에 대마를 사용한 많은 환자들이 대마가 구역의 빈도와 중증도를 줄여준다고 보고했다. 카나비노이드는 다양한 실험 모델에서 통증과 내장 감각을 조절하는데, 이는 대마 의약품이 크론병 통증으로부터 편안함과 정신 분산 효과를 준다는 환자들의 보고를 뒷받침해 준다.

제안 메커니즘

엔도카나비노이드 생성은 음식이 들어올 때까지 식사 시간 사이에 뇌에서 증가하며, 음식이 들어오면 떨어진다. 위장관 내에서 수용체는 엔도카나비노이드의 신호에 반응해 다양한 기능을 조절하는데, 이런 기능으로는 위산 분비, 공복, 유문 판막 수축, 소화관을 따라 음식을 이동시키는 능력 등이 있다. 뿐만 아니라 CB1과 CB2 수용체는 위장 내 통증 신호를 조정한다. 위장 내 CB2 수용체 생성은 프로바이오틱 박테리아에 의해 자극이 되며, 위장 면역 반응에서의 CB2 역할로 프로바이오틱이 어떤 메커니즘으로 장 염증을 만드는지 설명이 가능할 것이다. 엔도카나비노이드 수용체인 GPR55는 활성화됐을 때 항염증성이며, 결장암과 연관돼 있지만, CBD는 이 수용체에 길항제로 작용하여 그 반응을 억제한다. 베타-카리오필렌은 CB2 작용제로서 대장염에 걸린 생쥐 모델에서 장 손상을 억제하는 데 효과적이었다.

용량

증상에 따라 투여량은 달라진다. 식욕 촉진에는 아주 적은 양의 THC(2mg)가 필요한 반면, 구역에는 20mg이나 필요하다. THC는 장 통과를 억제하며, 예전부터 설사 치료에 사용됐다. CBD는 장 통과 속도를 높여 주며, 장 운동을 향상시킨다. CBD는 GPR55 수용체에 대항함으로써 위장 염증을 잠재운다. 비중독성 진통제인 카나비노이드 CBG

사용에 대한 최근의 동물 연구에서는 궤양성 대장염 같은 염증성 장질환 치료제로서의 가능성이 제시됐다.

용법

경구: 경구 대마 의약품을 적절히 처방하면 위장을 진정시키는 효과가 매우 뛰어나다.

증기와 연기: GI 장애에 대마를 사용하는 대부분의 환자들이 연기나 증기를 이용한다.

권장 화학형과 인기 품종: 쿠키처럼 베타-카리오필렌이 높은 재배종은 염증 질환과 설사에 좋다. 핀처 크릭이나 스컹크 #1 같이 미르센과 CBG를 모두 생성하면서 THC가 높은 스컹크 품종은 통증에 사용된다. CBD 쿠키 등의 타입 II 품종은 염증과 변비용이다.

역사적 용례

최초의 의료 대마 사용 중 일부는 기원전 5천 년경 인도에서 시작됐는데, 이때 대마는 식욕을 촉진하고 체중 감소를 막는 데 사용됐다. 1900년경 북미와 유럽 의사들은 복통과 설사, 위장관 장애에 대마를 처방했다. 1980년대 초 캘리포니아 대학의 한 교수는 논문에서 소화 궤양이 빈번하게 유행하던 어촌 사람들이 위통을 치료할 때 대마를 사용했다고 기술했다. 인도의 아유르베다(인도 고대 의학) 의학에서는 과민성 대장 증후군(IBS)과 크론병, 만성 설사에 대마를 추천하고 있다.

뉴욕 대학 연구원들의 국가 약물 사용과 건강 조사National Survey on Drug Use and Health 데이터에 의하면, 2006년에서 2013년까지 대마 사용은 50~64세에서 57.8%, 65세 이상은 250% 증가했다. 대마 의약품은 노령 환자들이 직면하고 있는 의료 문제의 상당 부분을 해결하는 데 점점 더 많이 사용되고 있다.

노령 환자들의 의료 대마 사용은 미국노년학회Gerontological Society of America를 위한 아이오와 대학 연구원들의 2017년 정책 연구에서 다루어졌다. 그 결과 대마는 미국 노인 상당수의 건강과 웰빙을 돕고 있는 것으로 밝혀졌다. 대마는 처방 아편유사제나 기타 오용 의약품에 대한 효과적인 대체제가 될 수 있으며, 생의 마지막에서의 통증 치료 대안으로 부상하고 있다.

이러한 노령층의 대마 사용은 아직 논란의 여지가 있는데, 그 일부 원인은 약물에 대한 경험이 다르기 때문이다. 의료 대마를 사용하고자 하는 노령층이 직면하는 가장 큰 문제는 의료 대마에 접근할 수 있는 공식적인 시스템이 부족한 국가나 지역에서 안전하고 믿을 수 있게 의약품을 확보하는 일이다. 이 문제는 의료 대마 정책이 보다 자유로운 많은 관할구역 내 기관을 통해 얼마간 해결되고 있으며, 이런 제도 개선이 노령층 투표권자로부터 널리 지지를 받는 경우가 많다.

만성 관절통에서부터 식욕 자극이나 불면증 등, 대마 의약품이 효과를 볼 수 있는 증상들 중 상당수는 노령층에서 흔한 것들이다. 1960년대에 기호품으로 대마를 사용했던 베이비붐 세대는 이제 대마를 의약품으로 사용하는 데 관심을 돌리고 있으며, 이들 중 상당수는 수십 년간 대마를 끊었던 사람들이다.

유효성

노인 환자들에게 대마를 효과적으로 사용함에 있어 핵심 문제 중 하나는 교육이다. 1970년대나 그 이전에 대마를 사용했던 노인들에게는 효능이 높아진 높아진 오늘날의 약초 대마가 불쾌한 경험으로 느껴질 수 있다.

잠재적인 부작용과 이들을 피할 수 있는 방법에 대한 솔직한 평가와 함께, 달성 가능한 결과로 기대치를 맞춰야 한다. 정신작용 대마 의약품의 부작용이 발생할 가능성이나 심각성을 과도하게 부풀릴 필요는 없지만, 노령 환자의 경우 반드시 얼마간의 부작용에 대비해야 한다.

제안 메커니즘

대마는 노화 관련 증상 치료에 약리학적으로 흥미로운 다양한 성분들을 함유하고 있는데, 이들 중 상당수가 특히 진통과 항염증, 식욕 조절, 기분 고조 등에 효과가 있다.

용량

대마 경험이 없는 노인 환자에게 용량 조절은 까다로운 문제가 될 수 있으며, 조심스럽게 보수적으로 관리해야 한다. 대마 의약품의 정신작용 효과들 가운데는 노인 환자를 다소 놀래킬 수 있는 것들이 많다. 이런 환자들에게서는 부작용을 정확히 알기가 힘들기 때문에 정신작용 카나비노이드를 사용할 때 특별한 주의가 요구된다. 정기적으로 의료 대마를 사용하는 사람들은 '다행감euphoria' 이라고 하는 것을 대마 경험이 없는 환자는 '어지럼증' 이나 '현기증' 으로 표현하는 경우가 종종 있다.

노인 환자가 투여받는 다른 의약품과 대마 약물의 상호작용을 피하는 것도 중요하다. 아편 제제는 카나비노이드가 그 효과를 증가시키는 경향이 있으므로 어떤 것이든 줄이는 게 바람직하다.

용법

경구: 경구 투여가 가장 안전한 방법이겠지만 정신작용 카나비노이드의 정신작용 역효과를 피할 수 있는 최소 유효량을 정하는 게 중요하다. THC 기반 의약품은 정신작용 문턱값 아래인 1~2.5mg으로 시작하는 게 좋다. 처음 며칠 동안 하루 2회 점심 시간과 저녁 식사 후에 투여하고, 약효와 정신작용의 균형이 한계에 도달할 때까지 사흘마다 몇 밀리그램씩 늘려가도록 한다. 경구 대마에 대한 반응은 매우 다양하기 때문에 적정량을 정하는 데 시행착오를 거쳐야 하는 경우가 많다. 그리고 언제나 더 많이 투여하는 것보다는 더 적게 투여하는 게 좋다.

증기와 연기: 많은 노령 환자들은 증기와 연기식 대마에서처럼 빠른 발현과 손쉬운 용량 적정을 좋아한다. 베이퍼라이저의 열기에 의해 대마 성분들이 끓는 점에 따라 순차적으로 기화되는 방식을 이해함으로써 환자가 완벽하고 예측 가능한 방식으로 대마의 용량을 적정할 수 있다.

국부: 관절염이나 피부 질환용으로 THC와 CBD, 그리고 이들의 복합 크림이 널리 판매되고 있으며 환자 사이에 인기를 더해가고 있다. 하지만 국부 제형은 효과를 내기에 너무 약하다는 사실을 염두에 두여야 한다. 한 병에 25g이 들어 있지만 카나비노이드는 200mg밖에 되지 않으며, 이것만으로는 효과를 볼 수 없을 것이다.

권장 화학형과 인기 품종: THC 및 CBD 기반 품종이 권장된다. 보통 미르센과 리모넨이 지배적인 이완성 품종들을 자극적인 베타-카리오펠렌이나 테르피놀렌 품종보다 잘 견딘다. 부바 쿠시 같이 적당량의 THC가 있는 기능적인 광엽 품종들은 연기나 증기식일 때 노인 환자들에게 적정하기가 더 수월한다. 일단 환자가 THC에 적응이 되면 잭 헤레르나 핀처 크릭 같은 고 테르피놀렌의 협엽 혼종이 주간의 통증, 식욕 자극 및 기분 고조용으로 좋다. ACDC 같은 고 CBD 품종은 언제든 사용할 수 있다.

역사적 용례

노인 환자의 질병과 증상을 치료하는 데 대마를 사용한 예는 19세기까지 거슬러 올라간다. 당시 저명한 의사였던 존 레이놀즈는 카나비스 인디카 추출물을 이용해 치매가 있는 노인 환자를 치료했다. 최근의 증거에서 대마가 알츠하이머병이나 다른 노인성 치매의 몇 가지 증상들을 지연 및 예방할 수 있다는 게 밝혀진 걸 보면 레이놀즈는 분명 시대를 앞서간 사람이었다.

녹내장 Glaucoma

녹내장은 안구의 시신경 손상을 일으키는 질병군으로, 시각 상실로 연결될 수 있다. 이미 1970년대에 연구원들은 대마 사용이 이런 신경계 손상으로 연결되는 IOP(intraocular pressure: 안압)를 비록 몇 시간에 불과하지만 감소시킨다는 사실을 관찰했다.

실명의 주요 원인인 녹내장은 의료 대마가 효과를 발휘하는 것으로 가장 자주 언급되는 질환 중 하나지만, 이러한 주장에 대한 증거는 부족하다. 카나비노이드 기반 의약품들은 계속해서 녹내장 치료제의 미래를 위한 가능성을 보여주고 있지만, 녹내장의 실제 치료에 카나비노이드는 널리 사용되지 못하고 있다. 안과 의사들이 녹내장 치료에 대마를 추천하는 일은 아직 흔치가 않다.

유효성

미국과 캐나다의 몇몇 대학에서 최근 신체의 엔도카나비노이드 시스템이 안압 조절에 미치는 역할을 연구했지만, 현재 이용 가능한 대마 의약품은 장기 치료에 효과적이지 못한 것으로 드러났다. 미국녹내장학회American Glaucoma Society와 캐나다안과학회Canadian Ophthalmological Society는 2010년 녹내장 치료에서의 대마의 효능에 대해 매우 비판적인 논문을 발표하기도 했다.

제안 메커니즘

녹내장은 망막 신경 세포를 손상시키는 것으로 여겨지는 안방수 aqueous humor의 압력을 높인다. 엔도카나비노이드 수용체는 망막과 각막, 그리고 주변 조직을 포함해 눈 전체에 분포해 있다. 이런 수용체는 눈에서 안구 내 액체 방수를 내보내는 섬유주trabecular meshwork 내에도 위치해 있다. 안구 내 엔도카나비노이드 시스템의 역할을 더 잘 파악하게 되면서, 카나비노이드 의약품을 위한 치료 표적들이 더 많이 등장하고 있다.

2015년과 그 이듬해에는 카나비노이드가 안구 내의 CB1 수용체와 덜 유명한 카나비노이드 수용체인 GPR18을 둘 다 사용함으로써 안압을 줄일 수 있다는 증거가 발견됐다. 두 수용체는 모두 안압 조절에 한 몫을 한다. 대마 품종들이 생성하는 가장 흔한 활성 화합물인 카나비노이드 THC와 CBD는 모두 신경보호 효과를 제공하며, THC는 안압도 감소시킨다.

일부 임상 전 데이터에서는 신경보호를 위한 카나비노이드 투여가 녹내장 환자의 시각 상실과 직접적으로 연관되는 망막신경절ganglion 세포의 선택적 사멸을 둔화시킨다는 긍정적 결과가 나오기도 했다.

용량

THC는 하루 네 번 5mg 용량에서 안압을 감소시키는 것으로 나타났다. 단 THC의 안압 감소 효과는 치료 과정에서 줄어들기 때문에 대마와 함께 다른 안압 저하 의약품을 동시에 사용해야 한다.

용법

경구: 불안과 신경보호용으로 CBD는 중독성 없이 사용 가능하며, 스프레이나 설하로 아침과 오후에 각각 5mg씩 처방된다. 필요에 따라 하루 중 언제든지 사용할 수 있지만 CBD는 각성을 촉진시키기 때문에 오후 5시 이전에 투여를 끝내는 게 좋다.

증기와 연기: 단기적 안압 감소를 위해 2.5~5mg THC 흡입으로 시작한다. 대마 흡입은 녹내장으로 인한 안압 단기 감소(3~4시간)에 효과가 있지만, THC에 대한 내성이 금방 쌓인다.

국부: 안구에는 현재 안전하고 효과적인 제형이 나와 있지 않기 때문에 안약 형태의 국부 투여가 최적이다.

권장 화학형과 인기 품종: 고 CBD 대마는 시신경에 잠재적 신경보호 효과가 있기 때문에 권장된다. 안압을 계속해서 일관성 있게 저하시키려면 고 THC 대마만으로는 힘들 수 있기 때문에 기존의 녹내장 치료와 병행하기를 강력 추천한다.

안압 제어에 실패하면 영구적 시각 손상을 유발할 수 있다. 카나토닉이나 기타 고 CBD 품종들이 좋으며, 고 THC 품종의 경우 하나의 부가 요법으로서 단기적 효과를 제공하긴 하지만 이들의 사용과 효능에 대해서는 안과 의사와 신중히 상의해야 한다.

역사적 용례

녹내장은 1970년대에 대마 사용을 금지하는 법이 유행할 때 특별히 예외적으로 정당성이 인정된 최초의 의료 질환 중 하나였다. 녹내장 치료제로서 대마의 가능성은 1971년 연구 논문에서 언급된 바 있는데, 여기서 대마는 참가자에 따라 25~30% 수준으로 안압을 감소시켰다. NEINational Eye Institute에서는 1978년부터 녹내장 환자에서 안압 증가에 대한 대마 치료를 연구를 지원했다. 그 결과 카나비노이드는 경구와 흡입으로 투여했을 때 임시로 안압을 낮춰주지만, 국부 투여 시에는 그렇지 못한 것으로 나타났다.

1984년의 캘리포니아 연구에서는 녹내장 환자의 안압 수위에 대한 경구 및 흡입 대마 효과를 조사를 위해 20명의 안과 의사를 모집했지만, 연구에 참여한 환자는 9명에 불과했다. 2002년 발표된 이 연구 결과는 엇갈린 양상으로 나타났다. 조사 과정에서 경구 THC를 투여받은 환자들은 그 정신작용을 참기 힘들다고 불평했다. 흥미롭게도 최고의 결과를 보여준 두 명의 환자는 다른 모든 참가자보다 적은 양을 투여받은 사람들이었다.

대부분이 남성인 C형 간염/HIV 공동 감염 환자의 간 섬유증liver fibrosis 진행에 대마 연기가 미치는 영향에 대해 2013년 발표된 중요한 한 연구에서 캐나다 맥길 대학McGill University 연구원들은 대마 사용과 C형 간염의 간 섬유증 진행 간에 어떠한 연관도 없다는 사실을 발견했다. 최근에 나온 주로 체중이 더 가벼웠던 대마 사용 여성 575명의 공동 감염 연구에서도 같은 결과가 나왔다.

그 전까지만 해도, 이들 집단의 간 섬유증의 진행에 일상적인 대마 사용이 연관이 있는 것으로 여겼기 때문에 이러한 결과는 놀라운 것이었다. 이전의 연구들에서는 C형 간염 바이러스가 있는 환자의 대마 사용이 지방증steatosis과 간 섬유증을 증가시키는 것으로 보고됐다.

C형 간염에 수반되는 간질환은 보통 몇 단계를 거쳐 발생한다. 먼저 지방증은 간에 지방이 축적되는 것으로 C형 간염에서 흔하다. 섬유증은 손상된 세포를 반흔 조직scar tissue으로 대체하여 간의 조직과 기능을 방해한다. 지방증은 섬유증으로 이어져 간경변liver cirrhosis으로 발전할 수 있으며, 간질환의 이 마지막 단계에서는 간 기능이 심각하게 손상을 입어 장애가 발생한다.

새로운 약제 요법들이 등장하기 전에는 C형 간염으로 인해 간암이 종종 유발되기도 했다. 오늘날 C형 간염은 치료에 많은 비용이 들긴 하지만 완치되는 경우가 많다. 하지만 이런 치료법에도 불구하고 C형 간염으로 인한 간경변은 여전히 간 이식이 필요한 주된 요인으로 존재하고 있다. 최근의 한 연구에서는 대마 사용이 C형 간염의 인터페론-알파interferon-alpha 치료에 반응하는 엔도카나비노이드 신호를 둔화시키는 효과를 보여 주었다. 이러한 엔드카나비노이드 혈청 농도 감소가 미치는 영향에 대해서는 아직 더 많은 연구가 필요하다.

유효성

C형 간염에는 장기간의 제약 치료가 이루어지며, 가끔씩 병행하기도 한다. 대마는 한동안 C형 간염 제약 치료의 부작용을 줄이고 치료 적응을 돕는 데 사용됐다. 이러한 치료의 부작용을 경감시키기 위한 대마 이용은 더욱 보편화되고 있는 추세다.

제안 메커니즘

바이러스 감염으로 인한 C형 간염 이외 간질환에서의 엔도카나비노이드 시스템 역할에 대한 최근 분석에서는 이것이 무알코올성 간질환, 알코올성 간질환, 뇌증encephalopathy, 그리고 자가면역 간염과 관련 증상들, 변성 간 혈류역학altered hepatic hemodynamics, 경변성 심근병증cirrhotic cardiomyopathy, 대사 증후군, 혀혈ischemia/재관류reperfusion 질환 등에서 중요한 역할을 하는 것으로 나타났다. 결론적으로 말하자면, 얼마간 초기 오류들이 있긴 했지만, 현재 엔도카나비노이드 시스템은 새로운 간질환 치료법 개발을 위한 많은 임상 전 연구에서 표적이 되고 있다.

THCV나 CBD 같은 파이토카나비노이드는 간에서 CB1 수용체를 차단하는 데 중요할 수 있다. 베타-카리오필렌이나 아마도 CBD처럼 CB2 수용체를 활성화하는 카나비노이드는 지방간 질환이 있는 동물 모델에서처럼 궁극적으로 C형 간염 손상으로부터 간을 보호해 줄 수 있다. 최근의 한 연구에서는 HCV 환자들에게서 나타나는 손상과 심각한 간 염증이 CB2 수용체의 특정 유전자 변형과 연관돼 있음이 밝혀졌다. HCV 감염은 예후가 심각하고 효과적인 항바이러스제들이 있기 때문에, 다른 선택의 여지가 없는 경우를 제외하고는 대마에만 의존해서는 안 된다.

대마는 통증이나 구역 같은 증상 치료에 사용하는 게 좋으며, 이런 상황에서는 대마가 도움이 될 수 있다. 현대의 항바이러스제는 매우 효과적이기 때문에 대마를 보조 치료제로 사용한다고 해서 특별히 더 좋아질 것은 없다. 무엇보다 먼저 담당 의사와 상담해 보기를 권한다.

용량

엔도카나비노이드는 간에서 복잡하게 작용하기 때문에 대마 의약품의 용량을 적정할 때는 얼마간의 균형 잡기가 필요하다. 약물 치료의 부작용을 관리하기 위해서는 어떤 것에든 THC 최소량을 이용하는 게 중요하다. THCV 같은 CB1 길항제는 추가 손상으로부터 간을 보호하는 데, CBD와 베타-카리오필렌은 염증을 줄이는 데 효과적일 수 있다(단 인간 개체에서는 아직 입증된 바가 없다). 최고 12.5mg의 경구 THC는 통합 치료 과정에서 구역과 구토 증상을 줄이는 데 도움을 줄 수 있다.

용법

경구: 구역과 구토에는 경구 대마 의약품이 효과가 가장 오래 지속된다.

증기와 연기: 증기와 연기는 적은 경험으로도 쉽게 용량을 적정할 수 있어 훨씬 빠른 이완 효과를 준다.

권장 화학형과 인기 품종: 약물요법으로 인한 구역과 구토에는 의사가 특정 약물 간 상호작용을 알고 있는 경우에 한해 거의 모든 대마 품종을 사용할 수 있다. 쿠키나 고릴라 글루 #4, OG 쿠시 같은 고효능의 THC 지배적인 품종들이 환자들에게 인기가 높지만, 저효능 품종들도 효과가 있으며 용량을 적정하기가 더 수월하다.

역사적 용례

최초의 항바이러스제는 1970년대 후반에 등장하기 시작했다. 새로운 감염 변종에 대한 병용 요법의 초기 연구는 C형 간염이 원인으로 밝혀지기 전인 1986년에 이루어졌다. 이런 바이러스 치료제의 구역 및 구토에 대처하기 위해 1980년대 초반 AIDS 위기 이후부터 대마 사용이 널리 퍼져갔으며, 치료 적응을 위해 약물 부작용을 해결할 수 있는 대안 방안으로 매우 중요하게 됐다.

후천성 면역결핍 증후군HIV/AIDS

현대 의료 대마 운동은 1980년대와 1990년대 샌프란시스코를 중심으로 HIV/AIDS 위기가 닥쳤을 때 환자의 권리 문제로 시작됐다. 의료 대마는 AIDS 초기 환자의 소모 증후군wasting syndrome을 돕는 데 사용됐다. 또한 이것은 최초로 승인된 AIDS 레트로바이러스 치료제인 AZTazidothymidine의 구역 및 식욕 억제 부작용도 완화시켜 주었다. 미국 정부는 당시 AIDS 활동가들이 움직이기 시작하자 이러한 대마의 의료적 용도를 소용 없는 것으로 무시하고 억압하려 했다.

유효성

대마 의약품은 AIDS 위기 당시 환자가 몸무게를 유지하는 데 효과적임이 입증됐는데, 이는 HIV/AIDS 치료에서 악액질이 심각한 문제이기 때문이다. 스탠퍼드, VAVeterans Administration hospital network 및 하버드의 연구원들이 발표한 연구에 따르면, 일반적인 HIV 증상들의 완화와 항레트로바이러스 치료제에 대한 집착에 대마의 간헐적 사용이 긍정적 영향을 끼치는 것으로 나타났다. 2016년 뉴질랜드 연구에서는 대마 의약품이 기분을 향상시키기도 했다. HIV/AIDS 치료제로 사용되는 많은 의약품들은 투여 후 처음 며칠간 구역과 구토를 일으키는 것으로 알려졌지만 이 증상은 점차 가라앉는다. AIDS 중증 환자에 초점을 둔 2007년 연구에서는 대마가 식욕을 크게 향상시키고 열량 섭취를 늘리는 것으로 밝혀졌다. 2014년에 발표된 임상 전 연구에서 캐나다 연구원들은 CBD 나 CBDA 같은 카나비노이드가 구역과 구토 치료에 효과적이라는 사실을 발견했다.

카나비노이드 의약품은 지난 10년간 HIV로 인한 신경병을 치료하는 데 성공적인 결과를 보여 주었으며, HIV 관련 염증성 통증 치료에도 가능성이 모색되고 있다. 2007년 도날드 애브람스 박사가 실시한 소규모 인간 실험에서는 THC 지배적인 대마 품종의 흡입이 고통스러운 HIV 신경병 치료에 효과가 있다는 게 밝혀졌다. 이 연구에서는 연기 대마가 경구 복용 대마 만큼 통증에 효과적이라는 결과가 나왔다. HIV 감염으로 생기는 염증으로 인한 심각한 통증은 주의분산 효과가 있는 THC 투여로 완화될 수 있다. CBD와 미르센도 통증의 인지 강도를 줄임으로써 도움을 줄 수 있다.

불면증은 HIV/AIDS 환자에게 흔한 증상이며, THC가 진정제로 작용하는지 아닌지는 논란이 분분하지만, 삼키는 방식이 수면에 더 효과가 있는 것 같다. 이는 아마도 간에 의해 델타 9-THC가 더욱 효능이 강한 11-수산화 THC 형태로 대사되기 때문일 것이다.

의료 대마를 이용할 때 HIV/AIDS 환자에게 면역학적으로 미칠 수 있는 부정적 영향을 조사한 소규모 연구에서는 대마 사용이 면역 기능에 어떠한 다른 영향도 미치지 않는 것으로 밝혀졌다. 게다가 THC와 HIV 감염 치료에 사용되는 단백질 분해 효소 억제제 간의 상호작용에 대한 연구에서도 THC가 이들 억제제의 효능을 전혀 손상하지 않는다는 결과가 나왔다. SIV(simian immunodeficiency virus: 원숭이 면역결핍 바이러스)가 있는 붉은털 원숭이rhesus monkey의 면역 기능에 미치는 THC 영향에 대한 최근 연구에서는 원숭이의 사망률과 바이러스 수치가 감소했다.

제안 메커니즘

카나비노이드는 위장관을 제어하는 ENS(enteric nervous system: 장 신경계) 내의 수용체들과 뇌줄기brainstem 내 수용체들 모두와 효과적으로 상호 작용한다. ENS는 HIV/AIDS에 의해 유발되는 식욕, 구역 및 구토 반응 과 질병 관리에 사용하는 치료제를 관리한다. 세포 연구에서도 CB2 수 용체를 타깃으로 하는 식물성 카나비노이드 화합물이나 신약이 HIV/ AIDS 환자의 심각한 신경병증 통증과 소모 증후군 증상을 해결하면 서, CB1 수용체와 상호작용하는 카나비노이드와 연관된 정신작용은 없는 것으로 조사됐다. 베타-카리오필렌은 CB2 카나비노이드 수용체 를 타깃으로 하며, HIV 관련 신경병 치료에 도움이 될 수 있다. CB2 수 용체를 타깃으로 하는 CBD 또한 다른 것들과 마찬가지로 신경병에 가 능성을 보여주고 있다.

용량

유효 대마 용량의 핵심은 치료하고자 하는 증상에 유효한 최소량을 사용하는 것이다.

용법

경구: 경구 대마는 HIV/AIDS 환자의 식욕 촉진, 휴식과 수면의 질 향상, 그리고 진통 효과 지속에 매우 효과가 있다.

대마를 경구로 복용할 때는 인내심을 가지고 시간의 경과에 따라 고르게 이완되도록 계획해야 한다. 삼키는 의약품은 보통 45분에서 1시간이 지나야 느낌이 온다. 이와 대조적으로 흡입식은 느낌이 바로 오며 설하식과 스프레이는 둘 다 20분 정도 걸린다.

식욕 자극에는 일반적으로 2.5~5mg의 THC가 필요하며 식사 1시간 전에 투여한다. 구역 증상 극복을 위한 '스윗 스팟' 용량은 약 12.5mg 으로 하루 몇 차례씩이라고 보고하는 환자가 많지만, 대마 초보 사용자 는 THC 용량을 2.5mg으로 시작해서 늘려가야 한다. 일부 환자들, 특히 약물 부작용으로 심각한 구역이 수반될 경우에는 식욕 자극을 위해 20mg까지 THC 용량을 늘릴 필요가 있다. 보통 하루 3~4회 식사 1시간 전 약 10~12.5mg으로 정착하는 환자들이 많다. 대마 정신작용은 용량 이 유지될 때 감소하기 때문에 대마 초보 사용자도 며칠이면 부작용이 사라질 것이다. 고용량 THC의 부작용을 제어하기 위해서는 CBD:THC 비율을 10:1 이상으로 잡는 게 좋다.

통증/신경병용으로는 2.5~7.5mg의 THC를 3~4시간마다 경구로 복용할 수 있다. THC에 CBD를 추가하면 THC 정신작용 강도를 줄이면서 신경보호 효과를 얻을 수 있다. 대마 용량에는 통증 완화에 대한 스윗 스팟이 있기 때문에 최적의 완화 용량을 초과하지 않도록 과다 투여 여부를 신중하게 관찰해야 한다.

수면용으로는 잠자기 1시간 전에 5mg THC를 복용하도록 한다. 삼키는 THC는 졸음과 진통 효과를 높이고 효과 지속시간을 연장해 준다.

증기와 연기: 환자들은 대마꽃의 증기와 연기가 HIV/AIDS 관련 신경 병증 통증과 약물 치료에 효과가 있다고 보고하고 있다.

통증/신경병용으로는 경구 투여보다 빠른 발현을 위해 2.5~7.5mg 의 증기나 연기식 THC가 권장된다. 그리고 내성을 피하기 위해 가능한 한 최소 유효량을 투여해야 한다. 구역에 최적인 양을 초과해 내성이 생기면 양을 더 늘려야 할 것이다. 대마 초보자는 초회 THC 용량이 2.5mg(성냥개비 머리 크기의 대마꽃 조각)을 넘으면 안 되며, 더 투여하기 전에 10~15분 기다려야 한다. 마찬가지로 통증 완화의 스윗 스팟이 있기 때문에 과다 투여를 피하고 적정 용량을 넘기지 않도록 주의를 요한다.

권장 화학형과 인기 품종: 구역과 식욕 촉진은 보통 기존의 고 THC 대마 품종들로 해결이 된다. 신경병의 경우 ACDC 같은 고 CBD 화학형들이 반응이 좋은데, 다양한 효과를 위해 고 THC 품종으로 대체할 수도 있다. 고 CBD 품종은 스트레스와 불안 증상을 줄이는 데도 효과적이다. 구역과 식욕 촉진에는 OG 쿠시나 바나나 쿠시 같은 초고 THC 품종과 핀처 크릭 같은 강력한 혼종들이 권장된다. 미르센 함량이 많은 아프간 품종은 '문치스' 증상을 유발하는 것으로 유명하다. 매력적인 향과 높은 효능을 자랑하는 블루 드림은 구역 치료에 좋은 선택이다.

역사적 용례

클린트 워너가 〈의료 마리화나와 AIDS의 위기〉에서 언급했던 것처럼 1981년 샌프란시스코를 강타했을 당시 AIDS는 저명한 게이 권리 운동가들에게 영향을 미쳤으며, 이들은 최초의 AIDS 운동가가 되었다. 대마를 흡연하거나 복용하면 '문치스'가 되기 쉬워서 AIDS 환자들이 먹고 구역을 줄이고 필요한 체중을 얻을 수 있다는 말이 금세 퍼졌다. '브라우니 메리Brownie Mary', 래스번 같은 자원봉사자들은 샌프란시스코 종합병원의 AIDS 병동을 방문해서 수제 대마 음식을 환자들에게 나누어 주었다. 당시 이 병원의 AIDS 프로그램 부국장이었던 도날드 애브람스 박사는 환자들이 대마를 사용해 얼마나 큰 혜택을 입는지를 직접 목격했다. 하지만 애브람스 박사가 대마와 HIV 치료에 대한 최초의 정부 승인 연구를 허가받을 수 있었던 것은 1998년에 이르러서였으며, 애브람스 박사의 연구가 NIDANational Institute of Drug Abuse로부터 승인을 받기까지 불행히도 41만 명의 미국인이 AIDS로 사망했다.

캘리포니아에서는 1996년 데니스 페론Dennis Peron 등 초창기 의료 대마 활동가들이 만든 법안(Proposition 215)이 통과되면서 의료 마리화나 운동을 공식적으로 허용하게 됐다. 페론은 AIDS와 싸우기 위해 해외로부터 가망성있는 약물을 수입했던 1980년대의 구매자 클럽을 모델로 샌프란시스코 최초의 대마 구매자 클럽을 만들기도 했다.

헌팅턴병 Huntington's Disease

헌팅턴병(HD)은 알츠하이머병(AD)과 다발성 경화증(MS)을 비롯한 다른 신경퇴행성 질환과 유사점이 많은 유전성 퇴행성 신경 질환이다. 이 병의 메커니즘에는 신경 염증, 흥분 독성excitotoxicity, 미토콘드리아 기능 장애, 신경영양neurotrophic 지원 소실 등으로 인한 뉴런의 사멸이 포함된다. 현재 치료에 있어 유일한 희망은 질환 안정화disease stabilization이지만, 기존의 연구로는 대마가 임상 경과를 바꿔 줄 수 있다는 증거가 전혀 발견되지 않았다.

세포 연구에서는 카나비노이드가 헌팅턴 단백질의 독성 효과를 조절하는 것으로 나타나, 카나비노이드 요법이 언젠가 이 치명적인 질병의 증상을 완화시키거나 그 진행 과정에 영향을 미칠 수 있으리라는 낙관론을 불러일으키고 있다.

유효성

HD의 동물 모델로는 보통 인간 질병의 많은 결손을 보여주는 R6 계통의 유전자 이식 생쥐를 사용한다. CBG와 같은 소수 카나비노이드를 이용한 동물 연구에서는 카나비노이드가 HD와 관련된 질환 메커니즘 중 일부를 조절할 수 있는 가능성이 목격됐다. 하지만 연구 결과 기존 치료법이든 대마 기반 치료법이든 그 유효성을 뒷받침할 수 있는 증거는 취약한 것으로 밝혀졌다.

헌팅턴병에 카나비노이드를 사용하는 데 초점을 둔 3건의 RCT randomized controlled trials가 있다. 첫 번째는 1991년의 이중맹검, 위약통제, 교차투여(double-blind, placebo-controlled, crossover) 연구로, 15명의 환자들에게 서 6주 동안 경구 CBD와 위약의 효과를 비교했다. 두 번째 이중맹검, 교차투여 연구에서는 44명의 환자들에게 매일 1mg이나 2mg의 나빌론 과 위약을 5주씩 2회에 걸쳐 투여했다. 첫 번째 실험의 결과(운동motor movement, 무도증chorea, 인지, 행동 측정)는 모두 부정적이었다. 두 번째 실험에 서는 NPI(Neuropsychiatric Index: 신경정신병 지표)가 향상되는 결과가 나왔는데, 이는 신경정신병 증상이 HD 질환에서 큰 부분을 차지하기 때문에 중요 하다. CBD에 THC 처방제를 결합시키면 다른 결과가 나올 수도 있었을 것이다. 보다 장기간에 걸친 고용량 THC/CBD 연구에서는 증상에 대한 긍정적인 결과가 가능할 것이다.

가장 최근의 실험은 2016년 완료한 HD 환자의 안정성 연구로, 같은 양의 THC와 CBD를 함유한 홀플랜트 대마 추출물 스프레이인 나빅시 몰(사티벡스)이 헌팅턴병 통합평가척도의 점수를 높일 수 있는지 여부를 검토했다. 이 약은 점수상으로 증상을 호전시키지 못했다. 연구원들은 앞으로 있을 연구에서 더 많은 용량과 다른 카나비노이드 조합들로 실 험해 볼 것을 제안했다. CBGcannabigrerol의 동물 연구에서는 연구에 사용 된 유전자 이식 생쥐 모델의 HD성 신경퇴행 배열 유전자의 부분적 정 상화와 선조 뉴런striatal neuron의 막대한 신경보호 효과를 제공함으로써 HD 동물 실험 모델에서의 가능성을 보여 주었다.

대마 치료제에 반응을 보이는 HD 증상들로는 수면, 기분 고조, 침 흘 림, 식욕, 근육 이완 등이 있다.

제안 메커니즘

뉴런의 사멸 메커니즘은 대안 치료제로서 카나비노이드의 매력을 높여 준다. 다른 일반적인 신경퇴행성 질환들에 비해 HD에 대한 기초 과학 연구는 부족하지만, 공통의 병리학적 주제들이 부상하고 있다. 예를 들어 CBD나 THC/CBD에서의 CB1 발현 증가가 HD에 임상적으로 효과적일 수 있음을 시사하는 HD 세포 배양 연구들이 있다. 사후postmortem 인간 뇌 연구에서 CB1 수용체 밀도 감소는 병의 중증도 감소와 나란히 진행되며, HD 동물 모델에서 CB1 수용체의 차단blockade은 증상을 악화시켰다.

생쥐의 임상 전 연구와 사후 인간 뇌 연구에서 CB2 활성화는 미세아교 세포 활동을 약하게 하고 신경퇴행성을 보존하는 데 중추적인 역할을 하는 것으로 나타났다. CB2 수용체 밀도는 병의 중증도에 따라 증가하는 한편, CB2 수용체는 동물 모델에서 질병을 악화시킨다. CB1 활성화는 자발적인 운동 활동을 감소시킴으로써 증상을 호전시킬 수 있으며, 기존 치료법의 효력을 강화시킬 수도 있을 것이다.

용량

일반적으로 고용량의 CBD와 평균 용량의 THC 결합이 잘 작용한다. 신경퇴행성 질환이 있는 환자는 불안정, 정신 부작용, 낙상 등에 더 취약할 수 있기 때문에 주의를 요한다.

용법

경구: 질환 조절이 목표라면 MS 증상에 대응하기 위한 카나비노이드의 CUPID 시험을 해볼 만하다. 즉 3.5mg의 THC를 매일 2회 경구 복

용하고 매주 3.5mg씩 하루 2회 분량이 최대 28mg이 될 때까지, 혹은 THC 부작용을 참기 힘들 때까지 늘려간다. 신경퇴행성 질병에 대한 다른 실험적 방안에서와 마찬가지로 고용량 CBD를 하루 최소 300mg씩 추가할 수 있다. 베타-카리오필렌은 CB2 수용체들에 막대한 신경보호, 항산화, 항염증 및 면역 조절 작용을 하며, 이 모든 것들은 HD와 같은 신경퇴행성 질환을 치료하는 데 도움이 될 수 있다. 베타-카리오필렌은 일부 대마 품종에서 찾을 수 있으며, 따라서 흡입식도 가능하고 창자용 코팅enteric-coated 형태가 있다면 삼키는 약으로도 복용할 수 있다. 유효 용량은 25~30mg이 적당하다.

증기와 연기: 진정 효과가 있는 것으로 알려진 품종의 증기를 권장하지만, 테르펜이 위장관을 살아서 통과하기 힘들기 때문에 효과를 다 보려면 연기식이나 팅크제가 필요하다.

권장 화학형과 인기 품종들: THC가 지배적이든 CBD든 관계 없이 미르센 함량이 많은 품종이 통증에 도움이 된다. 화이트 위도 같은 고 THC 화이트 계통 품종이나 ACDC 같은 고 CBD 품종이 좋은 선택이다. 그레이프 에이프나 퍼플 부바 등의 자주색 품종들은 특히 리날룰을 함유하고 있어 권장된다. 기분 고조용으로는 고 리모넨 THC 품종이 효과적이다. 신경보호 효과를 위해서는 CBD 비율이 매우 높은 수지 큐 등의 품종을 권장할 수 있다. 베타-카리오필렌도 또한 강력한 항염증제며, 항염증 효과를 제공하는 CBD와 함께 사용할 때 더욱 효과적이다. 베타-카리오필렌은 쿠키나 크립토나이트 등에서 발견된다.

불면증Insomnia

대마와 그 추출물은 불면증, 수면 교란sleep disruption, 수면 무호흡증leep apnea증 등 다양한 수면 장애 치료에 성공적으로 사용돼 왔는데, 그 주된 이유는 대마 의약품이 순한 진정 효과를 내기 때문이다. 최근에는 수면 조절에 엔도카나비노이드 신호 전달이 관여한다는 사실이 밝혀졌다. 연구 결과 대마 의약품을 이용한 수면 장애 치료는 용량과 투여 방식에 따라 성공 여부가 달라지는 것으로 나타났다.

유효성

불면증은 잠이 들 수 없거나 수면을 지속할 수 없는 병이다. 수면 장애는 여러 가지 질병들, 특히 통증 증후군에 수반된다. 다른 질병에 대한 통상적인 치료제로 불면증이 완화되는 일은 거의 없으며, 오히려 이런 치료제가(우울증이나 ADHD용 약물 등) 불면증을 악화시키는 경우가 많다.

이론상으로 의료 대마는 팅크제나 경구 형태로 사용될 때 다른 제약이나 비제약 방안들보다 훨씬 뛰어나다. 불면증은 환자들이 의료 대마를 사용하는 이유로 언제나 가장 우선으로 꼽는 것들 중 하나다.

THC는 잔여 진정residual sedation 효과를 내는 반면 CBD는 각성 촉진 효과가 있다. 하지만 CBD는 불안을 감소시키는 데 효과적이며, 좀 더 편하게 잠들 수 있게 해준다. 각 대마 품종 고유의 정유도 대마의 진정 효과에 영향을 줄 수 있기 때문에 매우 자극적인 약초 대마 품종은 권장되지 않는다.

불면증과 수면 장애 치료의 성공에는 의약품이 카나비노이드 성분과 함께 하는 타이밍과 용량이 매우 중요하다. 대마를 기호품으로 사용하는 거의 모든 사용자들은 투여 90분 후에 대마의 잔여 진정 효과가 발생한다고 하는데, 이는 약물의 초기 자극이 수면으로 가는 길을 열어주기 때문이다. THC는 처음에 자극적인 듯하지만 그 대사작용으로 진정 효과가 높아진다. 따라서 환자들은 THC의 이러한 진정성 대사작용이 축적되도록 잠자기 약 1시간 전에 연기나 증기로 대마를 사용해야 한다.

한밤중에 환자가 깰 경우에는 잠자기 1시간 전 경구 대마 1회분을 복용하는 게 수면을 유지하는 데 더 효과적이다. 하지만 대마 과다 투여로 강력한 정신작용이 발생할 수 있으며, 이로 인해 잠들기 힘들거나 정상적인 수면 사이클이 방해받을 수 있다. 질병이 있거나 불면증 유발 약물을 복용하는 환자는 대마를 사용할 때 수면이 호전되는 경향이 있지만, 과도한 THC 사용은 평화롭고 정상적인 수면 패턴을 방해할 것이다.

다른 제약 치료제와 달리 대마 식품은 활성화되는 데 2~5시간이 걸리며, 적당한 용량이고 적절히 수분만 섭취한다면 다음 날 아침 잔여 효과가 거의 없다. 경구 대마는 지연되는 약효의 발현을 축적시키기 위해 시간에 주의를 기울여야 하지만(잠자기 1시간 전이면 충분하다), 팅크와 연기/증기식 대마는 약효가 빨리 발현된다. 의료 대마의 안정성은 벤조디아제핀이나 비벤조디아제핀 GABA 작용제보다 뛰어나며, 의존성이나 금단 증상이 발생할 가능성도 훨씬 적다. 대마는 사용을 중단해도 불면증 재발이나 불안을 유발하지 않으며, 의도적 혹은 우발적 과다 투여라는 치명적인 위험도 없다.

대마에 대한 39건의 연구들 대부분은 요법이 매우 다양한 제약 THC(드로나비놀이나 나빌론)의 경구 투여에 대한 것이다. 나빅시몰이 수면에 미치는 영향에 대한 연구는 11건이 있다. 당연한 일이지만 이런 연구 결과는 그다지 일관성 있게 나오지 못했다. 연구원들이 도출해 낸 결론은 다음과 같다.

— 기분 전환용 대마는 정상적인 수면 사이클을 방해하고, 수면 지속 시간을 일관되게 늘리거나 깨는 횟수를 줄이지 못했으며, '편치 않은 수면의 여운을 남길 수 있다.'

— 하지만 수면을 방해하는 것으로 알려진 질병이 있는 환자에게 의료 대마를 사용했을 때는, '악몽이 줄어 수면의 질이 향상됨을 보여주는 얼마간 일관성 있는 연구 결과가 나왔다.'

— 의료 대마가 미치는 영향을 평가하기 위해 객관적이고 검증된 방식을 사용했을 때는 수면에 미치는 영향에 '비교적 일관성이 없었다.' THC/CBD 조합을 사용한 연구에서는 결과가 좀 더 일관되고 긍정적인 경향이 있었다.

CBD (구강 스프레이)만으로 실시한 유일한 통제 연구controlled studies에서는 이것이 위약보다는 뛰어나지만, THC나 THC/CBD 구강 스프레이보다는 열등한 것으로 나타났다. 이 논문에서는 전체적으로 볼 때 CBD가 THC의 치료 효과에 하나의 '조절자' 역할을 하는 것으로 결론을 내렸다. 관찰 의견에 따르면 CBD는 과도하게 피곤한 환자의 경우 수면을 도와주지만, 충분히 휴식을 취한 환자에게는 지나치게 자극적일 수 있다.

심각한 불면증이 있는 환자는 투여 방식이나 용량에 관계없이 의료 대마로 모든 것이 해결되리라 기대해서는 안 된다. 수면 위생sleep hygiene과 비약물 치료에 대한 주의도 중요하다. 주간에는 환경적 스트레스를 줄이기 위해 정신작용이 없는 고 CBD 팅크제를 고려해 볼 만하다. 각성 촉진 효과가 있기 때문에 저녁 5시 이후 CBD 사용은 피해야 한다.

제안 메커니즘

실험실 연구에서는 엔도카나비노이드 시스템이 수면 유도와 수면의 질을 조절하는 데 중요한 역할을 하는 것으로 밝혀졌다. 동물 연구에서는 엔도카나비노이드 아난다미드와 그 모방 약제 THC가 수면 장애 치료제로서 의료 대마의 역할을 일관성 있게 보여주는 실험실 연구들이 나오고 있다.

용량

환자가 한밤중에 잠이 깰 경우, 효과 지속시간이 긴 경구 대마가 적절할 수 있다. 다량의 대마는 자극 및 정신작용 효과로 인해 수면이 불가능할 수 있기 때문에 과다 투여되지 않게 주의해야 한다.

경구 대마 처방제는 휴식과 수면의 질을 높이는 데 매우 효과적이며, 통증 환자에게는 지속시간이 긴 진통 효과를 제공한다. 카나비노이드를 구강으로 복용할 때는 인내심을 갖고 시간의 경과에 따라 고르게 이완되도록 계획해야 한다. 삼키는 의약품은 보통 45분에서 1시간이 지나야 느낌이 오기 때문이다. 이와 대조적으로 흡입식은 느낌이 바로 오며 설하식이나 스프레이는 둘 다 20분 정도 걸린다.

용법

경구: 불면증은 항우울제의 가장 흔한 부작용 중 하나다. 우울증 환자나 PTSD 환자가 항우울제는 잘 듣는데 불면증이 해결되지 않을 때는

항우울제 때문에 불면증이 생기는 게 아닌지 조사해 볼 필요가 있다. 늘 그렇듯이 의사의 허락 없이 용량을 조절하거나 다른 의약품을 사용해서는 안 된다.

불안이나 반추(rumination: 걱정거리에 대해 계속 생각이 떠오르는 것, 부정적인 자기 판단, 혹은 해결책 없이 걱정만 하는 것)는 편안한 수면을 방해할 수 있다. THC는 설하로 1~5mg 투여할 때 불안이나 반추에 효과적이며, 보다 강력한 효과나 수면을 원할 때는 삼키는 형태도 좋다.

관찰 보고서에 따르면 CBD는 수면 부족 환자를 졸리게 하지만, 환자가 충분히 휴식을 취한 상태거나 오후 5시 이후 투여할 경우 각성을 촉진시키게 된다. 보통 주간에 며칠간 사용하면 CBD의 항불안 효과가 환자의 진정을 돕기 때문에 좀 더 편히 잠들 수 있게 되어 문제가 해결되는 경우가 많다.

수면용으로 권장하는 경구 복용 THC는 5~7mg을 잠들기 1시간 전에 삼키면 된다. 삼키는 THC는 숙면과 진정 효과를 높여 주며 약효 지속 시간을 늘려 준다.

증기와 연기: 증기와 연기식 대마는 밤중에 깨는 증상이 있을 때 침대로 가기 1시간 전에 사용하면 불면증에 매우 효과적이다.

권장 화학형과 인기 품종: 리날룰도 생성하는 고 미르센 '자주색' 품종이 수면 장애에 일관성 있게 효과적인데, 그 이유는 아마도 이들 테르펜이 평정 효과와 가벼운 진정 효과가 있기 때문일 것이다. 리날룰과 미르센을 함유한 품종으로는 그레이프 에이프나 퍼프스 같은 자주색 품종들과 힌두 쿠시와 부바 쿠시 등의 쿠시 품종이 있다.

역사적 용례

인도의 아유베르다 전통 의학에서는 대마의 수면 유도 특성을 잘 알고 있으며 니드라자난(nidrajanan: 수면 유도)이란 표현을 쓴다. 이 고대 전통은 참가자의 90%가 수면에 대마가 효과가 있다고 답했던 1991년 인도 바라나시의 대마 사용자 설문 조사에도 잘 드러나고 있다. 역사적으로 수면 장애 치료를 위한 대마 사용은 통증과 불편을 줄여 주는 대마의 효능과 밀접한 연관이 있다. 19세기 식민지 인도에서 일했던 아일랜드 의사인 윌리엄 오셔너시는 통증과 류마티즘 치료를 위한 진정제로써 대마의 효능에 주목했다.

1964년 THC가 최초로 분리됐을 당시 초기 연구들에 의하면 THC는 환자가 잠이 들고 숙면으로 접어드는 데 필요한 시간을 줄여 주는 것으로 나타났다. 1990년대 후반에는 THC가 수면 중 뇌파의 패턴을 역으로 바꾸고 대부분의 환자에게 숙취hangover 효과(두통과 피로)를 남긴다고 주장하는 논문이 발표됐다. 하지만 이러한 주장은 2007년 사티벡스 이용 연구에서 완전히 반증되었는데, 여기서는 13가지 연구들을 통해 사티벡스가 통증 유발성 불면증에 매우 효과적이라는 사실이 밝혀졌다.

폐경기 Menopause

카나비노이드와 대마가 폐경기 관련 증상에 미치는 영향에 대한 인간 연구는 존재하지 않는다. 이것은 안타깝게도 연구의 우선순위에 있어 여성의 건강 문제에 대한 편견이 너무도 만연하다는 사실을 반증해준다.

미셸 로스 박사는 여성 건강에서 엔도카나비노이드 관련 조절 장애 치료에 대마 의약품 사용을 지지하는 신경과학자다. 그녀의 웹사이트에는 대마 의학과 폐경기를 포함해 여성 건강 문제에 관련된 많은 연구들이 정리돼 있다. 자연적으로든 화학적으로든 폐경기가 되면 기분과 성욕 조절 장애, 안면 홍조와 체온 조절 문제, 이상 모발 성장, 불면증, 야간 발한, 골다공증, 질 건조증 등 여러 가지 힘든 증상들이 생길 수 있다.

유효성

대마 판매점 환자의 사례 보고서에서는 폐경기 증상 해결을 위해 여성이 약초 대마 의약품을 성공적으로 사용하고 있다는 사실이 일관되게 보고되고 있다.

제안 메커니즘

엔도카나비노이드 시스템은 폐경기에 수반되는 신경 및 호르몬 시스템 문제를 조절하는 데 상당 부분 관여한다. 또한 골질량을 유지하며 그 손실을 줄여 줄 수도 있다.

용량

폐경기에 효과적인 대마 투여량을 정할 때 중요한 것은 유효 범위를 넘지 않도록 하는 것이다. 한 번에 다량을 투여하기보다 적은 양으로 나누어 투여하는 게 좋다.

용법

경구: 소량이지만 편리하고 지속시간이 길기 때문에 경구 혹은 설하 대마 의약품이 환자들에게 인기를 끌고 있다. 안면 홍조에는 2.5~4mg 의 THC의 설하 투여가 권장된다. 불면증과 야간 발한에는 잠자기 1시간 전에 5mg THC를 씹거나 삼키는 게 좋다.

증기와 연기: 증기와 연기는 여전히 환자들이 선호하는 방식이다. 연소 독소에 덜 노출되는 증기식이 권장된다.

국부: 이상 모발의 성장 속도를 늦추는 데는 고효능 CBD 크림이 효과적일 것이다.

권장 화학형과 인기 품종: 주간용으로는 잭 헤레르나 제타 같이 테르피놀렌이 지배적인 품종을, 통증용으로는 OG 쿠시 등의 카리오필렌 품종을, 주간 통증 및 염증용으로는 쿠키와 카리오필렌 품종을, 저녁에는 미르센 특히 퍼프스 같은 품종을 권한다.

편두통은 주로 두 가지 형태로 나타나는 심각한 수준의 두통을 말한다. 하나는 구역, 구토, 감각적 자극에 대한 민감 반응이 수반되는 일반적인 편두통으로 시각 장애 같은 전조 증상들이 먼저 나타나는 고전적인 편두통이다. 보다 드문 편두통으로는 안구와 복부, 그리고 만성 편두통이 있다.

일반적인 긴장성 두통tension headache은 인구의 최고 80%가 경험하는 증상이다. 긴장성 두통의 여러 가지 요인들로는 수면 부족, 탈수, 나쁜 자세, 감정적 스트레스 등이 포함된다. 클러스터 두통이나 벼락 두통은 증세가 심하긴 하지만 편두통으로 간주하지 않는다.

유효성

대마는 많은 환자가 편두통 빈도를 줄이기 위한 예방책으로 효과를 보고 있다. 편두통이 있는 콜로라도주 환자들의 2016년 진료기록부를 검토한 결과 대마 사용을 통해 이들 중 39.7%가 편두통에서 긍정적 효과를 본 것으로 나타났다. 이들 중 약 20%는 두통의 빈도가 줄거나 예방할 수 있었으며, 11% 이상이 두통을 없애는 데 성공한 것으로 조사됐다.

클러스터 두통, 일명 히스타민histamine 두통은 일반적으로 가장 고통스러운 두통의 형태로 간주되며, 이름 그대로 짧고 매우 강도 높은 두통이 뭉쳐서 온다. 아직 그 메커니즘은 완전히 밝혀지지 않았지만 시상하부 가 관여하는 것으로 짐작된다. 시상하부에는 카나비노이드 수용체들이 밀도 높게 분포해 있으며, 클러스터 두통의 치료에 카나비노이드가 효과를 보이는 것도 이 때문일 것이다.

클리브랜드 클리닉의 에릭 바론Eric Baron 박사는 의료 대마와 두통에 관한 매우 흥미로운 2015년도 논문에서 클러스터 두통이 대마로 완화될 수 있다는 자신의 주장을 뒷받침하는 몇 가지 사례를 실었다. 일례로 여러 가지 약을 써 보았지만 두통에 차도가 없었던 한 19세 남성이 클러스터 두통이 발생했을 때 마리화나를 피웠더니 5분 만에 두통이 완전히 사라졌다는 사례가 있다. 이 결과를 토대로 그의 의사는 합성THC인 드로나비놀(마리놀) 5mg을 처방했다. 클러스터 두통 발현 시 드로나비놀을 섭취하자 5~15분 이내에 빠르고 완벽하게 통증이 사라지는 현상이 지속적으로 목격됐다. 또한 대마는 일반적인 많은 긴장성 두통 증상의 치료에도 성공을 거두고 있다. 청소년과 아동에게 대마를 사용할 때는 심각한 역효과가 있을 수 있기 때문에 사용 전 주의를 요한다.

제안 메커니즘

이탈리아 연구원인 그레코와 타소렐리는 『신경병과 정신 질환을 위한 카나비노이드』란 저서에서 카나비노이드와 편두통에 대한 최근 연구를 발표했다. 편두통에 대한 요즘 견해로는 두통을 일련의 단계적 증상으로 보고 있다. 우선 환자는 편두통을 발생시키거나 유발시키는 인자를 만나게 되는데 이런 인자들로는 밝은 빛, 굶주림, 특정 음식의 화학 물질, 갑작스런 불안, 호르몬 변화 등이 포함된다. 유발 인자는 뇌 속에서 화학 반응을 일으키며, 뇌에서는 평형을 회복하기 위해 엔도카나비노이드의 방출을 자극하는 정상적인 수순을 밟을 것이다. 밝혀지지 않은 몇 가지 이유로 편두통에서는 이런 카나비노이드가 늘 방출되지 않으며, 이는 엔도카나비노이드의 결핍을 나타내는 것일 수 있다.

통신을 정상화해주는 엔도카나비노이드가 없을 경우 유발 인자는 뇌줄기의 통증 감지 세포로 하여금 뉴로펩티드neuropeptide를 방출하게 하며, 이것은 또 더 많은 뉴로펩티드가 방출되도록 다른 통증 감지 세포를 자극시킴으로써 연쇄반응이 시작된다. 이런 화학 물질의 홍수로 뇌표면의 혈관이 비정상적으로 팽창하며, 이러한 압력 폭증은 주변 조직의 부기를 증가시켜 통증의 수위가 급격히 높아진다.

편두통은 성별에 따라 차이를 보이는데, 여성 환자의 경우는 두통 시 통증을 조절하는 뇌 영역에서 CB1 수용체가 증가하는 것으로 나타나는데, 이는 편두통에 엔도카나비노이드 결핍이 관여한다는 주장을 뒷받침해준다. 편두통은 주기적인 구토의 70%에서 발생하는 것으로 알려져 있으며, 구토는 대마의 다량 이용과 연관성이 있는 증상이기도 하다.

용량

편두통에 대한 대마 투여량은 예방적 차원과 증상적 차원, 두 가지로 나뉜다. 예방적 차원은 두통의 빈도와 강도를 줄이기 위한 것이며, 증상적 차원은 편두통 발현 후 통증과 구역을 완화하기 위한 것이다.

예방적 용량은 내인성endogenous 카나비노이드를 대마 식물에서 나온 것들로 보완해 주는 게 목표다. 환자는 매일 소량의 대마, 주로 2.5mg 이하의 THC에 해당되는 것을 투여받으며, 중독성은 거의 없거나 전혀 없다. 이러한 예방 용량은 환자가 경험하는 두통 발생 패턴에 따라 아침이나 오후에 투여했을 때 가장 효과적인 것으로 보인다. THC를 포함한 많은 카나비노이드가 양면성이 있어서 소량의 THC는 불안을 달래주고 두통 빈도를 줄여주지만, 다량은 불안을 유발하고 두통을 촉진시킬 수 있다. 증상 완화는 편두통의 진행 초기에 투여하는 게 가장 효과가 좋다.

설하, 연기, 혹은 증기식 투여는 편두통 환자가 이미 구토를 하고 있을 때 최고 12.5mg의 THC가 도움이 된다. 심각하게 진전된 편두통에는 CBD 완충제 10mg과 테르펜 측근(미르센과 리모넨)과 함께 최고 25mg의 THC을 사용하는 게 환자를 진정시키고 심한 구역을 줄이는 데 효과가 있다. THC에 CBD를 추가하면 THC의 정신작용을 감소시킬 수 있다. 대마 용량에는 통증 완화를 위한 '스윗 스팟'이 있기 때문에 과다 투여는 피해야 한다는 사실을 기억하라.

일반적인 긴장성 두통에도 또한 스윗 스팟이 적용된다. 긴장성 두통에는 2.5~5mg의 THC가 효과적이며, CBD 2.5mg을 추가해도 도움이 될 수 있다. 흥미롭게도 CBD는 단독으로 사용하면 가벼운 두통을 일으킬 수 있다.

용법

경구: 환자들은 소량의 경구 대마가 편두통 발생을 줄이는 데 매우 효과적이라고 보고하고 있다. 이런 경구 투여는 THC의 보다 빠른 발현을 위해 설하 투여하거나 천천히 발현되도록 삼키는 식으로 투여할 수 있다. 경구 투여에서는 과다 투여되지 않도록 주의가 필요하다. 앞서 언급한 콜로라도 진료보고서 조사에서는 몇 명(2명)의 환자들에게서 편

두통에 적당한 경구 투여 용량을 적정하는 데 문제가 있었던 것으로 보고됐다. 대마 판매점에서 식품 형태로 구입할 경우 처음에는 5mg 이하 THC가 함유된 제품을 선택해서 절반만 먹는 걸로 시작해야 한다.

증기와 연기: 증기와 연기 대마는 둘 다 효과를 볼 수 있다. 편두통 환자는 징후가 나타나는 단계에서 대마를 투여하면 가끔 두통으로 전개되지 않으며, 시각 장애를 억제할 수 있다고 보고했다.

권장 화학형과 인기 품종: 항염증, 진정 및 진통 효과를 보이는 고 THC 품종으로는 리모넨과 미르센을 함유하면서 카리오필렌 지배적인 고릴라 글루 #4 같은 품종이나 퍼플 헤이즈처럼 오시멘과 리모넨이 있으면서 미르센이 지배적인 품종들이 있다. 소량의 편두통 예방이 필요하다면 아주 소량의 미르센-오시멘 스컹크나 미르센-피넨 퍼프스, 혹은 블루 드림이 좋다. 심각한 통증과 구역용으로는 미르센 지배적인 퍼프스를 추천한다.

역사적 용례

대마는 중국, 인도, 이집트, 그리스, 로마 및 이슬람 의학에서 천 년 이상 편두통의 예방 및 완화에 사용돼 왔다. 편두통 치료에 대마 사용이 최초로 언급된 것은 9세기 페르시아로, 대마 즙을 환자의 코에 넣어서 구토로 인한 거부 작용을 피했다. 12세기 약초학자이자 수녀원장이었던 힐데카르트 폰 빈겐은 자신의 저서인 『피지카』에서 대마에 관해

"뇌가 빈 느낌이 있거나 두통이 있는 사람은 누구든 이것을 먹게 되면 두통이 사라질 것"이라고 기록했다.

경구 대마 추출물은 19세기 중반에서 1940년대에 이르기까지 서구에서 편두통 치료약으로 사용됐다. 1870년대부터 〈더 랜시트The Lancet〉, 〈아메리칸 메디컬 어소시에이션American Medical Association〉, 〈머크스 아카이브Merck's Archive〉 등의 권위 있는 의학 저널들에서는 모두 편두통 치료에 대마를 추천하는 기사들을 쏟아냈다. 1912년 〈머크 매뉴얼Merk Manuial〉은 편두통 부문에 유일한 의약품으로 대마를 꼽았다. 1919년 엘리 릴리Eli Lilly는 최고 1g으로 편두통과 신경통을 치료할 수 있는 것으로 '카나비스 인디카 추출물'을 목록에 올리기도 했다.

1930년대에 이르자 의사들은 제약 대마 추출물의 효능에 편차가 큰 데 대해 불평하기 시작했다. 일관성 없는 품질과 최초의 마리화나 법으로 1941년 서양의 약국에서는 결국 대마가 완전히 사라지게 된다. 서구에서 대마가 편두통 치료제로 마지막 출현한 것은 〈미국의학협회 저널〉의 1942년호에서였다. 중국과 인도, 동남아시아에서는 대마가 여전히 보편적 편두통 치료제로 사용되고 있었다.

1990년대에는 루소 박사가 대마로 편두통 환자에 대한 임상 시험을 하기 위해 NIHNational Institutes of Health에 허가를 구했지만 NIDANational Institutes of Drug Abuse에서 연구를 저지했다. 2004년 루소는 일부 환자들의 편두통과 섬유근육통, 과민성 대장 증후군의 병태생리학의 기저에 엔도카나비노이드 결핍이 있다는 가설을 발표하고, CECDClinical Endocannabinoid Deficiency라는 용어를 새로 만들었다. 뒤이어 2016년 그는 편두통을 포함해 첫 번째 논문 이후 확보된 CECD에 대한 증거를 분석한 후속 논문을 발표했다.

다발성 경화증(MS)은 경직(뻣뻣함이나, 근육경련, 떨림), 기분과 인지 관련 문제들, 방광 및 창자 문제, 불면증, 그리고 신경병증 통증 등 다양한 증상을 나타낸다. 대마 의약품이 이런 증상 중 상당수를 치료할 수 있다는 증거가 있지만, 전부 가능한 것은 아니다.

MS에서 나타나는 경직은 대마의 의료적 사용을 뒷받침하는 가장 엄격한 증거 기반 의약품 기준에 부합하는 몇 되지 않는 진단 증상 중 하나다. 엔도카나비노이드는 신경전달을 조절하기 때문에 대마 의약품은 엔도카나비노이드를 모방하여 경직의 원인이 되는 신경전달기능 장애를 조절해 준다. 대마 의약품이 중증 MS의 진행을 늦춰준다는 증거는 아직 없지만, 초기나 증세가 덜한 MS의 진행 속도는 줄여줄 수 있을 것이다.

유효성

2011년 런던 대학의 과학자들이 발표한 논문에서는 경직의 기반이 되는 생물학적 메커니즘과 대마가 어떻게 완화 효과를 제공하는지를 검토했다. 2003년과 2005년 두 개의 대규모 CAMSCannabinoids in Multiple Sclerosis Study 보고서는 통증, 수면 및 경직 부문에서 괄목할 만한 진전이 있었다는 증거를 제시했지만, 결과는 주관적인 점수로만 기록됐다. 첫 번째 연구는 630명의 환자를 대상으로 한 위약 통제 RCT로 2.5mg THC(드로나비놀), 2.5mg THC와 1mg CBD를 함유한 대마 추출물, 그리고 위약의 결과를 비교한 것이었다. 이들은 각각 내성이 생길 때까지 5주 동안 투여한 다음 15주 동안 계속됐다. 연구 결과, 환자들은 경직, 통증, 수면, 그리고 연축에 대해 실제 치료제에서는 둘 다 큰 차이가 있었다고 보고했다.

1년간의 추적 연구에는 처음 참가했던 환자의 80%를 포함시켰다. 환자들은 실제 치료제를 투여했을 때 통증, 떨림, 연축, 수면, 에너지 및 피로도에서 큰 진전을 보였다. THC와 THC:CBD 결과 간에는 차이가 없었다. CAMS 연구를 일 년간 추적한 결과 애시워스의 경직척도 Ashworth Scale에서는 작은 치료 효과가 목격되었고, 연구 피험자들은 카나비노이드가 질병 치료에 도움이 되는 것 같다고 보고했다.

30명의 MS 환자가 참가한 2012년 캘리포니아 대학 CMCRCenter for Medicinal Cannabis Research의 위약 통제 연구에서는 MS의 통증과 경직에 연기 대마의 효능을 검토했다. 참가자들에게는 경직, 통증, 걷기, 그리고 정해진 인지력 테스트를 측정했다. 그 결과, 위약에 비해 대마를 투여했을 때 경직이 크게 감소한 것으로 나타났으며, 통증은 대마 처치 그룹에서 평균 50%가 감소했다. 이 연구에는 대마 초보 환자들이 충분히 포함되지 않았다.

뇌세포 단계에서 여러 경로로 투여된 카나비노이드와 엔도카나비노이드의 작용은 대마가 신경보호 효과를 낸다는 주장을 설득력 있게 만들어 준다. 카나비노이드는 과다 자극된 포식 세포macrophages cell와 미세아교 세포microglial cell가 탈수초demyelination와 세포 사멸을 유발할 때 발생하는 염증을 감소시켰다. 카나비노이드는 하나의 혈관확장제로 작용해 손상된 대뇌 부위로 가는 혈류를 증가시켰다. 이들은 또한 신경발생을 촉진시켜 손상 부위가 더 잘 치료될 수 있게 해준다. 카나비노이드는 강력한 항산화제이기 때문에 뉴런의 사멸로 이어지는 산화적 손상을 줄여줄 수 있다.

동물 연구에서 THC와 CBD는 각각 신경보호 역할을 하는 것으로 나타났지만, THC와 CBD를 결합했을 때가 THC 단독일 때보다 더 큰 효과가 나는지는 확실치 않다. 오히려 CBD가 THC의 신경보호 효과를 감소시킬 수 있다는 우려도 존재한다.

THC의 신경보호 효과에 대한 2012년 연구는 498명 환자의 이중맹검 RCT로 이루어졌으며, 무작위 2:1로 TCH(드로나비놀)나 위약이 투여되었다. THC는 질병 초기 단계 환자들의 기능 장애를 안정시켜 주었다. 하루 두 번 3.5mg의 THC로 시작해서 내성이 생길 때까지, 혹은 최대 20mg까지 용량을 적정했다. 최종 평균 투여량은 하루 14~21mg이었으며, 역효과가 종종 목격되긴 했지만, 이 수준에서 잘 버틸 수 있었다.

하지만 2015년의 한 연구에서는 연기 대마가 MS 환자의 뇌 부피에 영향을 미칠 수 있고 이로 인해 인지 결함이 발생할 수 있다며 다음과 같이 경고했다.

"이번 연구는 MS 환자에게서 대마 연기 흡입으로 인한 뇌의 구조적 변화와 인지 결함 간의 연관성을 보여주는 최초의 연구다…국부적인 뇌 부피 감소는 대마 흡연 MS 환자의 모든 신경심리neuropsychological 검사에서 점수가 낮게 나왔으며, 유일하게 속도가 높아진 항목들은 비대마 환자의 뇌 부피와 상관관계가 있었다…전체 뇌 부피나 피질하 구조가 달라진 그룹이 없었음을 감안할 때, 비대마 MS 환자는 다른 방식으로 기억 부분을 보상하는 것 같지만, 이들의 처리 속도가 떨어지는 것은 막을 수 없었다. 이와 대조적으로 대마 흡연 MS 환자는 처리 속도와 시각 기억 점수가 훨씬 떨어졌으며, 더 이상 어떤 것도 보상할 수 없어 보였다. 결과적으로 이런 환자의 국부 뇌 부피 감소는 모든 인지 테스트에서 낮은 점수로 이어졌다."

엔도카나비노이드 수위의 증감이 MS 환자에게 목격됐지만, 이런 변동은 임상의 심각도와는 상관관계가 없다. 카나비노이드 신경 효과에 대한 유일한 임상 연구에서 MS의 진행 과정은 변동이 없는 것으로 나타났다.

제안 메커니즘

축삭돌기와 뉴런은 뇌와 척수의 신호를 전달하기 때문에 이들이 손상되면 몸 전체에 신호를 전달하는 중추신경계가 교란된다. 카나비노이드는 염증을 줄이고 뇌세포 구조 속에서 항산화제 작용을 할 수 있는 능력이 있으며, 덕분에 신경보호 작용제로서의 이들의 가치를 입증하기 위한 시도들이 MS 부문에서도 이루어지고 있다

용량

신경통, 근육 통증과 경련, 불쾌감, 불안 및 불면증의 부분적 완화는 흡입 형태든 구강 점막이든 식품 처방제든 관계 없이 THC 사용으로 충분히 기대할 수 있는 효과들이다. 최선의 결과를 얻기 위해서는 다양한 형태의 처방제와 용량으로 시도해 볼 필요가 있다. 초기 치료법이 효과적이지 않거나 참기 힘들다고 해서 실망해서는 안 된다. 경직과 통증 관리에는 3~4시간마다 THC와 CBD를 각각 2~6mg씩 설하로 투여하거나 베이퍼라이저를 이용해 흡입하는 게 좋다.

CBD:THC가 18:1인 팅크제는 불안용으로 권장되며 필요에 따라 오후 5시까지 5mg씩 투여한다. 불면증에는 경구로 5~7mg의 THC를 투여한다. 질환 조절이 목표라면 가장 체계적인 요법은 CUPID 연구에서 사용한 요법, 즉 하루 2회씩 경구로 3.5mg의 THC를 투여하면서 하루 2회 최대 투여량이 28mg이 될 때까지, 혹은 부작용이 참을 수 없을 정도가 될 때까지 매주 3.5mg씩 양을 늘려간다.

용법

경구: 카나비노이드 경구 투여는 다발성 경화증의 통증을 감소시키는 데 흡연이나 설하 대마 의약품보다 효과가 덜한 경향이 있다. THC와 CBD를 모두 함유한 대마 의약품을 경구로 복용했을 때 경직과 연축이 줄었다는 강력한 증거가 있다.

앞서 언급했던 CAMS 연구처럼 경구 투여 카나비노이드 의약품에서의 경직에 대한 이전의 연구들은 그 결과에 일관성이 없으며 경직이 크게 감소한 것도 주관적인 점수에만 나타난다. 2016년 경구 스프레이 나빅시몰(사티벡스)을 사용한 연구에서는 마침내 1,600명의 환자를 포함시켜 통증과 연축을 완화시키는 카나비노이드 구강 점막 투여의 효율성을 보여주는 데이터가 추가됐다.

불면증과 질환 조절에는 경구 투여가 최선이다. THC 경구 투여는 수면용으로 권장된다. 따라서 잠을 자거나 침대 휴식을 취하기 1시간 전에 5mg THC를 투여하는 게 좋다. 삼키는 THC는 수면과 진통 효과를 높여 주며 약효 지속시간을 연장해 준다. 베타-카리오필렌은 뒤에서도 언급하겠지만 상당한 신경보호 효과와 항산화, 항염증, 그리고 면역조절 효과를 가져다주는데, 이들은 모두 MS와 같은 신경퇴행성 질환 치료에 큰 도움이 될 수 있다. 창자용 코팅 형태가 있다면 삼키는 약이 좋으며(위장을 통과할 때 보존될 수 있도록), 유효량은 25~30mg 정도다.

증기와 연기: 흡입식은 거의 즉시 느낌이 온다. 구강 투여보다 빠른 발현을 원할 경우 2.5~7.5mg THC의 증기, 혹은 연기식 투여가 권장된다. 언제나처럼 가능한 한 최소 유효량을 이용해야 내성 발달을 피할 수 있다. 대마 초보 환자는 2.5mg 이상의 THC로 시작해서는 안 되며 더 추가하기 전에 10~15분 동안 기다려야 한다. 대마 용량에는 통증 완화를 위한 '스윗 스팟'이 있기 때문에 통증 완화의 최적 용량을 넘기지 않도록 반드시 과다 투여를 피해야 한다.

권장 화학형과 인기 품종: THC 지배적인 서로 다른 화학형을 섞어 쓰면 경직과 통증에 최고의 이완 효과를 낼 수 있으며, 이는 곧 테르페노이드와 소수 카나비노이드의 이로운 측근 효과가 발생한다는 것을 시사한다. 이런 혼합물에는 CBD가 풍부한 대마 또한 포함시킬 수 있다.

블루 드림나 부바 쿠시, 핀처 크릭, 트레인렉, OS 쿠시 등은 이런 혼합물을 만드는 데 가장 흔히 사용하는 품종들이다. 베타-카리오필렌은 강력한 항염증제이며 쿠키와 크립토나이트에서 발견된다. ACDC/카나토닉은 풍부한 CBD 함량으로 뛰어난 효과를 보여 준다.

구역Nausea과 구토Vomiting

40년 동안이나, 그것도 아주 어린 환자들에게도 효과가 증명된 연구들이 있었음에도 대마와 카나비노이드는 여전히 구역과 구토 치료 부문에서 법적으로나 치료에 있어 논란이 분분하다.

구역은 구토 이전에 자주 찾아오는 불편한 증상이라고 일반적으로 정의돼 있다. 사실 이것은 다양한 질환들뿐만 아니라 냄새나 화학요법 같은 외부의 자극에 의해서도 발생할 수 있는 복잡한 신경학적 현상이다. 구역은 위험에 대한 기본적인 방어 반응의 하나기 때문에 '설정값set point'이 낮으며 쉽게 유발된다.

유효성

어떤 의학적, 혹은 심리적 질병이든 첫 번째 치료 수칙은 가역적 원인을 찾는 것이다. 구역과 구토에서 가역적 원인의 절반 이상은 투약과 관련이 있으며, 그 중 대부분은 아편유사제 통증 의약품들이다. 다른 아편유사제로 전환하거나 용량을 줄이거나 중단함으로써 문제를 해결할 수 있는데, 이런 방법은 의료 대마와도 관계가 있다. 어쨌거나 의사의 지시 없이 아편유사제 사용을 바꾸거나 중단해서는 안 된다.

구역은 크게 급성과 예기성 두 가지로 나뉜다. 급성 구역 치료에 대마 의약품을 사용할 수 있다는 것을 뒷받침하는 증거들은 상당히 많다. 예기성 구역은 기존의 약들로는 치료하기가 특히 힘들지만, 카나비노이드 기반 의약품의 경우 그 효과를 뒷받침하는 강력한 임상 전 증거와 관찰 보고서들이 나와 있다. 예기성 구역 유발에서는 기억이 매우 중요하며, 카나비노이드는 뇌의 외상 후 기억 각인 메커니즘이 미치는 영향과 구역을 조절하는 수용체들과의 충돌을 모두 줄여줄 수 있기 때문에, 대마가 효과적인 것이 놀랄 일도 아니다. 만성 구역은 불안에 종종 수반되며, CBD는 소규모의 인간 연구에서 그 효과가 입증되었다.

2006년까지 구역과 구토를 효과적으로 치료하기 위해 카나비노이드를 사용하는 데 대해 30여 건의 연구가 시행되었다. 최근에는 비정신작용 카나비노이드인 CBD 사용이 동물 모델의 항구역 및 항구토 둘 다에 매우 효과적인 것으로 나타났다. 2013년 한 동물 연구에서는 정신작용이 없는 THC 산인 THCA(원시 대마꽃에 있음)가 THC에 대한 보다 강력한 대안이 될 수 있다는 사실이 밝혀지기도 했다.

CIN(chemotherapy-induced nausea: 화학요법 유발성 구역)과 식욕 부진에서 의료 대마의 이점은 폭 넓게 연구된 바 있는데, 대마는 인정받은 치료제며 식욕을 자극한다는 점에서 독특하다. 암 환자를 대상으로 한 경구 투여 THC 연구에서는 통증 완화뿐만 아니라 식욕 증진 증상도 함께 나타났다. 구역 치료에 사용된 의료 대마의 효능은 소량의 온단세트론 ondansetron(조프란Zofran)이나 프로클로르페라진prochlorperazine(콤파진Compazine) 같은 전통적인 항구역제와 함께 사용하면 더 좋아진다. 미국 주립보건원의 비공개 실험에서는 흡연 대마가 최소한 경구 THC나 프로클로르페라진 같은 페노티아진phenothiazine 만큼 효과적이라는 결론이 나왔다.

구역과 구토가 길어지면 화학요법 환자들에게는 큰 스트레스가 되는 것으로 입증됐는데, 다행히도 카나비노이드가 이런 증상을 효과적으로 치료할 수 있다.

이와 관련된 동물 연구 문헌 중에 2015년의 한 체계적 고찰 및 메타 분석에서도 구역과 구토에 대마가 치료 효과가 있음을 뒷받침해주는 증거가 발견됐다. 인간 연구 중에서는 분석에 적합한 28건의 RCT와 37건의 사례 보고서들이 발견됐는데, 이들은 모두 화학요법 유발성 구역에 대한 효능을 검토한 것들이었다. 이들 중 절반은 나빌론 실험이었고 나머지는 드로나비놀, 나빅시몰, 레보난트로돌levonantrodol 및 THC로 실험된 것들이었다. 흡입 대마꽃의 효과는 테스트되지 못했으며, 단 나빅시몰 화합물이 사티벡스였는데, 이것은 대마에서 추출해 THC와 CBD를 1:1로 혼합한 구강 점막 스프레이로서 소규모 연구에서 매우 높은 효능을 보였다.

최근의 임상 전 연구에서는 CBD와 CBDA 모두 급성 및 예기성 구역 치료에 효과적이라는 사실이 밝혀졌다. CBDA는 여기서 CBD보다 약 1,000배나 더 효능이 높았다. 현재 예기성 구역용으로 FDA 승인을 받은 치료제가 나와 있지 않기 때문에 비정신작용 CBD와 CBDA 사용을 뒷받침하는 이러한 연구들은 특히 유망해 보인다.

잠재 위험이 있기 때문에 임산부나 육아 여성은 의사의 지시 없이 구역이나 구토 치료에 대마 의약품을 사용해서는 안 된다.

제안 메커니즘

최근 연구에 의하면 구역 감각은 엔도카나비노이드 시스템에 의해 조절되는 것으로 밝혀졌다. THC는 CB1 수용체를 통해 구역을 감소시킨다. 인간에게 CB1 수용체를 차단하면 구역과 구토가 유발되는 경향이 있다. CB1 수용체는 뇌 전체에 풍부하며, CB1과 CB2 수용체는 모두 위장관이나 속귀inner ear처럼 구역 유발 자극이 생성할 수 있는 주변 조직에도 존재한다. CBD는 5HT1 수용체를 통해 구역을 조절하는 것으로 알려져 있다.

용량

경구 및 설하 대마는 두 가지 다 매우 효과적이며, 경구식이 더 길게 지속된다. 화학요법 유발성 구역과 싸우기 위해 THC 기반 대마 의약품을 사용할 경우, THC 유효량은 중독을 유발할 수 있기 때문에 소량으로 시작해서 유효량 범위(10~12.5mg THC)에 도달할 때까지 1~2주에 걸쳐 양을 늘려가면서 축적할 기회를 주는 게 좋다. 대마에 의해 생성되는 CBD 산인 CBDA는 임상 전 연구에서 매우 강력한 항구역 화합물임이 밝혀졌지만 쉽게 구할 수 없다.

용법

경구: 대마를 경구 복용할 때는 인내심을 갖고 시간의 경과에 따라 천천히 편안하게 해야 한다. 삼키는 약은 보통 45분에서 1시간이 돼야 느낌이 오기 때문이다. 반대로 설하나 스프레이는 모두 약 20분 정도면 느낄 수 있다.

식욕을 자극하는 데 필요한 의료 대마 용량은 보통 구역 치료 용량보다 훨씬 적다. 구역이 가라앉고 여기에 필요한 대마 사용을 중단하면 구역용 용량의 10~20%에 해당되는 소량의 THC로 정상적인 식욕을 되찾을 수 있다. 심한 구역 증세가 없는 식욕 자극의 경우 가장 적은 단위, 보통 2.5~5mg의 THC를 식사 1시간 전에 섭취하면 효과가 있다.

곧 있을 화학요법 치료로 인해 구역이 예상될 경우에는 2주 전에 최고 10mg으로 시작해서 치료 2~3시간 전까지 10mg를, 필요에 따라 4시간마다 투여하면 된다. 대마의 정신작용은 보통 용량이 유지되면 감소하기 때문에 원치 않는 부작용이 나타나는 대마 초보 환자도 며칠이면 괜찮아질 것이다.

구역 극복의 '스윗 스팟' 용량은 하루 약 12.5mg 용량이라고 보고하는 환자들이 많으며, 대마 초보 환자는 초회 용량이 2.5mg을 넘어서는 안 된다. 어떤 환자는 식욕을 자극하기 위해 THC를 20mg까지 늘리기도 하는데, 특히 약물 부작용으로 인해 구역이 심할 경우 그러하다. 하지만 경구 THC 캡슐(마리놀) 연구에서 부작용으로 인해 어쩔 수 없이 용량을 다시 줄이기 전에 하루 20mg을 견딜 수 있었던 환자는 절반에 불과했다. 많은 환자들은 식사 전 하루 2~3회 약 10~12mg 수준에서 정착되고 있다. 고 THC의 부작용을 통제하기 위해서는 10:1 이상 비율의 CBD:THC가(보통 팅크제로) 권장된다. CBD는 각성 촉진 효과가 있으므로 오후 5시 전까지 필요에 따라 팅크제로 5mg씩 늘려가면서 보완해 주면 된다.

증기와 연기: 증기와 연기는 편리하게 용량을 적정하고 흡수할 수 있다. 내성이 생기지 않도록 최소 유효량을 사용해야 한다. 구역 해결에 필요한 것보다 용량이 넘쳐 내성이 생기면 용량을 다시 상향 조절해야 한다. 대마 초보 환자는 2.5mg 이상 THC로 시작해서는 안 되며(성냥개비 머리 크기 대마꽃 조각) 더 흡입하기 전에 10~15분 기다려야 한다.

권장 화학형과 인기 품종: 거의 모든 THC 및 CBD 화학형이 효과를 낸다. 구역 치료에는 블루 드림(주간용으로)과 함께 OG 쿠시와 부바 쿠시가 현재 인기가 높다. 예기성 구역 억제를 위해서는 위의 지침을 따르되 블루 드림 같이 피넨이 풍부한 대마꽃은 피해야 하는데, 이들은 예기 신호를 기억하도록 도울 수 있기 때문이다.

역사적 용례

1970년대 중반 화학요법 환자들의 구역과 구토가 통제 불능인 상태에서 종양학자들은 대마와 그 파생물들의 사용을 모색하기 시작했다. 1975년 〈뉴잉글랜드 의학저널〉의 연구에서는 7가지 서로 다른 항암제를 투여받은 환자 조사집단에서 THC가 치료 과정의 구토를 효과적으로 감소시키는 것으로 밝혀졌다. 이 연구에서는 또한 대마 흡연이 화학요법과 관련된 구역과 구토를 감소시킨다는 결과도 얻을 수 있었다. 1990년대 중반에는 FDAFederal Drug Administration가 화학요법 치료 중인 환자의 구역과 구토를 치료하는 처방제로 대마에서 추출된 것이 아닌 합성 THC를 승인했다. 1991년 설문 조사에서는 종양학자의 63%가 화학요법 유발성 구역에 대마가 효과가 있다고 답했다.

신경병증 통증에 대한 통상적인 약물 치료는 모든 환자에게 효과적이지는 못하며, 약의 부작용이 문제가 될 수 있다. 몇 건의 소규모 임상 연구에서 대마가 난치성 신경병증에 비교적 효과적인 진통제로 작용한다는 사실이 밝혀졌다. 인체 연구에 대한 최근의 체계적 분석에서는 기존의 의약품들에 반응하지 않는 단기 및 중기의 신경병증 치료에 대마 의약품을 고려해 볼 필요가 있다고 지적했다.

신경병증 통증의 임상적 특성으로는 이질통(allodynia: 고통스런 자극이 없는 상태에서 단순히 압력이나 온도 변화에 느끼는 통증 감각), 통각과민(hyperalgesia: 통증 자극에 과도한 반응) 혹은 이상감각dysesthesias으로 분류되는 감각들('핀과 바늘', 전기 충격, 추위, 화끈거림, 저림)이 있다.

유효성

대마는 다양한 신경병증을 효과적으로 치료할 수 있다. 캘리포니아 대학 의료대마연구센터 국장인 아이거 그랜트 박사는 최근 논문에서 삼환계 항우울제tricyclic antidepressants, 가바펜틴gabapentin, 항경련제 anticonvulsants, 선택적 세로토닌 재흡수 억제제selective serotonin reuptake inhibitor 등의 효능과 대마의 효능을 비교했다.

대마는 신경병증을 감소시키는 데 있어 삼환계 만큼은 아니었지만 다른 유형의 약물이 개입됐을 때보다 효과적이었다. 도날드 애브람스 박사는 한 초기 논문에서 HIV와 관련된 신경병증에서 이와 유사한 결과를 지적하기도 했다. 2014년 연구에서는 CBD가 화학요법 유발성 신경병증을 줄여주는 것으로 나타났으며, 사티벡스가 사용된 2014년의 다른 연구에서는 THC/CBD 조합이 치료 내성이 있는 신경병증에 효과를 나타냈다.

특별히 신경병증 통증에 초점을 둔 연구에서는 고용량의 흡입식 대마가 저용량보다 더 나은 통증 완화 효과는 제공하지 못하지만, 부정적인 인지 부작용은 더 많이 유발하는 것으로 밝혀졌다.

이후의 대조 실험에서 신경병증 통증이 있는 HIV/AIDS와 다발성 경화증 환자들은 대마 연기로 큰 효과를 본 것으로 나타났다. HIV/AIDS와 다발성 경화증 연구는 THC를 사용해 이루어진 데 반해 화학요법 유발성 신경병증의 동물 연구는 CBD가 단독으로, 혹은 THC와 함께 사용될 때 효과를 보이는 것 같다. 동물 연구와 관찰 의견에서는 모두 암 환자들의 신경병증 통증에 THC가 효과가 있다고 지적하고 있다. 암 관련 통증 치료에 카나비노이드를 투여했던 2016년 분석 논문에는 다음과 같이 기술돼 있다.

"아편유사제 요법으로 완전히 해결되지 못하는 암 통증에 대마가 효과적인 보조 역할을 한다는 증거가 있지만, 보다 확실한 결론을 위한 양질의 연구가 부족한 상태다. 카나비노이드는 중저 수준의 투여량일 때 안전해 보인다."

제안 메커니즘

신체 전반의 통증 전달은 카나비노이드나 다른 수용체 기반의 신호 전달 시스템과 상호작용하는 엔도카나비노이드에 의해 매개되며, 배경 통증의 수위도 엔도카나비노이드 시스템이 조절하는 것으로 보인다. 대마에서 발견되는 것 같은 식물 카나비노이드는 CB1과 CB2 수용체를 통해 신호를 활성화하거나 차단함으로써 작용하며, 이들 수용체는 둘 다 지속적인 신경병증 통증 조절에 중요한 역할을 한다.

용량

대마 의약품을 이용한 효과적인 신경병증 치료의 핵심은 정확한 용량을 찾는 일이다. 용량은 진통 효과를 내면서 동시에 과도한 정신작용이나 진정 효과, 어지럼증 등 원치 않는 역작용을 유발하지 않아야 한다. THC 9%인 소량의 연기식 대마를 이용한 한 RCT 실험에서는 정신작용의 전형적인 문턱값 아래에서 통증 완화 효과를 보여 주었다. 이러한 실험 결과는 의료 대마 커뮤니티 내에서 일반적으로 소비되는 것보다 훨씬 적은 용량에서 나타나는 예상치 못한 대마의 효능을 강조한다는 점에서 특히 더 흥미롭다. 앞서 언급했던 마크 웨어의 연구에서는 수치 평가 척도로 측정했을 때 대마(건조 중량 25mg의 THC 9%) 1회 흡연으로 외상 후나 수술 후 신경병증 통증에서 강도가 감소하는 것으로 나타났다.

투여 방식

경구: 경구 대마는 통증이 있는 환자에게 진통 효과의 지속시간을 연장시키고 휴식과 수면의 질을 향상시키는 데 매우 효과적이다. 카나비노이드를 경구 복용하기 위해서는 편안해지는 데 얼마간의 인내심이나

시간이 필요한데 삼키는 약은 보통 45분에서 1시간이 지나야 효과를 느낄 수 있기 때문이다. 삼키는 대마 약의 이점은 이들이 최고 4~6시간의 완화 효과를 준다는 것이다. 보다 빠른 발현을 위해서는 흡입식이 즉시 효과가 있고, 설하나 스프레이는 약 20분 정도 필요하다.

스프레이와 팅크는 둘 다 효과적인 투여 방식이다. 팅크는 이들 가운데 최고로 구강 내 조직을 통해 즉각 흡수될 뿐만 아니라, 용량의 대부분이 삼켜져서 간에 의해 강력한 통증 완화 대사작용으로 전환된다. THC에 CBD를 추가하면 THC의 정신작용 강도를 줄이면서 신경보호 효과를 낼 수 있다. 대마 용량에는 통증 완화를 위한 '스윗 스팟'이 있다는 사실을 기억해야 한다.

증기와 연기: 의료 대마 흡입은 연기든 증기든 관계 없이 점막 경유 transmucosal나 팅크 다음으로 통증 완화에 선호하는 투여 방식이다. 연기와 증기 모두 신경병증 치료에 효과적이며, 발현이 빠르고 용량 적정이 간편하다는 이점이 있다. 경구 투여보다 빠른 발현을 위해서는 2.5~7mg의 증기나 연기식 THC가 권장된다. 가능한 한 내성이 발달하지 않도록 최소 유효량을 사용해야 한다. 대마 초보 환자는 초회 용량이 2.5mg THC(성냥개비 머리 크기의 대마꽃 조각)를 초과하면 안 되며 더 추가하기 전에 10~15분을 기다려야 한다. 완화를 위한 최적 용량을 초과하지 않도록 과다 투여를 피해야 한다.

국부: 신경병증 통증에 차도가 없는 환자는 국부 치료제를 시도해 보아야 한다. CBD와 THC 국부 치료제는 절반 가까운 환자에게서 신경병증 통증을 감소 혹은 완화시켜 주는 국부적 항염증 효과를 제공한다.

발의 당뇨병 신경병증 통증에는 고농도 THC 연고가 매우 효과적일 것이다. 국부 CBD는 그 사례가 적고 THC/CBD 조합의 국부 치료제는 아예 없다. 다양한 국부 처방제로 시도해 본다고 해서 나쁠 것은 없다. 정유가 포함된 것들도 있으며, 이들은 카나비노이드의 효과를 높일 수 있다. 고농축 연고를 선택해서 통증 부위에 잘 문질러 주면 된다. 규칙적으로 9회 투여 시 통증 완화 효과가 지속될 뿐만 아니라 수면에도 도움이 될 수 있다.

권장 화학형과 인기 품종: 고 CBD 품종은 신경병증 통증에 특히 잘 작용하는 한편, 고 THC 품종은 보통의 통증으로부터 전반적인 주의분산 효과가 뛰어나며 수면을 돕는다. 할리퀸이나 카나토닉, ACDC 같이 CBD가 고도로 농축된 품종이 정신작용을 줄이고 항염증 효과를 전달하며, 특히 신경병증 통증을 완화시켜 줄 것이다.

정신작용이 적절치 못할 경우에는 THC가 매우 낮고 CBD가 높은 ACDC 같은 품종이 신경병증 통증에 도움이 될 수 있다. 스컹크 품종들처럼 소량의 CBD를 생성하는 대마 화학형들도 약의 진통 효과를 높여줄 수 있다. 일부 대마 품종에 있는 테르펜인 미르센은 진통과 진정 성분으로 유명하다. 자주색 대마에는 리날룰과 상당량의 THC가 함유된 경우가 많으며, 둘 다 불안과 진정에 효과적이다.

쿠키 품종에서 발견되는 베타-카리오필렌도 강력한 항염증제며, THC와 시너지 효과를 낸다. 카리오필렌은 설치류 모델에서 통증을 감소시키는 것으로 확인됐으며, CBD와 함께 사용할 때 항염증 효과도 제공했다.

역사적 용례

중동에서 대마는 신경병증을 비롯해 다양한 형태의 통증을 치료하는 데 사용됐다. 19세기경 의사들은 대마가 종종 신경통이라 불리는, 다른 것으로는 치료가 힘든 신경병증 통증을 완화시키는 데 사용할 수도 있다는 사실을 깨달았다.

신경병증 치료에 대마를 사용한 초기 사례로 19세기 중반 마틴 린치Martin H. Lynch 박사의 사례 보고서가 있다. 린치 박사는 한쪽 안와eye socket와 머리 옆 부분에 심한 전격통shooting pain으로 고통받는 한 여성을 '인디언 헴프 팅크'로 치료했다. 결과는 놀라웠으며 신경통 증상들은 48시간 안에 사라졌다. 린치 박사는 자신의 사례 보고서에서 〈더블린 메디컬 프레스〉 1843년 3월호에 실린 다른 연구도 언급했는데, 이 연구는 제임스 머레이 경이 카나비스 인디카 팅크 10방울로 환자의 팔 신경통을 치료한 것이었다.

골다공증Osteoporosis

대마 의약품은 오늘날 골다공증 치료에 사용하지 않지만, 그 발전 가능성은 충분해 보인다. 뼈대의 엔도카나비노이드 시스템 조절 작용을 이해한다면 환자가 뼈를 건강하게 관리하도록 엔도카나비노이드의 톤을 유지하는 데 도움이 될 것이다. 평소 생활 방식은 성인의 골밀도와 노년의 골다공증 위험에 상당한 영향을 미친다.

골다공증은 뼈 질량 감소와 뼈 구조의 미세한 변화들을 특징으로 하는 일반적인 질환이다. 뼈 골절(특히 엉덩이와 척추)은 골다공증에서 가장 흔한 합병증으로 종종 장애를 유발하며 사망률을 증가시킨다.

엔도카나비노이드 시스템은 뼈의 발달, 성장, 생리를 조절하며, 골다공증 같은 골격계 질환에 관여한다. 골다공증의 대마 사용에 대해 더 연구하기 전까지는 베타-카리오필렌 사용을 고려해 볼 필요가 있다. 대마에 일반적으로 존재하는 이 테르펜은 건강한 뼈를 유지하는 데 관여하는 CB2 수용체를 표적으로 한다.

유효성

생쥐 연구에서 베타-카리오필렌은 골다공증의 무기화작용mineralization을 향상시키고 생쥐의 세포 조직에서 골다공증의 형성을 억제시켰다.

제안 메커니즘

엔도카나비노이드 시스템에는 무기화작용 과정을 촉진시키는 CB2 수용체가 포함돼 있다. 무기화작용은 뼈를 강인하게 유지해 주고, 흡수 과정resorption process을 통해 뼈가 약해지는 방식을 관리하는 새로운 골다공증 세포의 생성을 둔화시킨다. 이것은 생쥐 세포의 초기 임상 전 실험에서 밝혀진 바 있으며, 여기서 베타-카리오필렌은 뼈의 재형성을 지원하는 골아세포osteoblast로 변이되도록 골수 줄기세포를 자극했다.

용량

장용 경구제 베타-카리오필렌을 하루 25~50mg씩 투여한다.

용법

경구/점막: 베타-카리오필렌은 강력한 CB2 작용제다. 경구 투여를 위해서는 장을 통해 흡수되도록 장용성 제피가 필요하다.

역사적 용례

2002년부터 히브리 대학의 아이틀 밥과 본 대학의 신경과학자인 앤드리어스 짐머는 엔도카나비노이드 시스템이 뼈의 재형성을 조절하는 역할에 관해 10년 이상 공동 연구했다. 이들의 연구는 출생 전부터 시작해서 노령까지 계속되는 이 조절 과정을 이해하는 데 있어 선도적인 역할을 했다.

통증Pain

통증은 의사가 대마를 추천하고 환자가 대마를 사용하는 가장 일반적인 증상이다. 통증에 대마를 효과적으로 사용하기 위한 열쇠는 통증 완화를 위한 최적의 용량, 즉 '스윗 스팟'을 찾는 일이다. 캘리포니아 대학 UC의 샌디에이고 연구 결과, 소량의 대마는 통증 완화 효과가 적었지만 보통량일 때는 상당한 효과를 나타냈다. 놀랍게도 다량일 경우에는 실제 통증 수위가 높아지는 것으로 나타났다. 통증은 2017년 내셔널 아카데미스 보고서에서 대마 의약품 사용을 뒷받침하는 증거가 확실하다는 평가를 받은 주요 증상이었다.

유효성

연구원들은 통증과 그 기반 메커니즘들의 다양한 유형을 구분하고 있다. 일반적으로 구분하는 통증 유형으로는 신경병증성(당뇨병 신경병증이나 좌골 등 신경에서 비롯), 내장성(월경통처럼 기관에서 비롯), 근골격계 조직이나 피부와 기반 연조직에 있는 신체성somatic(관절염이나 수술 후 통증), 그리고 정신성psychogenic(공황 발작이나 긴장성 두통) 등이 있다. 다른 통증 의약품이나 치료제와 달리 의료 대마는 이들 모든 유형의 통증에 효과적이라는 사실이 입증됐다.

도입부에서 언급한 UC 샌디에이고 연구에서 드러난 바와 같이, 난치성 암 통증에 사티벡스 카나비노이드 스프레이를 사용한 연구에서도 대마가 중소량일 때 가장 효과적인 것으로 나타났다. 이것은 통증 완화 효과를 높이는 데 다량의 카나비노이드를 쓸 필요가 없으며 그럴 경우 오히려 통증을 증가시킨다는 가설을 뒷받침해 준다.

린치와 캠벨은 80건의 연구 중 우수 연구 설계 기준을 충족시킨 것은 18건에 불과하며, 이들 중 15건에서 의료 대마가 상당한 진통 효과를 보인 것으로 확인했다. 아가르왈에 따르면, 2012년 이전에 발표한 38건의 RCT(우수 연구의 황금 표준)들 가운데 71%에서 의료 대마의 막대한 통증 완화 효과가 통계적으로 밝혀졌다고 한다.

만성 통증 치료에 카나비노이드를 사용하는 것에 대한 대부분의 연구는 고무적인 결과를 보여 주지만, 급성 통증 치료에서는 성공률이 떨어졌다. 아편유사제 통증 의약품들이 널리 사용되는 까닭에 대마 사용은 아편 성분에 일관성 있게 반응하지 않는 형태의 통증 쪽에서 모색돼 왔다.

대마는 심지어 복합 부위 통증, 반사 교감신경 이상증, 신경병증, 난치성 암 통증 등과 같이 전통적인 진통제에 잘 반응하지 않는 통증 관련 증후군에도 효과적일 수 있다. 이에 관한 많은 연구에서는 고용량으로 대마를 흡입했을 때 저용량에서보다 통증 완화 효과가 나아지지 않았으며, 부정적인 인지 부작용이 더 많이 유발되었다. 대마가 심각한 안면 통증이 수반되는 삼차 신경병증을 치료할 수 있다고 증명된 연구는 없었지만, 환자들은 대마가 발작의 강도를 훨씬 줄여준다고 주장하고 있다.

일련의 사례 보고서에서 대마를 사용한 암 환자는 불안이 감소했으며, 이는 통증 경험의 강도에 기여할 수 있다는 사실이 밝혀졌다. 암 관련 통증에는 보통 용량의 THC(10mg)면 통증 완화용의 고용량 코데인

(60mg)과 같은 효과를 내면서 아편유사제의 부작용은 없는 것으로 나타났다. 동물 연구와 개별 사례에서는 대마가 암 환자의 신경병증과 장기(기관) 통증에 모두 효과적이었다. 암 관련 통증의 카나비노이드 투여 치료에 관한 2016년도 한 논문에서는 다음과 같이 언급했다.

"카나비노이드가 아편유사제 요법으로는 완전히 해방되지 못하는 암 통증에 효과적인 보조제라는 증거가 있지만, 더 확실한 결론이 나오려면 심도 깊고 질 높은 연구가 필요하다. 카나비노이드는 중저 용량에서 안전해 보인다."

임상 데이터에서는 대마 의약품이 심각한 통증을 치료하는 데 필요한 아편유사제의 양을 줄여주는 결과가 나왔다. 아편 성분의 효과를 높여주는 카나비노이드의 능력은 환자들이 의사의 감독 아래서 아편유사제 투여를 줄일 수 있게 해주었으며, 그 효능이 이미 상실된 이후에도 통증 완화를 제공할 수 있도록 아편유사제의 능력을 복구시켜주기까지 했다. 루소와 호만이 지적했다시피 카나비노이드는 또한 아편유사제 통증 의약품에 대한 보조 요법이 될 수 있으며, 실제로 이들은 필요한 아편유사제 의약품의 양을 줄여주는 경향이 있다. 뿐만 아니라 카나비노이드는 아편유사제에 대한 내성이 쌓이는 것을 막아주며 CBD는 심지어 심각한 금단 증상을 경감시켜 주기도 했다. 최근의 동물 연구 데이터는 THC가 소화관 출혈gastrointestinal bleeding과, 통증 제어에 사용하는 비스테로이드 소염제로 인한 출혈까지 감소시키는 것으로 나타났다.

카나비노이드, 특히 THC와 CBD 조합은 다발성 경화증이나 암 등의 난치성 통증 질환에 효과가 특별한 것 같다. 카나비노이드 CBG는 THC보다 강력한 진통 효과를 갖고 있다. THCV는 THC 만큼의 정신작용이 없으며, 동물 모델에서 심한 통증을 완화시켜 주는 것으로 밝혀졌다.

제안 메커니즘

대마가 상호작용하는 엔도카나비노이드 시스템은 신경계 전반에서 통증 신호 조절을 도와준다. 카나비노이드는 진통 및 항염증 효과 생성, 신경전달물질 방출 조절, 몸 안의 아편유사제 방출 자극 등 다양한 메커니즘을 통해 통증을 완화시킬 수 있다.

특히 아편유사제 사용 중 위기와 관련해 THC는 자신들이 연결된 수용체로부터 아편유사제를 전위시키는 한편, 강도 높은 통증에 필요한 아편유사제 용량을 줄여준다. 이 두 가지는 아편유사제 중독 치료와 과다 투여를 줄이는 데 있어 상당한 가능성을 보여주는 요소들이다.

엔도카나비노이드는 또한 통증 자극의 반복으로 통증의 강도가 증가할 때 발생하는 윈드업wind-up 현상과 정상일 때는 고통으로 느껴지지 않는 자극에서 통증이 느껴지는 이질통을 감소시킨다. 카나비노이드는 통증 신호의 (척추와 뇌를 향한) 오름 전달을 억제해 준다. 이들은 또한 뇌와 척추에서 통증 부위로 내려가는 통증 경로에서 통증 신호를 조절하기도 한다. 엔도카나비노이드와 이들의 결핍은 섬유근육통이나 편두통 같은 통증성 증후군에 관여하며, 아마도 소량의 대마를 이용해 예방할 수 있을 것이다. 동물 연구를 바탕으로 이론적으로 볼 때 당혹스럽고 복잡한 모든 종류의 인간 통증은 완화가 가능하다. 모든 동물 연구 모델에서 카나비노이드는 아편유사제처럼 널리 알려진 다른 통증 치료제들에 견줄 수 있을 만큼 통증에 대한 민감도를 감소시켜 주었다.

용량

통증에 가장 효과적인 대마 투여량을 파악하기 위해서는 필요한 수준의 효과를 낼 수 있는 최소한의 용량을 투여하는 게 좋다. 적을수록 좋으며, 최적 효능에 이를 때까지만 신중하게 늘려가야 대마 효능에 대한 내성 발달 가능성을 줄이고 중독을 최소화할 수 있다.

용법

환자들의 보고에 따르면 경구 대마는 만성 통증에 효과가 있지만, 적정량을 알기가 힘들고 인내심과 조심성, 그리고 투여하는 의료 대마 처방제의 효능에 대한 지식이 필요하다. 경구 대마의 수면 효과는 회복 수면restorative sleep을 가능하게 해주며, 야간에 통증을 덜 느낄 수 있게 해준다. 미량의 식품 처방제를 아침과 오후에 사용함으로써(보통 잠자기 전 1/4 분량으로) 통증에서 해방될 수 있는 환자도 있을 것이다.

THC가 함유된 삼키는 대마 처방제는 진통과 수면을 위한 효과 지속시간을 늘려 주며, 효능을 보다 잘 감지할 수 있게 해준다. 설하 팅크제나 구강 스프레이로 의료 대마를 흡입한 환자들은 PTSD 치료에서처럼 나쁜 예측성 통증 기억이 사라진다고 보고했다. 또한 의료 대마는 느껴지는 통증의 강도를 줄여주며, 환자를 진정시키고, 통증에 대한 아드레날린 유형의 이차 반응을 감소시킨다.

의료 대마는 통증의 불쾌한 경험을 극복할 수 있도록 진정 효과와 다행감 효과를 주며, 환자가 통증 후 계속되는 기분 나쁜 느낌을 잊을 수 있게 도와 준다. 환자들에 따르면, 의료 대마는 이들에게 통증에 대한 통제력을 준다고 한다. 의료 대마는 아편유사제의 효능을 보완해 줌으로써 가능한 한 그 양을 줄이거나 사용을 중단할 수 있게 해준다. 늘 그렇듯이 아편유사제 의약품의 용량이나 사용법을 바꿀 때는 의사의 감독하에 해야 한다.

경구: 카나비노이드를 경구 투여할 때는 삼키는 약의 경우 보통 45분에서 1시간이 지나야 느낌이 오기 때문에 얼마간의 인내심과 일관성 있는 완화 효과를 얻기 위한 계획이 필요하다. 경구 대마는 연기나 증기 대마에서 발생하는 혈청 카나비노이드의 빠른 스파이크 혜택이 없기 때문에 만성 통증 증상 치료에 보다 유용하다는 말이 있다.

THC와 CBD를 둘 다 함유한 경구 대마를 사용하는 게 좋다. CBD는 THC의 효능을 확장시키면서 불안이나 빠른 심장박동 같은 부작용을 다소나마 줄여준다. 통증 수위를 낮추기 위해 THC는 3~4시간만에 2.5~7.5mg씩 투여하면 된다. THC에 2.5~10mg의 CBD를 추가하면 THC 정신작용의 강도를 낮출 수 있으며, 신경보호 효과도 얻을 수 있다. 통증 완화를 위한 대마 용량에는 '스윗 스팟'이 있기 때문에 완화용의 적정 용량을 초과하지 않도록 신중하게 과다 투여를 피해야 한다.

증기와 연기: 경구 투여보다 빠른 발현을 위해서는 2.5~7.5mg의 증기나 연기식 THC가 권장된다. 가능한 한 내성이 발달하지 않도록 최소 유효량을 사용해야 한다. 대마 초보 환자는 2.5mg(성냥개비 머리 크기의 대마 꽃 조각) 이상의 THC로 시작해서는 안 되며, 추가 투여 이전에 40분을 기다려야 한다.

국부 치료제: 국부 대마 처방제는 피부의 감각신경 종말sensory nerve endings 부분에 있는 CB2 수용체를 자극함으로써 작용한다. 보통 국부 투여는 2시간 동안 효과가 지속되지만 더 오래 갈 때도 있다. 고 THC의 국부용 대마는 가려움증, 피부 염증, 피부염 등의 통증 관련 증상에 유용하다. 이런 국부 처방제는 근육통에 사용되는 캡사이신 성분의 연고

와 시너지 작용을 하기도 한다.

CBD가 풍부한 대마 의약품도 피부 염증에 매우 효과적이다. 소수성 hydrophobic이 강한 THC를 함유하고 있는 국부 처방제는 피부를 통해 흡수가 거의, 혹은 전혀 이루어지지 않기 때문에 정신작용도 없지만, 항염증 효과도 없다. 많은 환자들이 정신작용의 부재를 낮 시간의 관절이나 신경병증 통증 치료에서 중요한 자산으로 꼽는다. 국부 CBD는 얼마간 흡수 작용을 하며 환자들은 통증 완화 효과를 주장했지만, 이것을 확인해 줄 만큼 괜찮은 연구들이 없다.

국부 처방제가 효과가 있으려면 통증이 국한돼야 하며(주로 관절이나 말초신경), 고농축 THC와 아마도 CBD가 함유돼 있어야 할 것이다.

권장 화학형과 인기 품종: 대부분의 화학형들은 만성 통증에 효과적이다. THC는 현재 나와 있는 통증 완화 카나비노이드 중에 가장 중요하지만, CBD와 테르펜도 통증과 불안 완화, 그리고 회복 휴식에 크게 기여할 수 있다. 선택하는 품종은 환자가 주간에 쓸 수 있는 보다 자극적인 것이 필요한지, 아니면 회복과 수면을 돕기 위해 진정 효과가 많은 품종이 필요한지에 따라 달라진다.

고 CBD 품종은 특히 신경병증 통증에 효과가 좋은 반면, 고 THC 품종은 통증으로부터 주의를 분산하거나 수면을 돕는 데 뛰어나다. 스컹크 품종들처럼 소량의 CBG를 생성하는 화확형은 약의 진통 효과를 높여 줄 것이다.

대부분의 대마 품종에 존재하는 테르펜인 미르센은 진통과 진정 성분으로 유명하다. 자주색 품종에는 고농도 미르센과 상당량의 THC, 그리고 가끔 리날룰이 함유된 경우가 많으며, 이들은 모두 진통 효과를 높여 준다. 쿠키나 크립토나이트 같은 품종에서 발견되는 베타-카리오필렌도 강력한 항염증 효과가 있으며, 통증 관리에 사용하는 비스테로이드 항염증 약물로부터 위장을 보호하는 데 있어 THC와 시너지 효과를 낸다. 뿐만 아니라 설치류 모델에서 통증과 통각을 감소시키는 것으로 확인된 바 있다. 동물 모델에서 베타-카리오필렌은 항염증 효과를 제공할 때 CBD와 효과적으로 작용하며, 단독으로 사용할 때는 약물 투여량을 감소시키고 우울증과 불안 점수를 향상시키는 것으로 밝혀지기도 했다.

난치성 통증이나 만성 통증 증후군에서는 CBD/THC 품종이 효과적이다. 할리퀸이나 레인보우 구미즈 등의 타입 II 품종들처럼 CBD와 THC가 상당량 농축된 품종들은 정신작용을 줄여 주며(주의분산 효과가 필요한 일부 통증에는 적합하지 않다), 항염증 효과를 가져다 줄 것이다. 정신작용을 원치 않는 경우에는 THC가 매우 낮고 CBD가 매우 높은 품종들, 즉 ACDC 등이 염증성 통증과 신경병증 통증을 완화하는 데 효과적일 수 있다.

역사적 용례

대마가 통증 완화에 효과적이라는 사실은 역사적 증거가 충분하다. 중국인들은 이미 4천 년 전에 의료 대마 사용의 증거를 발견했다. 2세기 중국의 명의였던 화타는 과실주에 헴프 가루를 녹여서 끓인 마비산 麻沸散을 만들었다. 마비산은 수술에 사용한 최초의 전신 마취제로 기록된다.

9세기에는 페르시아 의사인 샤푸 아이븐 살Shapur ibn Sahl은 편두통 환자의 코를 대마꽃 주스로 감싸 이들의 심한 두통을 치료했다. 미국 남북전쟁 당시로 거슬러 올라가 관찰 보고서들을 보면 대마 의약품이 중증 통증을 치료하는 데 필요한 아편유사제 의약품의 양을 줄여준다고 기록돼 있다.

미국에서 대마는 1800년대 중반에 이미 특허 의약품으로 통증을 포함한 많은 증상에 널리 사용됐다. 1887년 필라델피아 제퍼슨 의대 교수였던 호버트 아모리 헤어는 통증 치료에서 아편을 능가하는 대마의 이점에 대해 〈세라퓨틱 가제트〉 지에 장문의 기사를 실었다. 헤어는 대마가 아편유사제의 진정 작용이나 구역을 유발하지 않기 때문에 이러한 이점이 있다고 생각했다. 그는 또한 대마가 가끔씩 통증을 서서히 사라지게 하는 것 같아서 효과적이었다고 언급하기도 했다.

완화 치료Palliative Care

완화 치료제로 대마 의약품을 사용하는 것에 대한 최근 분석에서는 그 사용을 뒷받침할 만한 질 높은 인간 연구가 충분치 못한 것으로 드러났다. 하지만 이런 결론에도 불구하고 완화 치료에 대마를 이용해도 좋다는 관찰 데이터들은 상당량 존재한다.

존경받는 산타크루즈의 의료 대마 집단인 WAMM은 다양한 말기 질병에서의 대마 완화 치료를 전문으로 하며, 20년 이상 놀라운 성공을 거두고 있다.

유효성

호스피스 환자들은 분명 불확실한 미래에 대해 우울해하고 두고 온 사람들의 삶을 걱정할 것이다. 고립과 외로움은 당연한 일이고 고통을 둘러싼 두려움, 자존감의 상실, 스스로를 돌보지 못하게 되는 것도 일반적인 현상이다. THC는 치료에 필요한 아편유사제의 양을 줄여 주고 수면의 질을 높임으로써 통증을 완화시켜 줄 수 있고, CBD는 정신적인 괴로움을 달래는 데 도움을 줄 수 있다.

제안 메커니즘

카나비디올은 동물 모델에서 스트레스로 인한 불안을 줄이는 데 매우 효과적이다. CBD가 스트레스 관련 불안을 줄여주는 효과는 해마 내의 신경보호(새로운 신경의 생성)를 지원할 수 있는 능력에서 비롯되며, 이는 가소성plasticity과 연관이 있다. 가소성이란 성인의 뇌가 외부나 내부의 자극에 반응해 그 구조anatomy를 변형시킬 수 있는 능력을 말하며, 뉴런은 대부분의 뇌 기능 이론에서 중심이 되는 조직이다.

엔도카나비노이드 시스템은 스트레스와 관련된 감정적 기억들의 생성, 응고, 소멸을 조절한다. 절차가 반복되거나 성공적이지 못하면 환자에게 종종 큰 스트레스가 되며 그 여파로 기억을 떠올리는 게 외상이 되기 때문에, 이를 경감시킴으로써 막대한 완화 효과를 줄 수 있다.

말기 환자를 돌보는 사람의 경우 CBD를 하루 종일 사용하면 스트레스로부터 편안해질 수 있으며, 환자나 사랑하는 사람을 보내는 동안, 그리고 보내고 난 후에도 회복 수면을 더 잘 취할 수 있고 더 빨리 평정심을 찾을 수 있다.

용법

경구: 하루 2회 15mg CBD로 시작한다.

증기와 연기: 대부분의 시설에서는 사용할 수 없는 경우가 많다.

권장 화학형과 인기 품종: 이 책의 다른 질병 관련 페이지를 참조하라.

인도에서 의료 대마 사용을 연구했던 19세기 의사인 윌리엄 오셔너 시는 대마 추출물을 이용해 말기 단계의 랍비 환자를 완화 치료했던 경험을 기록으로 남겼다. 수닐 아가왈 박사는 최근 자신의 말기 암 환자들에게 의료 대마를 이용함으로써 얻을 수 있었던 유사한 고통 완화 사례를 기록했다.

다른 신경퇴행성 장애와 마찬가지로 파킨슨병(PD)은 카나비노이드 의학의 유망한 치료 표적인데, 이는 특히 현재 사용 가능한 아편유사제 치료약이 한정돼 있기 때문이다.

카나비노이드와 PD에 관한 2017년 논문에 따르면 PD 동물 실험 모델에서 엔도카나비노이드 시스템의 기능을 조절함으로써 운동 증상 motor symtoms이 호전되는 게 목격됐는데, 이 임상 전 연구는 효과적인 인간 치료로 이어지지 못했다. 하지만 아래에서 언급할 이스라엘의 한 관찰 연구에서는 보다 낙관적인 전망을 보여 주고 있다.

파킨슨병은 진행성 신경퇴행성 질병으로 흑질substantia nigra이라는 중뇌의 작은 영역 내에서 신경전달물질인 도파민을 생성하는 뉴런의 소실로 유발된다. 도파민이 줄면 조정 기능과 운동 기능이 방해를 받는다. PD의 일반적인 증상으로는 근육 경직, 떨림tremors, 동작 둔화 등이 있다.

유효성

PD 치료에 있어 카나비노이드의 유효성은 다소 확실치는 않지만 충분히 유망하다. 2004년 프라하 운동장애센터에서 실시한 설문 조사에 따르면, 대마를 시도한 PD 환자의 절반 이상이 주관적인 증세 호전을 주장했다. 한 무작위 이중맹검, 위약통제, 교차 시험에서는 7명의 환자가 카나비노이드 수용체 작용제인 나빌론 사용에 반응해 운동이상증 dyskinesias(운동 통제기능 상실)이 확연히 감소한 것으로 목격됐다. 나빌론은 THC와 마찬가지로 CB1 수용체 작용제로서 기능하는 합성 카나비노이드다.

이스라엘의 한 연구팀에서는 파킨슨병 환자에게 가장 흔한 투여 방식인 흡입을 통해 카나비노이드를 전달했다. 환자들이 기존에 사용하던 의약품은 "PD의 심한 통증과 떨림을 해결하는 데 충분치 못한 것으로 입증됐다."

이들 환자의 PD 증상에 대한 대마의 효과는 UPDRS(Unified Parkinson's Disease Rating Scale: 파킨슨병에 대한 통합적 평가 척도), VAS(Visual Analog Scale: 시각 아날로그 척도), PPI(Present Pain-Intensity scale: 현재 고통 강도 척도), 그리고 SF-MPQ(Short-Form McGill Pain Questionnaire: 약식 맥길 통증 설문지)를 이용해 평가했으며, 환자들의 비운동계 증상과 대마의 부작용도 평가했다.

이스라엘 연구팀은 대마 사용 후 환자들의 UPDRS 평균 점수가 총 30% 향상됐음을 목격했다. 또 다른 운동 증상 분석에서도 떨림, 경직 및 동작 둔화에서 상당한 개선 효과가 있었다. 통증과 수면에서도 점수가 향상됐으며, 흡입 대마로부터 관찰된 역효과는 전혀 없었다. 대마 흡연은 환자의 자세에는 전혀 영향을 끼치지 않았지만, 졸음이 가장 큰 부작용으로 보고됐다. 조사에 참여한 가장 젊은 환자는 PD가 조기 발병된 42세 남성으로 대마 흡입에 레보도파levodopa로 가능한 수준까지 역동적인 반응을 보였다. 연구원들은 대마가 PD로 고통받는 환자들의 운동 및 비운동 증상을 모두 호전시킨다고 결론 내렸다.

최근의 증거는 PD 치료에 THC보다 다른 카나비노이드가 훨씬 더 가치가 있다는 것을 보여준다. 중앙아시아와 남아프리카 일부 지역의 대마에서 발견되는 THCV는 PD의 동물 모델에서 신경보호 효과와 완화 효과를 보여 주었다. THCV 대마는 미국에서 아직 찾기 힘들지만, 향후 몇 년 동안 상황이 개선될 것으로 보인다. CBD와 관련된 추가적인 신경보호 특성에 있어서는 PD의 진행을 억제하는 치료제로서 이 두 가지 카나비노이드의 병용 요법에 대한 가능성이 논의되고 있다.

제안 메커니즘

PD에서 관찰되는 엔도카나비노이드 시스템의 변화는 현재 PD에 대한 보상으로, 또 PD로 인한 변화의 일환으로 발생한다고 여겨지고 있다. 엔도카나비노이드는 PD의 초기에 이동운동locomotion의 통제력을 유지하기 위한 보상으로 방출되며, 질병 후기에는 이동운동 기능을 손상시키는 것으로 끝이 날 것이다. PD에 카나비노이드를 사용하려면 카나비노이드 의약품이 PD의 초기 단계에 엔도카나비노이드의 생성을 향상시킬 수 있는 (혹은 감소를 억제시킬 수 있는) 방법에 대해, 그리고 이 병의 후기 단계에서 서로 다른 카나비노이드 의약품이 엔도카나비노이드 생성을 억제할 수 있는 (혹은 분해를 촉진시킬 수 있는) 방법에 대해 더 많은 이해가 필요하다.

용량

신경퇴행성 질병은 점진적인 퇴행 증상을 보이기 때문에 투여 용량은 이 책의 통증, 신경병증, 불안, 불면증, 그리고 우울증에 대한 페이지를 참고하기 바란다. 통증/신경병증에는 2.5~7.5mg THC를 경구나 흡입으로 3~4시간마다 사용하는 게 통증 관리에 좋다. 대마를 경구로 투여하려면 시간의 경과에 따라 고르게 완화될 수 있게 인내심과 계획이 필요한데, 삼키는 약은 보통 45분에서 1시간이 돼야 느낌이 오기 때문이다. 이와 달리 흡입식은 즉시 느낌이 오며 설하나 스프레이는 약 20분이 걸린다. 국부 처방제는 신경병증에 도움이 될 수 있다.

THC 용량에 CBD를 추가하면 THC의 정신작용 강도를 줄이면서 잠재적인 신경보호 효과도 얻을 수 있다. 대마 용량에는 통증 완화용 '스윗 스팟'이 있다는 사실을 기억하고, 완화를 위한 최적 용량을 초과하지 않도록 주의해야 한다.

용법

경구: 경구 대마는 휴식과 수면의 질을 높이는 데 매우 효과적이며, PD 환자의 신경병증 통증에 진통 효과를 제공한다. 경구 CBD와 베타-카리오필렌은 신경보호, 산화 방지, 항염증 및 면역조절에 상당한 작용을 하며, 이들은 모두 파킨슨병 같은 신경퇴행성 질환을 치료하는 데 도움이 될 수 있다. 베타-카리오필렌은 아래의 일부 대마 품종에서 구할 수 있으며, 장용성 제피 형태가 있다면 삼키는 약을 사용해도 좋다(그렇지 않으면 위장을 통과할 때 살아남지 못한다). 이런 효과를 위한 경구 투여 유효량은 하루 25~50mg이다.

증기와 연기: 경구 투여보다 빠른 발현을 위해서는 증기나 연기 THC가 추천된다. 언제나 내성이 생기지 않도록 최소 유효량을 사용해야 한다. 대마 초보 환자는 2.5mg THC(성냥개비 머리 크기의 대마꽃 조각)를 넘겨 시작하면 안 되며, 더 사용하기 전에 10~15분 기다려야 한다. 통증 완화

를 위한 대마 사용에는 '스윗 스팟'이 있기 때문에 최적 용량을 초과하지 않도록 주의 깊게 관찰해야 한다.

권장 화학형과 인기 품종: ACDC나 수지 큐, 샬롯의 거미줄 같은 고 CBD(타입 III) 품종들이 신경보호용으로 좋다. THC와 CBD를 함유하고 있는 타입 II 품종은 보다 다양한 증상 완화 효과가 있으며, 특히 베타-카리오필렌 함량이 높아서 선택된 타입 II은 강력한 항염증 효과와 함께 THC와의 시너지 효과도 제공한다. 베타-카리오필렌 함량이 가장 많은 타입 I의 고 THC 품종으로는 쿠키와 크립토나이트가 있다.

역사적 용례

파킨슨병에 대해서는 이 병과 일치하는 묘사가 기원전 1천 년경 인도 전통 의학서에 등장하긴 했지만, 1817년 제임스 파킨슨James Parkinson에 의해 최초로 신경성 증후군의 하나로 기록됐다. 1899년 19세기 영국 신경학자인 윌리엄 고워즈는 파킨슨병을 치료하기 위해 아편과 함께 대마를 사용했으며, "이들을 사용하면서 상당한 시간 동안 아주 뚜렷한 호전 증세가 있다는 것을 몇 차례나 목격했다"고 말했다.

소아기 환자(유아와 아동)에게 의료 대마를 사용할 수 있는 주요 질병들로는 기존의 치료법에는 반응하지 않는 간질, 암, 자폐 범주성 장애 등이 있다

유아나 아동에게 의약품으로 대마를 사용할 때는 어떤 경우에든 전문적인 의학적 지식과 소견을 갖고 특별히 신중하게 접근할 필요가 있는데, 그 이유는 대마의 성분이 신체 발달을 조절하는 수용체들뿐만 아니라 몸 전체의 다양한 기능과 상호작용하기 때문이다.

소아암 childhood cancers

소아암은 효과적인 의약품이 거의 존재하지 않는 까닭에 점점 더 많은 부모들이 대마와 같은 대안 치료법을 모색하고 있다. 1960년대 초반 최초로 THC의 구조를 밝혀낸 이스라엘의 의약 화학자인 라파엘 머슐럼은 반 세기 동안 대마에서 추출된 분자들을 개발해 왔다. 심지어 2017년에도 그는 CBD에서 추출된 새로운 카나비노이드를 만들기도 했다.

1990년대에 머슐럼은 이스라엘의 한 병원에서 소아 종양학자들의 감독하에 작은 카나비노이드 시험을 했다. 여기에는 혈액암을 위한 화학요법을 받고 있던 3~10세 아동 8명이 참가했다. 당시 이 아이들이 겪

는 고통과 화학요법 치료 후에 견뎌야 하는 끔찍한 구역과 구토에 마음이 쓰인 머슐럼은 종양학자들과 함께 항구토제로 델타-8-THC를 테스트하는 프로토콜을 고안했다. 델타-8은 THC의 가장 안정적인 이성질체isomer며, 델타-9-THC와 달리 카나비놀로 쉽게 산화되지 않는다. 델타-8-THC는 중독성이 있긴 하지만, 이전의 성인 실험에서 고용량일 때도 잘 견딜 수 있는 정신작용을 보여 준 바 있었다.

그 후 2년 동안 이 8명의 아이에게는 하루 네 번씩 고용량의 카나비노이드가 투여됐다. 한 아이(4세)는 시험 기간에 다행감과 과민성 징후를 보였고 또 한 아이는 과민성을 보였지만, 처음 2회 투여 때뿐이었다. 그리고 모든 아이들이 시험 기간에 구토를 멈췄으며 머슐럼은 자랑스럽게 그 결과를 발표했다. 그는 여기에 대해 단 한 차례의 조사도 받지 않았다. 하지만 이런 결과가 있음에도 불구하고 다른 어떤 종양학자나 병원에서도 아동에 대한 THC 사용은 시도조차 하지 못했다.

신경계 질환neurological conditions

인터넷을 통해 사람들은 심각한 신경계 질환을 앓고 있는 아이들이 대마 의약품, 특히 CBD를 이용해 성공적으로 치료했다는 이야기와 동영상을 공유하고 있다. 이런 사례들을 뒷받침하는 증거는 보통 개인적인 경험이거나 신뢰할 수 있는 설문 조사 기관에서 수집한 정보가 최선이다. 2013년 스탠퍼드 대학 연구팀에서 캘리포니아 소아 간질 환자들의 CBD 대마 사용에 대한 예비 조사를 발표한 바 있다. 하지만 이제 소아 환자들에게 대마 기반 의약품을 사용할 수 있는 가능성에 대해 심각하게 검토하는 연구원과 의사들이 늘어나고 있다.

하버드 의대 신경학과 교수이자 매사추세츠 종합병원의 소아 간질 관리국 국장인 엘리자베스 앤 티엘 박사는 의료 마리화나에 대한 매사추세츠 보건복지부 청문회에서 다음과 같이 증언했다.

"소아 간질 환자들에 대한 직접적인 경험과 문헌 분석을 바탕으로 제 소견을 말하자면, 의료 마리화나 특히 정신작용이 없는 의료 마리화나 성분인 카나비디올(CBD)은 소아 간질 환자에게 엄청난 의료적 이점이 있을 뿐만 아니라, 오늘날 사용 가능한 대부분의 다른 항간질 요법들보다 역효과나 부작용이 훨씬 적습니다. 따라서 저는 '생명에 지장을 주는 질병', 즉 '6개월 이내에 사망에 이를 수 있는 것으로 합리적 예후가 판단되는' 질병이 없는 18세 이하 아동에게 의료 마리화나 사용을 금지하는 이 법(매사추세츠 의료 마리화나 법)이 매사추세츠의 소아 간질 인구에 대한 심각한 차별이 될 것이라고 확신합니다."

부족한 증거

소규모 시험들이나 그 결과는 고무적일 수는 있겠지만, FDA에서 이 약물의 사용을 승인할 만큼 충분한 증거는 되지 못한다. 마이애미 아동병원의 아동 뇌 연구소 FAQ 웹페이지에는 다음과 같은 글이 실려 있다.

"간질 아동을 돌보는 사람은 누구든 CBD가 유효하기를 희망한다. 하지만 다른 모든 가능성 있는 치료법에서처럼 여기에도 같은 기준이 적용되며, 즉 검맹 관찰에서 통계 수치상의 개선점이 확인돼야 한다. 아직 간질에 대한 CBD 사용은 이 기준에 미치지 못하고 있다. 사람들이 다른 환자와 성공담을 나누고자 하는 데는 아무 문제가 없으며, 특히 난치성 간질 아동들이라면 우리도 절실히 도움을 주고 싶다. 하지만 불행히도 CBD가 유효하다고 답하기에는 아직 우리에게 경험이 부족하다."

그리고 여기에는 가장 큰 난관, 즉 입증되지 않은 대마 치료법을 소아 환자들에게 사용해도 될 것인가, 하는 문제가 있다. 중증 아동 환자에게 대마를 사용할 때는 약초가 증상 완화에 언제나 효과적이지는 못하다는 사실을 이해하는 게 중요하다. 건강과 피트니스 전문 기자인 수잔나 레이는 11살짜리 그녀의 딸 나타샤가 뇌암이 재발하자 식욕을 찾아 주기 위해 의료 마리화나를 찾았다. 1년이 넘게 계속된 엄마의 많은 시도에도 불구하고 의료 마리화나는 나타샤의 식욕을 자극하지 못했다. 그녀가 허핑턴 포스트 지에 남긴 글은 다음과 같다.

"마리화나는 결코 나타샤의 생명을 구하지 못했다. 하지만 다른 주류 치료법들도 마찬가지였다."

지난 2013년 FDA는 뉴욕 대학과 샌프란시스코 캘리포니아 대학에서 난치성 소아 간질 환자들에게 CBD를 사용하는 실험을 승인했다. CBD는 에피디올렉스Epidiolex라는 추출물 형태로 GW 파머수티컬즈에서 제공했다. 각 시설에서 25명의 환자가 참가한 아주 소규모 연구지만, 예비 결과가 고무적이라면 이 연구는 미국 전역의 다른 연구 프로그램들로 확장될 수 있을 것이다.

동시에 콜로라도주의 신문들은 이런 소아 간질 아이를 둔 많은 가족들이 마리화나를 합법화된 혜택을 누리고자 콜로라도로 오고 있다는 기사를 싣고 있다. 콜로라도 대마 판매점에서는 이들을 위해 고 CBD 대마를 재배하고 기름을 추출하고 있다. 에피디올렉스는 지난 2016년 하반기에 여러 가지 임상 3상 시험을 완료했다. 예비 결과는 고무적이지만 기적이라고 할 만한 정도는 아니었다. 물론 약물에 좋은 반응을 보인 아이와 그 부모들의 생각은 이와 다를 것이다.

외상 후 스트레스 장애 Post Traumatic Stress Disorder

베트남 전쟁 당시 미군 병사들은 전쟁의 공포에서 벗어나기 위해 종종 동남아시아 대마를 피웠다. 귀국 후에도 전쟁의 경험으로 인한 외상 후 스트레스를 해결하고자 계속 대마를 이용했던 재향 군인들이 많았다. 최근의 임상 전 연구에서는 뇌가 외상 기억을 처리하는 방식과 엔도카나비노이드 시스템 간의 관계를 집중 조명했는데, 결과적으로 외상 후 스트레스 장애(PTSD)에 대한 카나비노이드 기반 치료법의 상당한 가능성을 보여 주었다.

PTSD는 보통 사망의 직접적 경험이나 실제 혹은 위협적인 심각한 부상과 같은 극한의 외상 스트레스에 노출됨으로써 유발된다. 이런 스트레스에 대한 반응에는 언제나 격렬한 공포나 무력감이 포함된다. 전형적인 PTSD 증상으로 원래 사건에 대한 반복적이고 강도 높은 기억이 따라오며, 이는 종종 회상flashback이나 악몽으로 찾아오기도 한다.

PTSD는 감정적 괴리, 회피, 그리고 강렬한 각성이나 분노로 이어지는 경우가 많다. PTSD 증상으로 연결되는 외상성 경험들로는 전투, 전쟁 지역에서 거주, 자연 재앙, 성적, 언어 및 신체 폭력, 교통 사고, 폭력 범죄 등이 있다. 미국의 경우 인구의 10% 이상이 살면서 얼마간의 PTSD 증상을 경험하는 것으로 추산된다.

2011년 4월 28일 미 FDA는 MAPSMultidisciplinary Association for Psychedelic Studies에서 제출한 재향 군인용 치료제로서의 대마 사용 연구에 대한 초안을 받아들였다. MAPS 연구는 2017년 2월 현재 콜로라도 보건환경부의 지원을 받으며 2년째 진행 중이다. 불과 얼마 전인 2017년 3월에는 미 보훈성 PTSD 국립센터 웹사이트에 다음과 같은 글이 올라 왔다.

"의학적 질병을 위한 마리화나 사용이 점차 문제로 대두되고 있다. 일부 재향 군인들은 PTSD 증상 완화를 위해 마리화나를 사용하고 있으며, 몇몇 주에서는 PTSD에 의료 대마 사용을 특별히 허용하고 있다. 하지만 PTSD용 의료 대마의 안전성과 효율성 평가를 위한 통제 연구는 아직 실시된 바가 없다. 따라서 마리화나가 PTSD에 효과적인 치료제라는 증거는 현재 없는 상태다. 사실 PTSD 환자에게 화리화나가 해로울 수 있다는 연구는 있다."

이에 반해 최근의 분석 논문들은 수면 장애(불면증과 악몽), 불안, 분노 조절 장애, 회상 사건 축소, 회피, 과각성hyperarousal 등의 PTSD 증상 치료에서 개선점을 힘들게 찾아냄으로써 대마 사용에 대한 설득력 있는 증거를 제시하고 있다. PTSD에서 가장 흥미로운 카나비노이드용 타깃 중 하나는 외상성 감정 기억의 생성, 응고, 소멸을 조절하는 엔도카나비노이드 시스템의 기능이다.

유효성

치료의 주요 목표는 연관된 외상 사건의 기억으로부터 두려운 기억을 소거함으로써 촉발 요인trigger (예를 들어 총격의 기억을 불러오는 큰 소음이나 부모의 학대를 연상시키는 냄새)을 연관 공포 반응 없이 경험하게 해주는 것이다. 불행히도 소멸은 일시적인 경우가 많으며, 시간이 경과하면 두려운 기억이 다시 떠오를 수 있다. 하지만 엔도카나비노이드와 카나비노이드가 이런 심각한 스트레스 반응뿐만 아니라, 인식된 위협에 대한 비정상적인 반응을 줄여 주면서 PTSD와 연관된 공포감을 소멸시켜 준다는 증거가 있다.

대마와 공포 기억에 관한 2017년의 한 중요한 연구에서는 CBD가 지속되는 외상성 기억과 그 충격을 치료할 수 있다는 가능성을 뒷받침해 주는 증거가 발견됐다.

"공포 기억 재응고reconsolidation 증상에 CBD를 투여하면 학습된 공포 경험의 축소가 지속되거나 이전 것을 방해하고 이후 것을 촉진시킴으로써 공포 기억을 소멸시켜 주는 중요한 효과가 있다. 따라서 CBD는 PTSD와 공포증 치료에 있어 심리 요법이나 행동 개입behavioral intervention에 대한 약리학적 보조제로 검토해 볼 만하다. 공포감 소멸과 기억 재응고에 대한 대조적인 CBD의 효과는 둘 다 학습된 공포 경험의 지속적인 축소를 가져오긴 하지만, 이러한 CBD의 효과는 적어도 일부는 5-HT1A 수용에 의해, 그리고 간접적으로 카나비노이드 수용체에 대한 엔도카나비노이드 중재 작용을 통해 중재된다. 체계적인 CBD 투여를 통해 재응고에 대한 방해 효과를 얻기 위해서는 기억이 회복된 후 즉시 투여할 필요가 있었는데, 그 이유는 회복이 없을 때나 6시간이 지나 투여할 경우 효과가 전혀 없었기 때문이다. CBD는 또한, 새로운 공포 기억이나 이전의 기억이 재응고되는 것을 모두 방해할 수 있었다. 나아가 이후의 학습된 공포 경험 축소는 21일간이나 지속됐으며 충격을 제시해도 다시 돌아가지 않았는데, 이는 CBD의 효과가 소멸 기능 향상이 아니라 재응고 방해 기능에 기인한다는 것을 의미한다."

엔도카나비니이드의 신호 전달은 스트레스에 대한 신체의 적응과 스트레스성 사건 이후의 회복에서 중요하다는 사실이 입증됐다. 카나비디올은 동물과 인간 모델에서 스트레스 관련 불안과 스트레스성 사건 이후 불안을 감소시키는 데 매우 효과적이었다. 스트레스 관련 불안을 줄이는 데 있어 CBD의 사용 효과는 가소성과 관련된 과정인 해마 내 신경발생neurogenesis(새로운 신경생성) 지원에서 나타난다.

정부에서 재배한 대마를 매월 100mg씩 지급 받은 이스라엘의 재향 군인을 대상으로 한 비공개 연구에서도 1년 동안 반복된 평가에서 CAPSClinician Administered Post-traumatic Scale 점수가 낮아진 것으로 목격됐다. 의료 대마를 이용해 호전됐다고 보고된 환자 증상으로는 과각성, 불안, 불면증, 회상 등이 있다.

PTSD 증상 치료에서 THC와 CBD가 성공적인 결과를 보여 주긴 했지만, 그렇다고 대마가 PTSD를 치유해주리라 기대해서는 안 된다. 현재는 PE(progressive exposure: 진행성 노출)를 이용한 CBT(cognitive behavioral therapy: 인지 행동 요법)이 PTSD를 치유해준다고 여겨지고 있으며, 여기서도 누가 반응을 보일지 예측하기는 힘들다. PTSD 자체의 주요 문제를 해결하는 게 대마 치료의 목적이라면 PE와 함께 하는 CBT나 적어도 도움이 되는 카운셀링 정도는 필요할 것이다.

제안 메커니즘

PTSD 치료에 사용되는 기존의 의약품들과 달리 대마에는 임상 연구에서 관찰된 효과들을 과학적으로 뒷받침하는 강력한 증거가 있다.

편도체는 감정 기억이나 공포 조절과 연관되는 뇌 속의 아몬드 모양의 작은 영역이며, PTSD는 편도체의 구조와 기능을 변화시킨다. 엔도카나비노이드 시스템은 편도체와 연관 있는 것들을 포함해 혐오스러운 기억의 소멸과 관련이 있다. 기능적인 MRI 뇌 스캔을 통해 PTSD 환자의 뇌 속에 있는 과다 활동 편도체와 전전두 피질의 과소활동을 대조군과 비교해 본 결과, 편도체 활동의 부적절한 통제가 목격됐다. 이런 식의 과잉활동과 과소활동은 환자의 PTSD 중증도와 관련이 있는 것으로 나타났다.

엔도카나비노이드 CB1 수용체는 해부학적으로 공포 조절망, 즉 편도체, 해마, 복내측 전전두 피질에 밀집돼 있다. PTSD 환자들은 건강한 대조군에 비해 엔도카나비노이드 신호 시스템을 변화시켰는데, 이들의 경우 아난다미드 엔도카나비노이드 수위가 더 낮고 CB1 수용체의 밀도가 비정상인 것으로 나타났다.

카나비노이드는 외상 노출 이전이나 이후에 곧바로 투여했을 때 PTSD의 진전을 막을 수 있다. CBD는 직접적인 CB1 작용제가 아니며, 쥐 모델에서 공포 기억을 사라지게 하고, 공포와 연관되는 기억들 contextual memories의 중단을 촉진시키고, 불안을 감소시켰다. 쥐와 인간은 공포 기억과 소멸의 생화학적/해부학적 특성이 매우 유사한 것으로 여겨지고 있다.

용량

PTSD 치료에서 대마의 효과는 투여 용량에 따라 달라지는 것 같다. 카나비노이드를 경구로 투여하려면 시간이 경과하면서 고르게 완화될 수 있도록 인내심과 계획이 필요하다. 삼키는 약은 발현에 보통 45분~1시간이 필요하다. 이와 대조적으로 흡입식은 즉시 느낌이 오며, 설하나 스프레이 방식은 20여 분 걸린다.

THC는 불안이나 경기용으로 설하 투여 시 1~5mg을 사용하며, CBD 대마는 경구나 설하로 5~10mg이 효과적이다.

설하와 삼키는 THC 대마는 불안 완화 효과를 제공한다. 소량의 THC(보통 약 2.6mg)를 설하에 투여하면 비교적 깨끗한 효과를 나타내며, 기분을 전환하거나 고조시키고 불안을 잠재우는 데 도움이 된다는 게 입증됐다. 용량은 필요에 따라 5mg까지 늘릴 수 있다.

소량의 THC와 CBD를 병용하면 일부 환자들에게 얼마간의 상승 효과가 나타날 수 있기 때문에 주의가 필요하다. 불안용으로 경구 THC와 CBD를 함께 사용할 경우에는 각각의 양을 줄이기를 권한다. 경구 THC의 용량을 계속 늘려가면 불안이 오히려 자극될 수 있기 때문에 과다 투여되지 않도록 특별한 주의가 필요하다. 5~10mg CBD를 10:1의 CBD:THC 비율로 아침과 오후에 스프레이나 설하로 투여할 경우 중독 증상 없이 사용할 수 있다. 필요에 따라 하루 중 언제든지 사용이 가능하지만, 각성 촉진 작용이 있을 수 있기 때문에 최종 투여는 오후 5시 이전이 좋다.

THC는 수면용으로 5mg가 권장되며, 잠자리에 들거나 침대 휴식을 취하기 1시간 전 삼키는 식으로 투여하면 된다. 삼키는 THC는 수면과 진통 효과가 좋으며, 효과 지속시간을 늘려 준다.

용법

경구: THC를 함유한 경구 대마는 일부 PTSD 환자들을 괴롭히는 악몽 등의 꿈 자각 증세를 완화시키는 데 탁월하다. 경구 제품은 효과 지속시간이 길며, 진통과 수면 효과도 더 뛰어나다.

증기와 연기: 설하나 경구 점막 방식이 정신이 더 선명하기 때문에 주간에 사용하기 좋을 수 있겠지만, 현재까지 PTSD 환자들이 가장 선호하는 방식은 증기와 연기식이다. PTSD 환자들은 자연스레 흡입 투여에 끌리는 경향이 있지만, 이 병에 흡입식 의료 대마를 사용하면 의존성이 높아질 위험이 있다. 흡입은 지속시간이 짧으며, 대부분의 사용자들이 정신작용 효과를 경험할 때까지 양을 늘리는 경우가 많기 때문이다. 소량(성냥개비 머리 크기 꽃 1~3 조각)이면 엔도카나비노이드 신호 시스템이 편도체의 과다 활동과 회상이나 악몽을 통제하는 기능을 도우면서 사용자에게 내성이 커지는 것을 피할 수 있다.

권장 화학형과 인기 품종: 흡입이나 설하 방식을 선택할 경우 피넨(솔잎 향) 테르펜을 함유한 품종은 피해야 하는데, 그 이유는 알파-피넨이 불안을 자극할 수 있고, 그 기억 향상 효과가 부정적인 기억 소멸을 힘들게 할 수 있으며, 자살 관념이 있는 환자들에게는 금지시 되기 때문이다. 리날룰이나 리모넨을 함유한 품종이 권장된다.

카나토닉, ACDC, 수지 큐 등 CBD가 지배적인 품종은 불안용으로 좋으며, 자주색이나 부바 쿠시(미르센과 리날룰 함유) 같은 광엽 품종은 진정 효과가 있다. 리날룰과 미르센은 불안 제거와 진통 효과로 잘 알려져 있다. 또한 OG 쿠시는 PTSD 환자들 사이에서 인기가 높지만 강력한 THC 효과가 있어 주의를 요한다.

역사적 용례

"전쟁에서 상처 입지 않는 병사는 없다."-호세 나로스키.

16세기 포르투갈 의사이자 식물학자인 크리스토발 아코스타는 군인 신분으로 인도를 여행했다. 그는 인도의 의료 식물을 연구했으며, 인도의 전통 처방제인 뱅에서 대마를 사용하는 것을 최초로 목격하고 이것이 '전투 피로'를 달래는 데 쓰였다고 그의 저서 『동인도의 약물과 의학에 대하여』에 기록했다.

아코스타는 군인들이 PSTD의 다양한 증상에 대마를 사용했다며, "어떤 이들은 시름을 잊고 생각 없이 잠들기 위해서, 또 어떤 이들은 잠을 자면서 다양한 꿈과 환상을 즐기기 위해서 사용했으며, 어떤 이들은 취해서 광대처럼 행동하기도 했다"고 설명했다. 이는 거의 500년 전 PTSD에 대마가 효험이 있음을 증명해 주는 좋은 예다.

임신Pregnancy과 수유Lactation

2015년 스웨덴의 한 동물 연구에서는 순수 THC가 태아의 뇌 발달을 방해할 수 있다고 지적했다. 2017년 〈미국 의학협회 저널〉에 실린 한 논문은 "임산부와 임신을 고려 중인 여성들에게는 기분 전환용으로든 메스꺼움을 달래기 위해서든 마리화나나 다른 카나비노이드 사용을 피해야 한다"며 증거에 기반을 둔 명확한 소견을 밝혔다.

엔도카나비노이드 신호 시스템은 수정 능력, 자궁 내 난자의 성공적인 착상, 정상적인 출산, 초기 뇌 발달, 신경 분화neural differentiation, 그리고 축삭돌기 이동axonal migration에 중요한 역할을 한다. 대마가 임신과 아동기 초기에 발달 이상을 유발할 수 있다고 우려하는 데는 충분한 이유가 있다. 우선 CB1, CB2 및 기타 엔도카나비노이드 수용체들은 성장하는 태아와 아동 모두의 몸 안에 널리 분포돼 있으며, 엔도카나비노이드 신호 시스템은 발달 세포 시스템들이 소통하는 가장 중요한 수단 중 하나다.

엔도카나비노이드는 대사 연구에서 밝혀진 것처럼 호르몬 생성 같은, 발달에 매우 중요한 생체 시스템을 켜고 끌 수 있다. 중추신경계의 발달에 엔도카나비노이드가 하는 중요한 역할 때문에 신경행동학적 이상 지연delayed neurobehavioral abnormalities이라는 위험을 가정할 수 있는데,

이것은 아동기 초기까지는 드러나지 않는다.

엔도카나비노이드와 마찬가지로 파이토카나비노이드는 몸 전체와 체액 안으로 잘 확산되는 작은 지용성 분자들이다. 그 결과 파이토카나비노이드는 태반 장벽을 쉽게 통과해 태아의 혈액과 양수, 태아의 조직(특히 중추신경계)으로 흡수되며, 모유에 고농도로 존재한다. 따라서 이들은 간접흡연을 통해서도 임산부나 유아에게 충분히 흡수될 수 있다는 위험이 있다. 하지만 임상 연구들은 그 결과가 상충되며, 연구의 신뢰성을 심각하게 떨어뜨릴 수 있는 방법론적 결함을 보여 주고 있다.

유효성

논쟁의 여지가 있긴 하지만, 대마 사용이 태아기, 신생아기 및 아동기 발달에 부정적인 영향을 미칠 수 있다는 증거가 있음에도 불구하고 일부 여성들은 입덧을 줄이고 우울증과 싸우기 위해 임신 중에도 대마를 계속 사용하고 있다.

자그마치 임산부의 10~25%가 대마를 사용하며 이들 중 상당수는 구역과 구토 치료를 위해 사용한다. 그 효능에 대해서는 의심할 여지가 없지만, 태아의 안전은 심각한 우려 사항이다. 하지만 데이터는 명확하지 않으며, 태아에 더 위험스러운 상황도 있을 수 있다. 예를 들어 구토가 통제 불능인 상태일 수도 있고, 대마 이외의 항구역제나 항구토제에 노출되는 경우다. 어쨌거나 여성들은 산부인과 전문의의 면밀한 감독이 없는 상태에서는 임신 중 의료 대마 사용을 피하는 게 좋다.

대마를 흡연한 영국 여성 600명을 대상으로 대마가 임신에 미치는 영향을 조사한 연구가 있다. 이 연구에 따르면, 임신 중 대마 사용은 영아 사망 위험의 증가와는 관계가 없었다. 하지만 임신 중 빈번한 대마 사용은 출생아 체중 감소와 연관성이 있는 것으로 나타났다.

태아기에 대마 사용 빈도가 높은 경우에 대해 OPPS(Ottawa Prenatal Prospective Study: 오타와 출산 전 전향 연구)와 MHPCD(Maternal Health Practices and Child Development Study: 모성 보건 실행과 아동 발달 연구)라는 두 건의 대규모 연구가 있었다. OPPS에서는 백인 중산층 캐나다 엄마의 자식에게 대마와 담배가 미치는 영향을 조사한 반면, MHPCD는 절반은 아프리카계 미국인이고 절반은 코카서스계인 엄마의 자식이 출생 전 대마에 노출됐을 때 받는 영향을 연구했다.

이들 중 어떤 것도 대마 사용과 관련해 유산이나 조산 혹은 임신 기간이나 출산 중 합병증 발생률이 더 높지 않았다. 3~4세 아동의 경우 태아 때 대마 노출이 OPPS와 MHPCD 집단 모두에서 아동의 말과 기억 영역에 부정적인 영향을 미쳤다. IQ로 평가되는 인지 개발 영역은 단기 기억과 말에서 부정적인 영향을 나타냈는데, 이는 임신 3기 중 1기나 2기와 연관이 있었다.

대마에 노출된 아이가 자랐을 때는 OPPS와 MHPCD의 결과가 나뉜다. 학교에 들어갈 나이가 됐을 때 OPPS 아동은 기억 손상을 전혀 보이지 않았지만, MHPCD 아동들은 임신 2기 때 대마를 많이 사용했던 엄마와 관련된 단기 기억 손상을 나타냈다. MHPCD 학령 아동의 이러한 손상은 비노출 아동에 비해 향상된 주의 집중력에 의해 상쇄되었다. 하지만 OPPS와 MHPCD 연구에서 모두 확인된 한 가지는, 임신 중 대마 사용이 자식의 주의력 결핍이나 실행 기능 등과 같은 인지 기능 손상과 연관되는 경향이 있다는 것이다.

인간 연구는 일반적으로 기분 전환용 대마 사용만을 대상으로 했으며, 담배나 알코올의 오남용과 함께 이루어졌다. '의료 대마'에 대한 언급은 임신과 수유 중 대마 사용에 관한 과학적 연구들 전체에서 딱 한 번, 기타 항목으로 나왔을 뿐이다. 방법론적으로 이들은 동일하지 않으며, 기분 전환용 대마 사용이나 '남용'을 의료 대마 사용과 동일시 하는 것은 매우 심각한 방법론적 오류, 더 깊게는 편견의 증거에 다름 아니다. 어떠한 의료 대마 연구든 치료가 되지 않은 채 있거나 다른 약리학적 (또는 비약리학적) 방법으로 치료할 경우 심각한 결과가 발생할 수 있는 질병이나 증상에 사용되고 있는지를 반드시 확인해야 한다. 대마 오용/남용을 발달 이상 현상이나 유병률과 비교하고, 그 결과를 의료 대마 사용의 결론에 반영하는 것은 (적극적으로든 소극적으로든) 과학적으로 옳지 못하다.

임신과 수유기의 기분 전환용 대마 사용에 대해서는 최근에 분석 논문이 발표된 바 있다. 연구들은 서로 상충되며 결과는 담배와 알코올의 오남용이 함께 뒤죽박죽이다. 이들은 대마가 사소한, 아마도 심각하지 않은 태아 체중 감소를 야기하며, 어떠한 사산이나 조산률 증가는 목격하지 못했다고 밝혔다. 태아 이상도 전혀 증가하지 않았다. 한편에서는 기분 전환용 대마 사용이 신경 발달에 문제를 가져옴으로써 아이의 발달 과정에서 과잉행동과 인지 기능 손상을 가져올 수 있다는 우려가 제시되기도 했다.

임산부와 육아 엄마의 문제

입덧: 임신기 구역과 구토용 처방약의 98%는 임신 중 사용에 대한 FDA 승인을 받지 않은 의약품들이다. 가장 흔히 사용하는 (가장 효과적이기도 한) 약물로는 온다세트론이 있지만, 최근 연구에서 선천성 심장질환과 구개열cleft palate 증가가 목격된 바 있어 태아의 안전이 우려된다. 게

다가 이것은 태아의 심장 부정맥과 엄마의 ECG 이상을 유발할 가능성도 있다. FDA가 승인한 유일한 치료약은 피리독신pyridoxine/독실라민doxylamine으로, 이것은 온다세트론 만큼 효과적이지 않으며, 아직 대마와 비교된 바가 없다 (의료 대마보다는 효과가 덜할 가능성이 높다).

불면증: 불면증은 고혈압이나 제왕절개율 증가 등과 같은 임신 합병증과 관련이 있으며, 분만 이후에는 만성 불면증과 우울증으로 발전할 수 있다. 수면제의 네 가지 범주(벤조디아제핀, 벤조디아제핀-수용체 작용제, 항우울제, 항히스타민제)에 속하는 많은 약물은 대부분 C 범주에 속하며(동물 연구에서 태아에 대한 역효과는 있으나, 잘 통제된 적절한 인간 연구는 없다), 유일하게 항히스타민 독실라민(유니솜Unisom, 나이퀼Nyquil)만 B 범주다(동물 연구에서 태아 역효과는 없었지만, 임산부에 대한 적절한 연구도 역시 없다). 독실라민에는 많은 사람들이 참기 힘들어 하는 강력한 항콜린성 부작용이 있으며, 항히스타민제는 며칠 이상 효과가 지속되는 경우가 드물다.

두통이나 가벼운 통증: 가장 흔히 사용하는 진통제인 아세트아미노펜acetaminophen은 아이에게 운동 과다 장애와 ADHD를 발병시킬 위험이 높다. 또한 임신 중 갑상샘 호르몬과 성호르몬을 간섭할 수 있으며, 신경독성 때문에 뇌 발달을 방해할 수도 있다.

의료 대마가 임신과 수유 중의 이런 일반적인 문제들에 대해 다른 치료제들보다 더 안전한지 여부는 아직 밝혀지지 않았지만, 더 중요한 것은 이것이 시도조차 되지 않았다는 사실이다. 대마의 독성과 안전성 부재를 증명하고자 과도한 열의를 보인다면 편견과 나쁜 과학이 기저에 있다는 징후다. 기분 전환용 대마의 위험성을 제시하려는 시도에서는 명확한 데이터가 산출되지 못했으며, 어쨌거나 의료 대마가 안전하다는 데이터 또한 존재하지 않는다.

1만 년이 넘는 세월 동안 인간은 엔도카나비노이드 시스템과 관련 신호망을 조절하는 식물성 식품을 섭취해 왔다. 대마를 비롯한 식용 식물은 약리학적 활성 물질을 함유하고 있으며, 균형 잡힌 카나비노이드와 테르펜 덕분에 대마는 지난 세기 동안 선택적 육종을 통해 대사 산물이 늘어나기 이전에도 건강을 지원하는 기능성 식품으로 존재하고 있었다.

엔도카나비노이드 시스템은 항상성을 조절하여 수십 가지 중요한 생리적 시스템의 균형을 유지한다. 현대 대마 과학과 치료학의 거장들인 존 맥파틀랜드와 지오프리 가이, 빈센조 디 마르소는 〈엔도카나비노이드 시스템의 관리와 공급: 체계적 분석〉이라는 방대한 논문에서 대마에서부터 많은 생활 습관들에 이르기까지, 건강한 엔도카나비노이드 기능을 유지하는 데 개입할 수 있는 다양한 요소들을 검토했다. 이 분석에서는 오메가-3 지방산이 많은 식품이 엔도카나비노이드를 생성하고 대사하는 엔도카나비노이드 전구체들의 적절한 균형을 보장해 준다는 사실을 입증해 주었다.

또한 '러너스 하이runner's high'의 기반이 되는 엔도카나비노이드 시스템의 원리와, 항상성을 유지하는 데 있어 운동의 중요성도 함께 다루었다. 이 논문의 공동 저자 중 한 사람인 빈센조 디 마르소의 경우, 엔도카나비노이드는 우리가 편안해지고, 먹고, 휴식하고, 망각하고, 스스로를 보호할 수 있도록 도와준다는 멋진 말을 남기기도 했다.

파이토카나비노이드를 신중하게 이용하면 질병뿐만 아니라 건강에 있어서도 이런 과정을 보강할 수 있다. 카나비노이드 수용체에 대한 길항제 약물은 여러 가지 역효과를 유발할 수 있다는 사실이 입증되었다. 따라서 이런 수용체의 균형 잡힌 기능과 발현을 지원하는 약물들이 건강에 도움을 줄 수 있을 것이다.

이러한 균형 작용은 심장, 신경계, 정신적 및 대사적 건강에까지 확장되어 심장질환, 암, 뇌졸중, 비만, 대사성 장애 및 노화에 보호 효과와 심지어 예방 효과까지 줄 수 있다. 도널드 타시킨 박사의 대마 흡연자에 대한 장기간에 걸친 연구에서는 담배를 피지 않고 대마를 흡연하는 사람들 사이에서 뇌와 목, 폐 부위의 암이 약간 줄어든 게 목격됐다. 장기 대마 사용자는 비흡연자보다 폐암 발병률이 3.7%가 더 낮았다.

2013년의 한 연구에서는 대마 사용자가 비사용자보다 인슐린 수치와 허리둘레 치수가 더 적은 것으로 조사됐다. 세포 연구와 동물 모델에서는 CBD 같은 카나비노이드가 일부 종양의 발생을 저지하고 심지어 예방할 수 있다는 게 밝혀졌다. 에단 루소가 제시한 임상 엔도카나비노이드 의존성은 소량의 파이토카나비노이드를 예방책prophylaxis으로 사용함으로써 치료가 가능할 것이다.

카나비노이드는 알츠하이머병과 같은 복잡한 질병의 예방에서도 관심을 가질 만한 다중 표적 약물이다. 클린트 워너는 자신의 저서, 『마리화나: 건강으로 가는 관문』에서 전미 미식축구 연맹이 언젠가는 폭력적인 충돌로 인해 뇌 손상이 누적되는 것으로부터 선수들을 보호하기 위해 CBD 같은 카나비노이드 사용을 바라게 될 것이라고 말했다.

유효성

THC, CBD 및 베타-카리오필렌 같은 파이토카나비노이드의 예방 효과에 대해서는 임상 전 연구들을 통해 많은 것들이 밝혀지고 증명되고 있다. CBD는 강력한 신경보호와 심장보호 효과를 보여주며, 이런 예방 능력은 뇌졸중이나 알츠하이머병, 심장 마비 등의 위험이 있는 환자들에게까지 사용할 수 있을 것이다. 카나비노이드 보충제는 평생 동안 발달하는 수많은 작은 종양들이 자신들의 성장과 증식에 필요한 혈액 공급원을 찾지 못하도록 예방하는 데도 도움이 될 수 있다.

접근 방안

문헌들을 조사해 보면 소량의 대마 의약품이 엔도카나비노이드에 의해 조절되는 다양한 시스템에서 항상성과 전반적인 톤을 유지해 준다는 타당한 주장들이 있다. 이들의 지시 사항을 보면 서로의 역효과 성분을 촉진시키는 카나비노이드와 테르펜의 측근보다는 하나의 카나비노이드를 사용함으로써 야기되는 효과를 피하기 위해서는 주의 깊은 관찰이 필요하다고 한다. THC 유효량에 정신작용의 문턱값이기도 한 '스윗 스팟'이 있다고 지적하는 연구가 늘어나고 있기 때문에 투여 용량은 매우 중요하다.

THC 함량이 너무 낮다는 비판을 받는 미국 정부 생산 대마가 사실 예전에 알던 것보다 정밀한 용량 적정에 더 유리하다는 사실은 매우 아이러니하다. 만성 중증 사용자들에 대한 연구에서는(하루 평균 6개비) 젊은 대마 사용자(평균 25세)에게 가벼운 대사성 장애가 나타났다. 이런 사용자는 피하지방보다 내장지방이 더 많았는데, 이는 지방이 저장되는 방식과 장소가 대사적으로 변위된 것을 나타낸다. 카나비노이드 수용체 하향 조절로 인해 비롯되는 것으로 보이는 이런 대사성 변위를 피하기 위해 대마 내성이 축적되지 않도록 용량을 조절하는 게 더욱 중요하다. 그리고 의료 대마가 합법인 지역에서 생활하는 젊은 성인 남성들 사이에서는 자살률이 현저하게 감소한 것으로 조사된 바 있다.

역사적 용례

대마의 강장제 특성은 중국 전통 의학에서 음기 강장제로 대마 암식물을 사용한 것이 최초로 공식 인정되었다. 요가나 태극권, 명상 호흡법, 최근의 정골의학osteopathic manipulation 등과 같은 전통 요법들은 엔도카나비노이드 시스템 조절용으로 매력적인 이점을 갖고 있다. 이런 효과는 심부 조직 마사지deep tissue massage도 가능할 것이며, 에키나시아echinacea 같은 전통적인 약초 치료제도 엔도카나비노이드 시스템과 상호작용한다.

대마 사용의 문제점과 의존성

1930년대에 대마는 〈리퍼 매드니스Reefer Madness〉란 선전 영화를 통해 유명해진 것처럼 사용자들에게 정신병적인 갈망을 불러일으키는 중독 약물로 묘사됐다. 이런 묘사는 과장된 것이었으며, 진정한 대마의 의존성은 실제로 가장 빈번한 사용자들을 제외하고는 극히 드물게 나타난다. 금단 증상은 아편이나 코카인 같은 약물에 비해 경미해 보이지만, 카나비노이드 수용체 길항제들을 이용해 실험적으로 확인된 바에 의하면 의존성이 있는 사용자에게 투여했을 때 나타나는 것으로 밝혀졌다.

대마 의존성에는 카나비노이드 수용체만 개입하는 게 아니라, 헤로인 중독을 일으키는 뇌의 보상 메커니즘들 가운데 하나로서 직접 책임이 있는 뮤-아편유사제 수용체mu-opoid receptor도 관여한다. THC 같은 카나비노이드는 CB1 카나비노이드 수용체와 상호작용을 할 때 아편계 펩티드 분자의 방출을 유발하며, 이것이 뮤-아편유사제 수용체를 활성화한다.

알코올과 니코틴 의존성에 관련된 보상경로의 기저에도 동일한 뮤-아편유사제 수용체의 활성화가 있다. 뮤-아편유사제 수용체는 약물 중독을 일으키는 주요 뇌 수용체인 것으로 짐작되고 있다. 게다가 최근 연구에 따르면, 만성 사용자들의 카나비노이드 의존성에 있어 대마가 뇌 구조에 미치는 영향은 유전적, 연령적, 성적으로 차이가 있을 수 있다고 한다. 예를 들어 대마 의존적인 청소년기 남성은 기억과 감정 반응에서 주된 역할을 하는 뇌 구조인 편도체 형태의 변화를 겪을 수 있다. 이런 편도체 변형은 대마 의존형 청소년기 여성에게는 나타나지 않는다.

의존성 증상

다음 증상들 중 세 가지 이상이 해당된다면 대마 의존성을 의심해 볼 수 있다.

- 과도하게, 거의 매일 대마 사용
- 효과를 보려면 용량을 늘려야 하는 내성
- 사용할 수 있거나 제공될 때마다 대마를 사용하는 강박 증상
- 대마를 획득, 소유, 섭취하는 게 과하게 의식화돼 있거나 이를 위해 과도한 시간을 쓸 때
- 대마 사용을 중단한 후 금단 증상이 나타날 때

의존성 현황

대마에 대한 2017년 국립아카데미 보고서에 따르면, 2015년 CBHSQ Center for Behavioral Health Statistics and Quality의 전국 설문 조사 보고서를 보면 12세 이상 미국인들 중 2천200만 명이 현재 대마를 사용하고 있는 것으로 확인됐다고 한다. 이들 중 약 420만 명은 대마 사용 장애로 분류할 수 있는 증상들을 보고했다. 국립아카데미 전문가들은 이 보고서가 다양한 대마 사용 수위와 대마 사용 문제나 대마 사용 장애 문제 발달

간의 관계에 있어, 특히 연령대가 다른 집단에서 불확실한 면이 있다고 분석했다. 알코올과 연관 질병에 대한 미 정부의 전국 역학 조사에 따르면, 전주에 대마를 사용했던 사람들 가운데 9.7%가 의존성으로 간주할 수 있는 형태로 대마 사용이 진행된다고 한다.

대마 금단 증상

대마 금단 증상으로는 불면증, 과민성, 식욕 감소, 불안, 경미한 우울증, 변덕, 그리고 소화 불량이나 메스꺼움 등이 있다. 대마 금단은 일상 생활을 방해하는 기능 장애를 가져올 수 있다. 호주 뉴 사우스 웨일즈 대학의 연구원들은 이런 기능 장애의 대부분에 기여하는 금단 증상을 표적으로 연구한 바 있으며, 식욕 부진과 불면증을 완화해 주는 약제나 스트레스 관리 기술을 이용하는 등의 처방책도 제시했다. 이런 증상이 14일 이상 지속되는 경우는 극히 드물다.

대마를 성공적으로 끊는 방법

대마에 의존하는 사용자들이 성공적으로 대마를 끊기 위해서는 다른 대마 흡연자들과의 접촉에 유의해야 한다. 그리고 다시 대마를 사용하지 않고도 공포, 분노, 수치 등 부정적인 느낌들을 다스릴 수 있도록 전략을 잘 짜야 한다. 동기 강화 방식은 의존성이 강한 젊은 성인들의 대마 사용 중단에 별 도움이 되지 않는 것으로 나타났다.

CBD는 뇌 보상 센터를 표적으로 하는 임상 전 증거와 약리학적 근거로 볼 때 중독 장애 치료에 상당한 가능성이 있기 때문에, 대마나 담배 등의 물질들로부터 비롯되는 금단 증상을 치료하는 데 CBD를 비흡연식으로 사용할 수도 있을 것이다.

하지 불안 증후군Restless Leg Syndrome

하지 불안 증후군(RLS)의 원인이나 증상을 다룬 연구는 없지만, 파킨 슨병과 RLS 환자의 관찰 보고서를 보면 CBD를 사용할 때 운동 조절 측면에서 유사한 개선점이 드러난다. CBD는 신경계와 말초 전반에서 광범위하게 작용하는 '난잡한promiscuous' 분자들이기 때문에 RLS에서 작용 메커니즘의 근원이 되는 수용체 영역은 얼마든지 많을 수 있다. 하지만 PD와 RLS 모두의 통제되지 않는 동작은, 동작과 연관된 뇌의 특정 영역에서 도파민 조절 장애라는 특성을 공유하고 있다.

하지 불안 증후군은 주로 다리에서 느끼는 불쾌감이나 고통스러운 감각을 특징으로 하는 신경운동 장애로, 이런 불편함을 해소하기 위해 다리를 움직이고 싶은 통제 불가능한 강한 충동을 말한다. 환자들에게 는 불행한 일이지만 이런 감각은 앉아 있거나 누워 있을 때 자주 발생 하며, 회의나 장거리 여행뿐만 아니라 잠을 자거나 쉬는 것조차 불편 해진다. 이 증후군은 결국 수면 부족으로 이어져서 직장 생활이나 개인 생활을 곤란하게 하며, 우울증을 유발하기 쉽다.

유효성

연구 결과 카나비노이드 수용체는 대뇌 바닥핵basal ganglia의 직간접 경로에서 발견됐으며, 이들 CB1 수용체와 카나비노이드들은 엔도카나비노이드 시스템의 일부로서 운동 기능 부문에 영향을 미칠 수 있다는 데 의견이 일치했다. CBD는 이 수용체들과 상호작용하며, 도파민 생성 조절 장애를 바로 잡는 데 도움을 줄 수 있다. CBD는 항불안제(anxiolytic: 불안을 완화시키는 의약품)로 알려져 있으며, 주간에 사용하면 RLS 환자들이 겪는 고통을 일부 덜어 주면서 각자의 배경 스트레스를 줄여 줄 수 있다. CBD는 또한 불안 치료에 있어 소량이나 보통량으로는 항불안 효과를 나타내지만, 다량일 경우 그렇지 못하다는 이중적인 결과를 보여 주기도 했다.

소량의 THC를 추가하면 (경구식이 좋다) 통증 완화, 앉아 있거나 쉬고 있을 때 원치 않는 운동의 감소, 불면증 증상 완화 등의 효과를 얻을 수 있으며, 결과적으로 더욱 편안한 수면을 즐길 수 있다.

동물 연구에서는 엔도카나비노이드 시스템의 이러한 조절 기능이 PD에 긍정적인 영향을 미치는 것으로 나타났지만, 인간 연구에서는 그렇게 큰 효과를 보이지 않았다. 설치류 모델의 경우 파킨슨병의 인공 생성으로 유발된 행동 변화는 CB1이 역으로 조절됐을 때 눈에 띄게 개선되었다 (CBD는 수용체에서 역조절자negative modulator 역할을 한다).

PD에서 볼 수 있듯이 도파민이 고갈되면 이 경로에 있는 CB1 신호에 중대한 변화가 발생하며, 이러한 변화는 PD나 PLS에 레보도파 대체 요법을 사용한 후에도 발생한다. 다행히도 레보도파 요법으로 인한 변화 증상 중 상당수는 환자가 사용을 중단하면 회복될 수 있다. CBD와 레보도파를 함께 사용하면 레보도파 용량을 줄일 수 있으며, 만성 레보도파 요법에 흔히 나타나는 운동이상증(dyskinesia: 운동 동작의 왜곡 증상) 등의 부작용을 중단시킬 수 있다. 정확한 메커니즘은 밝혀지지 않았지만,

CB1 수용체가 신경보호에 직접 관여하는 부분은 아주 작다고 주장하는 연구원들도 있다.

제안 메커니즘

현재까지 PD나 RLS와 수면 운동 장애의 연관성에 대한 연구는 없지만, 도파민 신호 전달 메커니즘의 조절 장애가 관여되는 것으로 짐작된다. 이런 신경전달자의 고갈이나 바닥핵 내의 조절 장애는 종종 비자발적인 동작involuntary movements을 초래하는 경우가 많다. 이런 식의 조절 장애는 PD의 요인으로 알려져 있으며 RLS도 마찬가지일 수 있다.

사실 파킨슨병으로 고통받는 사람의 상당수가 RLS도 가지고 있다. PD 환자는 뇌의 선조체 부위에서 CB1 수용체의 발현이 상당량 증가하며, CBD는 엔도카나비노이드 탄력성 복구를 위해 이들과 간접적으로 상호작용할 수 있기 때문에 이러한 조절 장애를 호전시켜 줄 수 있을 것이다.

용량

카나비노이드를 경구 투여하려면 시간이 경과하는 동안 고르게 이완될 수 있도록 인내심과 계획이 필요한데, 삼키는 약은 45분에서 1시간이 지나야 발현되기 때문이다. 이와 대조적으로 흡입식은 즉각 느낌이 오며, 설하나 스프레이는 약 20분이 걸린다.

용법

경구: 경구용 대마는 진통 효과가 오래 지속되고 운동 자극으로부터 자유롭기 때문에 휴식과 수면의 질을 높이는 데 매우 효과적이다. 설하

투여 시 THC는 2.5~5mg이 불안용에 효과적이며 더 강력한 효능은 삼키는 방식이 좋다. CBD의 경우 경구나 설하로 5~10mg일 때 효과적이다. CBD는 CBD:THC 비율을 10:1 이상으로 하여 스프레이나 설하 형태로 아침과 오후에 5mg씩 투여하면 정신작용 없이 사용할 수 있다. 필요에 따라 하루 중 어느 때든 관계없지만, 각성촉진 작용을 하므로 오후 5시 이전에 최종 투여를 마치는 게 좋다. 경구나 설하로 투여되는 5~10mg의 CBD는 정신작용이 없는 효과적인 RLS 치료제가 될 수 있다.

THC는 수면용으로 경구 투여를 권장한다. 원치 않는 동작이 유발되는 불쾌감을 줄이기 위해 잠자기 1시간 전 THC를 5mg 삼키면 된다. 삼키는 THC는 수면 효과와 진통 효과를 높여 주며 효과 지속시간을 연장해 준다.

증기와 연기: RLS에서 경구 투여보다 빠른 발현을 위해서는 하루 서너 번 2.5~7.5mg의 증기나 연기식 CBD가 권장된다. 잠자기 전 저녁에 사용하는 THC는 2.5~5mg이 좋다. 가능한 한 내성이 발달되지 않도록 최소한의 THC 유효량을 사용해야 한다.

권장 화학형과 인기 품종: ACDC처럼 미르센이 상당량 함유된 고 CBD 품종이 권장된다. 잠자기 전에는 자주색 품종들 같은 고 미르센 THC 품종이 좋다. CBD 쿠키들 같은 고 CBD의 카리오필렌 품종도 효과가 있다.

조현병 Schizophrenia / 정신병 Psychosis

전염병 연구에서 THC가 지배적인 대마는 조현병 발병과 관련이 있는 것으로 나타났다. 일부 조현병 환자들은 대마가 증상을 완화시켜 준다고 보고한 반면에, 병을 악화시킨다고 주장하는 환자나 연구원들도 있다.

2015년의 한 포괄적 분석에서는 CBD가 THC 지배적인 대마 사용으로 인한 인지 장애와 정신병 증상을 완화시켜 주는 것으로 밝혀졌다. CBD는 대마 사용과 관련된 정신병 발병 위험을 감소시켰다. 정신병 증상을 보이는 환자의 CBD 치료에 대한 소규모 임상 연구들은 효과적이며 안전하고 잘 견딜 수 있는 항전신병 약물로서 CBD의 가능성을 증명해 준다. THC의 항정신병 효과는 THC의 도파민 변조와 관련이 있는 것으로 최근 짐작되고 있다. 보다 최근에는 THC의 이런 효과들이 GABA(gamma-amino butyric acid: 신체가 스트레스에 반응하는 방식과 행동을 담당하는 효소)와 신경전달물질인 글루탄산염을 THC가 변조시키기 때문인 것으로 밝혀지기도 했다.

유효성
대마와 정신병 사이의 연관성은 의심의 여지가 없지만, 그 인과 관계는 아직 제대로 밝혀지지 않았다. 예를 들어 대마가 정신병을 일으키는

지, 혹은 조현병이 발병하기 쉬운 환자가 유전적이나 사회적으로 대마를 사용할 가능성이 많은지, 문턱밑sub-threshold 조현병 환자가 대마로 증상을 치료 받는지, 아니면 대마를 사용해서 증상이 악화됐는지 등이다. 대마와 조현병의 연관 가능성을 검토한 몇 가지 분석이 나와 있는데, 만소와 고프Goff의 논문을 추천한다.

대마의 CBD 함량이 높아지면 대마의 정신병적 효과가 감소한다. 그렇다고 해서 고 THC 대마가 정신병을 유발한다는 의미는 아니며, 단 그 확률은 아직 매우 미미하지만 그럴 수 있는 위험이 증가하긴 한다.

일부 정신병 환자들은 대마가 사회적 거부와 사회적 불안, 권태 등을 해결하는 데 도움이 된다고 주장하고 있다. 특히 이들은 망상과 같은 '긍정적인' 정신병 증상에는 대마를 사용하지 않는다고 말했다. 조현병에 걸린 식구와 함께 의료 대마 클리닉에 와서 환자에게 진정 효과와 긍정적인 사회적 효과가 있다며 대마를 사용할 수 있게 해달라고 호소하는 가족들도 있다. 하지만 최근의 한 연구에서는 첫 번째 사례의 정신병 환자가 '생각을 정리하고 환각과 의심을 다스리는 데' 대마를 사용했다며, 대마가 '긍정적인' 증상을 치료할 수도 있다는 증거를 제시하기도 했다.

조현병 치료를 위한 대마 사용

한 소규모 관찰 시험에서는 파킨슨병과 정신병 증상이 있는 환자에게서 상당한 개선 효과가 목격됐다.

유일한 무작위 대조 시험(RCT)에서는 급성 조현병 환자를 대상으로 전통적인 항정신병 약물인 아미설프리드amisulpride와 CBD 800mg의 효능을 비교했다. 두 가지 모두 '긍정적인' 증상과 '부정적인' 증상을 효과적으로 치료했지만, CBD가 현저히 더 적은 부작용을 나타냈다. 치료 내성이 있는 조현병에서의 CBD에 대한 아주 작은 연구에서는 하루 최고 1.5g이나 되는 많은 양의 CBD를 사용했는데, 결과는 유망하긴 하지만 예비 단계인 것으로 나타났다.

가벼운 대마 사용과 조현병 사이의 연관성에 대한 증거는 부족하지만, 신중을 기하기 위해 위험성이 높은 청소년기에는 (방치나 폭력에 노출되기 쉽고 정신병 가족력이 있을 수도 있다)고 THC 대마는 자제하도록 강력히 권고해야 한다. 하지만 임상적 판단을 위한 여지는 있다. 예를 들어 심각한 ADHD나 PTSD, 염증성 장질환, 편두통, 혹은 사회 불안 장애 같은 고립 공포증을 앓는 청소년의 담당 의사나 부모들은 대마와 관련된 작은 정신병 위험보다 그 이점을 더 중요하게 생각할 수 있다. 대마를 권장할 경우에는 THC의 역효과 성분을 완화시켜 주는 CBD 완충재를 포함시켜야 한다.

정신병이 있는 글루타민과 도파민 동물 모델은 두 가지 다 CBD로 성공적으로 치료됐다. 한 연구팀은 양극성 장애와 조현병 치료에 사용되는 비정형 항정신병 약물과 CBD의 효능을 비교한 연구를 성공적으로 수행했다. 이 연구에서 CBD는 항정신병 약물만큼 효과적이면서 그 부작용은 훨씬 덜한 것으로 나타났다.

CBD가 정신병의 부정적 증상 치료에 효과적이라는 게 증명된다면, 고 CBD 대마 치료제에 '긍정적' 증상에 효과가 있는 비정형 항정신병 약물을 결합함으로써 기존의 조현병 치료가 상당히 발전할 것으로 기대한다.

정신병과 대마의 연관성

대마 사용과 조현병의 연관성에 대해서는 많은 증거가 있다. 이런 연구는 THC 지배적인 대마 품종에 한정되며, 전반적으로 연관성은 용량에 따라 달라진다. 즉 정신병 경험과의 연관성은 THC의 농도가 높고 대마 사용이 많을수록 커진다. 하지만 이런 연구에서 고 CBD 대마가 사용된 경우는 전혀 없었다. 대마가 정신병 조기 발현의 원인이라고 주장할 수는 있겠지만, 보다 세부적인 연구에서는 그 연관성이 14세 이하부터 대마 사용을 시작하고 다량으로 사용했을 경우에만 해당되는 것으로 밝혀졌다. 전반적으로 정신병 증상은 처음 대마를 사용했다는 시점에서 6~8년 동안 나타나지 않았다. 그보다는 대마가 이전에 확정 진단이 나오지 않은 청소년의 문턱밑 조현병을 제거해 줄 가능성이 더 커 보인다.

4,830명의 쌍둥이를 대상으로 한 최근의 한 대형 연구에서는 엄청난 통계 분석 과정을 거쳐 대마 사용이 쌍둥이 청소년의 정신병 경험에서 2~5% 차이만 설명해 준다며, 대마와 조현병은 동지라는 결론을 내렸다. 즉 조현병은 대마와 인과 관계에 의해 발생하는 게 아니라는 뜻이다. 최근의 또 다른 유전자 연구에서도 대마 사용은 정신병의 위험 중 아주 작은 부분만 짐작케 할 뿐이며, 그보다는 공통적인 유전적 원인이 크다는 결론이 나왔다.

조현병의 발현 이후 지속적으로 THC 지배적인 대마를 사용할 경우, 병의 중증도 증가와 증상 악화, 기능성 감소 등으로 이어질 수 있다. 관찰 연구에서는 THC 지배적인 대마 사용을 중단함으로써 증상, 기분, 사회심리적 기능성이 향상되는 것으로 목격됐다. 또 다른 연구에서는 지속적인 대마 사용군에서 영향이 전혀 없거나 오히려 인지 부문이 향상된 것으로 나타나기도 했다.

평균 연령 37.9세의 환자 327명에 대한 최근 연구에서는 지속적인 대마 사용이 정신병 진행에 영향을 미치지 않는 것으로 나타났다. 지속적인 다량의 고 THC 대마 사용이 나쁜 결과로 이어진다는 용량에 따른 연관성은 있는 것 같지만, 이러한 연관성을 인과 관계로 해석해서는 안될 것이다.

제안 메커니즘

THC 지배적인 대마의 상습적 사용과 엔도카나비노이드 시스템, 그리고 정신병의 관계는 확실치 않고 단편적이긴 하지만 있을 법하다. THC는 민감한 환자의 정신병 증상 발현과 연관되는 뇌 영역에서 도파민과 GABA, 글루탄산염의 조절 장애에 직간접적으로 기여한다. 엔도카나비노이드 아난다미드는 전두엽과 해마의 CB1 수용체를 활성화한다. THC는 음성 피드백negative feedback 시스템에서 정신병 증상 발현을 정상적으로 통제하는 아난다미드의 역할을 억압함으로써, 일부 민감한 환자들의 자연적인 항정신병 보상 시스템에 조절 장애를 일으킬 수 있다.

용량

THC는 정신병 증상을 모방한 몇 건의 연구에서 사용되기도 했는데, 조현병의 증상 완화에 고 THC 대마를 사용하는 데는 상당한 주의와 전문가의 엄중한 감시가 필요하다. 정신병 증상 치료에 사용할 THC 용량에 대한 지침은 환자의 병에 익숙한 의료 전문가로부터 받아야 한다.

CBD는 불안을 완화시키는 것으로 나타났으며, 항정신병제로 상당한 가능성을 갖고 있다. 보통량의 CBD는 치료에서 THC보다 훨씬 안전하겠지만, 고용량의 CBD는 경미한 정신 진정작용이 나타날 수 있다. 정신병 증상에 CBD를 사용할 때는 환자의 병력을 잘 알고 있는 의료 전문가의 용량 지침이 필요하다. 항정신병 약물과 고용량 CBD 요법을 함께 사용할 때는 CBD가 일부 약물의 대사작용을 간섭할 수 있기 때문에 얼마간의 주의가 필요하다.

용법

경구: 조현병의 긍정적 증상 호전이 목표라면 고 CBD 함량(CBD:THC가 최소 1:1이나 2:1)의 의료 대마가 정답이다. 의료 대마와 항정신병제나 항우울제 약물 간의 상호작용 가능성은 거의 조사된 바 없으며, 기존 의약품의 효험이 떨어졌을 경우 병용을 고려해 볼 필요가 있다. 조현병에서 CBD의 효과를 실험한 연구에는 경구 처방제를 사용했다.

증기와 연기: 지금까지 수십 년 동안 연기나 증기 대마는 조현병 환자들 사이에서 자가치료 수단으로 인기가 높았다. 이들은 대개 기분 고조, 사회 불안 완화 혹은 전반적인 불안을 진정시키기 위해 대마를 사용한다고들 한다. 조현병이 있는 환자를 치료하기 위해 THC 지배적인 대마를 사용할 경우에는 CBD를 함께 투여하기를 권한다.

권장 화학형과 인기 품종: 고 THC 품종은 CBD와 함께 투여하는 경우가 아니라면 언제나 피해야 한다. THC는 조현병에 취약한 사람들에게 '긍정적' 증상을 야기할 수 있으며, 조현병 환자의 '긍정적' 증상과 '부정적' 증상을 악화시킬 수 있다. 일부 '부정적' 증상은 의료 대마를 이용해 호전될 가능성이 있다. 치료 내성이 있는 조현병의 항정신병제로 CBD 사용을 시도하는 대부분의 환자들에게는 샬롯의 거미줄이나 ACDC 같은 초고 CBD 품종들이나 이와 유사한 고비율 CBD:THC 표현형들이 최고의 선택이 될 것이다.

역사적 용례

조현병은 최근에 당뇨병과 같은 대사성 장애로 구분됐다. 하지만 의사들은 이미 19세기에 조현병을 인지했으며, 정신착란이 빈번한 가계에서 당뇨병이 자주 발생한다는 사실을 발견하고 조현병과 다른 대사 증후군과의 관계를 지적했다. 〈리퍼 매드니스〉는 대마가 정신병을 유발한다는 생각을 그대로 옮겨 놓은 영화로 그 출발은 1920년대와 1930년대 대마 금지 노력의 일환으로 타블로이드 신문에서 즐겨 썼던 유명한 공포 전술로 거슬러 올라간다.

대마와 광기의 역사를 따라가 보면 훨씬 더 오래 전 서반구에서 비롯된 일화가 있는데, 19세기 멕시코 군대 병영에서 THC가 지배적인 대마가 불러 일으킨 광기와 폭력에 대한 이야기다. 브라질 연구원들이 항정신병 약물로 CBD 같은 카나비노이드의 가능성을 검토할 수 있게 된 것은 1990년대 중반으로 접어들어서였다.

발작 장애Seizure Disorders

발작 장애의 주요 치료책으로 AED(anti-epilepsy drugs: 항간질 약물)가 있다. 적정 용량의 AED를 최소 2회 투여한 후 발작이 통제되지 않는 환자들의 경우 '약물 내성drug-resistant' 혹은 '불응성refractory' 간질이 있는 것으로 간주한다. 간질 환자의 30%는 현재 나와 있는 약물 치료제에 반응을 보이지 않기 때문에 전 세계 2천200만이 넘는 사람들이 약물 내성 간질을 앓고 있다. 한마디로 새롭고 효과적인 AED가 간절히 필요한 실정이다.

그렇기 때문에 이러한 신약으로 카나비노이드를 사용하는 데 많은 관심이 쏠리고 있다. 연구원들은 오래전부터 THC와 CBD가 발작을 유발하거나 예방할 수 있다는 사실을 알고 있었다. 아주 어린 아이들에게 끔찍한 결과를 초래하고 생명을 위협할 수도 있는 드라베 증후군Dravet syndrome 같은 몇 가지 중증 소아 간질 치료에 카나비노이드를 사용하는 것에 많은 언론의 이목이 집중되고 있다. 하지만 이러한 희망을 실현시켜 주기에는 임상 증거가 부족하며, 이는 2017년 간질에서의 CBD 치료 효과에 대한 국립아카데미의 방대한 보고서인 〈대마와 카나비노이드의 건강 효과 평가〉에도 그대로 반영돼 있다.

"간질 유형별 카나비디올의 효과에 대한 무작위 시험은 완료했지만, 그 결과는 이 보고서와 함께 공개되지 않았다. 카나비노이드가 간질 치료에 효과적이라는 결론을 뒷받침하거나 반박할 만한 증거가 불충분하기 때문이다."

유효성

카나비노이드의 항간질 효과는 1970년대부터 연구돼 왔다. 간질 치료용 대마 사용에 대한 초기 연구들에 대해 2012년 코크란 분석에서는 그때까지 수행된 모든 인간 연구의 구성이나 규모에 매우 비판적이었다. 최근 연구는 주로 AED로서의 CBD에 초점을 두고 있으며, CBDV나 THCV 같은 다른 카나비노디드들도 인간 시험에서 시도되고 있다. CBD는 다양한 항경련 효과를 일관성 있게 전달하며, 알려진 역효과도 거의 없고 중독성도 없는 것으로 나타난다.

드라베 증후군에 대한 GW의 실험 결과는 2016년 12월에 발표됐는데, 이 실험은 참기름에 녹인 CBD를 함유한 자사의 에피디올렉스 제품을 위한 것이었다. 환자 체중 킬로그램당 20mg의 CBD가 사용됐으며, 결과적으로 위약 환자의 27%에 비해 43%의 CBD 환자가 50% 이상 경련성 발작이 감소했다. 전체 치료 기간 동안 경련과 발작에서 완전히 해방된 환자는 CBD가 3명이고 위약은 없었다. 다른 4명의 CBD 환자는 경련 발작이 사라졌다. 환자의 93%는 CBD 실험 기간에 다양한 AED를 복용했는데 이런 AED들이 효능에 미치는 영향은 앞으로 연구돼야 할 과제로 남아 있다.

2017년 1월 미국 DEA(Drug Enforcement Agency: 마약단속국)는 논란의 여지가 있던 CBD 관련법을 정리한 최종 규정을 통과시켰다. 지지자들은 〈규제물질법Controlled Substances Act〉에 특별한 언급이 없다고 주장해 왔는데, 이것을 합법으로 간주하고 인터넷을 통해 CBD 오일을 판매하는 업자들도 있었다. 새로운 DEA 규정에서는 연방 법안에 따라 CBD를 1급(Schedule I) 불법 물질로 지정하고 있다. GW 파머수티컬즈와 최소 한 곳의 다른 제약 회사는 수년간 CBD가 FDA 약물 승인 절차를 통과하도록 작업해 왔다. 어떤 결과가 날지는 지켜보아야겠지만 허가가 난다면 의료 대마법이 있는 주의 CBD 생산자들은 큰 영향을 받게 될 것이다. 이런 주의 상당수는 저마다의 방침에 따라 고 CBD, 저 THC 대마의 재배와 가공만을 허용하고 있다.

THCV는 세포와 동물 간질 모델에서 모순된 결과를 보였으며, 유망한 동물 연구들에 따라 간질 장애 치료용 CBDV 임상 시험들이 곧 시작될 수 있을 것 같다. 항간질 효과를 줄 수 있는 또 하나의 카나비노이드로 CBG가 있다. CB1 수용체를 표적으로 하는 합성 카나비노이드들은 현재까지 임상 간질 동물 모델에서 상당한 항간질 효과를 보이고 있다.

CBD에서도 그러했듯이, 간질 아동의 부모들은 계속해서 CBD 이상의 카나비노이드를 찾고 있다. 2017년 초 THCV와 CBDV를 구하는 게 불가능하자 THCA와 CBDA 같은 산성 카나비노이드에 관심이 쏠리고 있는데, 이들은 둘 다 CBD처럼 중독성이 없다. 인터넷에는 샬롯 피기의 경우처럼 카나비노이드 복합제가 효과가 있다고 주장하는 부모들이 올리는 조제법이 넘쳐 나고 있다. 의료 대마가 합법인 주의 생산업자들 또한 지역 주민을 위해 GMP와 같이 실험실 테스트를 거친 제형들의 생산을 모색하고 있다.

2016~2017년의 보고서에서는 리날룰 농도가 높은 특정 대마 품종이 인간 환자들에게 항경련 효과가 있는 것으로 나타났다.

제안 메커니즘

카나비노이드가 발작 행동을 억제하는 메커니즘은 아직 밝혀지지 않았지만, 카나비노이드 수용체와 상호작용하는 이상으로 체내의 다른 수용체 시스템들과 분명 연관돼 있을 것이다. 카나비노이드가 발작 행동을 제어하기 위해 신경회로를 조절하는 방식이 얼마나 복잡한지는, THC의 한정적인 항발작 작용과 연관된 신경계 내의 수용체와 이온 채널들을 보면 알 수 있는데, CB1, CB2, TRPA1, TRPA1, TPRV2, TRPM8, GPR55, 5-HT3A, PPARγ, 감마 및 델타-아편유사제 수용체, 베타-아드레날린 수용체, 그리고 칼슘/칼륨/나트륨 이온 채널 등이 있다.

이에 비해 CBD는 CB 수용체를 활성화하지도 않으면서 TRPV1 수용체, 칼슘 및 나트륨 이온 채널, 5-HT1A와 5-HT2A 수용체, GPR55 '고아' 카나비노이드 수용체, 그리고 A1과 A2 아데노신 수용체 등을 활성화한다. 수십 가지나 되는 발작 장애 행동의 카나비노이드 메커니즘을 파악하기 위해서는 이렇듯 엄청나게 복잡한 수용체 상호작용들을 정리할 시간이 더 필요할 것 같다.

용량

투여 용량은 장애의 유형과 사용하는 카나비노이드에 따라 달라질 수 있다. 특정 카나비노이드는 발작 행동을 유발할 수 있고, 흔히 사용하는 다른 AED와의 상호작용의 위험이 있을 수 있기 때문에 반드시 의사와 상담을 통해 적절한 지침을 정해야 한다. CBD는 보통 하루 2회 10mg으로 시작해서 발작이 통제되거나 일일 평균 용량이 환자 체중 킬로그램당 20mg가 될 때까지 사흘마다 두 배로 늘려 투여한다.

용법

경구: 하루 1,200mg까지 용량이 늘어날 수 있기 때문에 보통의 경구 투여 방식이 일반적이다.

증기와 연기: 소아 간질에는 거의 사용하지 않지만, 일부 성인들은 기존의 AED와 함께 약초 대마를 사용하기도 한다. 약초 대마만으로 발작 통제에 성공하는 성인들도 있다.

권장 화학형과 인기 품종: 1960년대 환자들은 THC가 지배적인 품종을 사용한 데 반해 최근에는 ACDC, 할리퀸, 댄스 월드, 사워 쓰나미, 링고즈 기프트 같은 CBD 품종이 발작 장애가 있는 성인 환자들 사이에서 인기를 끌고 있다. CBDV와 THCV 품종은 매우 희귀하며 환자들이 구하기가 거의 불가능하다. 유전자 테스트에서는 ACDC와 샬롯의 거미줄이 유전적으로 동일하거나 밀접한 관련이 있는 것으로 드러난 바 있다. 일부 품종에서 발견되는 리날룰은 항경련 효과가 있다.

역사적 용례

간질 치료에 대마가 사용된 최초의 증거는 중세 아라비아의 의료 문헌에서 발견된다. 페르시아의 메디컬 라이터였던 알마주시al-Majusi는 10세기에 벌써 간질 예방을 위해 헴프 잎으로 만든 주스를 코에 부어 넣으라고 권했다. 15세기 박식가였던 알바르디al-Bardi는 간질을 앓는 칼리프 시종의 아들이 대마 수지를 이용해 성공적으로 치료됐다고 주장했는데, 현대의 학자들은 이 주장의 신빙성에 의문을 제기하기도 했다.

빅토리아 여왕의 주치의였던 러셀 레이놀즈J. Russell Reynolds는 "사실 만성 간질에서는 (대마가) 확실히 쓸모 없었으며, 이것은 값비싼 대가를 치르고 얻은 결론이다. 성인에게는 소위 간질이라고 부르는 사례들이 많은데…내가 입수한 것 중에서는 인도 헴프가 가장 유용한 작용제며…헴프를 1회용 용량으로 다 쓰면 발작은 한번에 완전히 없앨 수 있다."라고 했다.

간질은 신경계 질환 가운데 편두통과 PD 다음으로 흔한 질환이다. 여러 가지 AED를 사용해 보았는데도 아이가 발작을 멈추지 않아서 낙담한 부모 중 일부는 대마를 찾게 된다. CBD가 높은 비중독성 대마를 사용했던 캘리포니아의 사례들을 바탕으로 이런 부모들과 일부 재배자들이 고 CBD 대마를 콜로라도로 가져왔으며, 여기서 샬롯 피기라는 어린 소녀에게 그 추출물이 주어지게 된다.

샬롯은 매주 수백 차례나 발작으로 고통받았지만, CBD 오일을 사용하자 발작은 사라졌다. CNN에서 그녀의 스토리를 전하자 샬롯 같은 아이들을 위한 CBD 오일의 수요가 급증하기 시작했다. 부모들은 스탠리 형제들이 재배하고 있던 고 CBD 품종을 얻기 위해 콜로라도로 몰려들었으며, 이 품종에는 '샬롯의 거미줄'이라는 별칭이 붙게 됐다. 영국의 GW 파머수티컬즈는 수 년간 대마 추출을 통해 카나비노이드 의약품을 개발하고 순수 CBD 라인을 육종해 왔다. 이 식물 추출물은 현재 에피디올렉스Epidiolex란 이름으로 시험 과정을 거치고 있으며, 이제 부모들은 약용 등급 CBD 오일의 초기 시험에 아이들을 참가시켜 달라고 아우성치고 있다.

성기능 장애Sexual Dysfunction

1970년대부터 대마는 성욕과 성기능을 증진시키는 것으로 보고됐다. 많은 연구에서 성별로 차이가 있는 것으로 나타났는데, 여성의 결과가 더 좋았다. 일부 인간 연구에서는 마리화나의 최음 성분이 밝혀지기도 했지만, 동물 연구에서는 보통인 카나비노이드가 남성의 성행위에 억제 효과가 있는 것으로 나타났다. 가장 최근에는 대마를 소량으로 이용할 때 성적 반응과 기능을 향상시킬 수 있으며, 다량일 경우 반응과 기능을 손상시킨다고 알려졌다.

유효성

다수의 설문 조사에서 여성들은 적당량의 대마가 성욕과 만족도, 쾌락, 오르가즘의 질에 긍정적인 영향을 미치는 것으로 나타났다. 남성들은 만족도와 반응이 좋아지는 것으로 보고되긴 하지만 연구에는 논란이 많으며, 연구원들은 종종 만성으로 대마를 사용한 남성들에게서 테스토르테론의 수치가 낮게 나타났던 1974년 연구를 언급하곤 한다.

제안 메커니즘

현재는 소량의 카나비노이드는 CB1을 활성화함으로써 성적 반응과 기능을 향상시키지만, 투여량이 많아지면 TRPV1 채널이 활성화되어 반응이 손상되는 것으로 여겨지고 있다.

용량

캘리포니아의 관찰 보고서들에 따르면, 다양한 테르펜 측근을 수반한 극소량(1~4mg)의 THC가 쾌락 반응을 유발하는 데 가장 효과적이다. THCA와 CBDA도 또한 성기능 장애를 치료하는 데 효과적인 것으로 입증된 바 있다.

용법

경구: 설하나 극소량의 경구 처방제가 권장된다.

증기와 연기: 아주 적은 양일 때는 흡입식 대마가 빠르고 효과적이다.

국부: 질 국부제는 약물동력학적으로 좌약과 유사하게 흡수력이 좋고 초기의 간 대사작용을 피해갈 수 있다. 포장 용기에 따라 카나비노이드와 테르펜의 효과를 길고 강하게 전달할 수 있다.

권장 화학형과 인기 품종: 일부 OG 쿠시 품종들처럼 미르센, 리모넨, 베타-카리오필렌 및 리날룰 등 다양한 테르펜 측근이 있는 품종이 가장 효과적이다.

역사적 용례

대마는 고대부터 아시아에서 불타는 밤을 위해, 가끔은 성욕을 억제시키는 데 사용돼 왔다. 이런 용례를 다룬 보고서들은 대마가 사용자의 성별이나 투여 방식, 시기 및 용량에 따라 최음제와 성욕 억제제의 상반된 효과가 있음을 강조했다.

엔도카나비노이드 시스템은 피부에서 생성되는 모든 세포 내에 존재할 수 있다. 사실 동물 테스트에서는 주요 엔도카나비노이드인 아난다미드와 2-AG가 뇌에서 발견되는 것과 같은 농도로 피부에서 생성되는 것으로 밝혀지기도 했다.

엔도카나비노이드는 모낭, 피부에 수분을 주고 피부를 보호해 주는 피지선 세포, 땀샘, 피부 색소를 담당하는 멜라닌 세포, 보호 외층을 형성하는 케라틴 세포, 그리고 상처 치유 과정을 담당하는 대식 세포 등과 같은 피부 세포들을 조절한다.

유효성

피부의 엔도카나비노이드 기능을 조절함으로써 카나비노이드는 염증, 증식, 통증과 가려움증, 면역 반응, 피부 복구 등을 활성화하고 억제한다. THC나 CBD를 국부 투여하면 피부 염증이 줄어드는 것으로 밝혀졌다. 고통스러운 피부 상태나 가려움증 치료에 대한 대마 국부제의 가능성이 관심을 끌고 있으며, 카나비노이드가 악성 피부 종양 치료에 사용이 가능한지를 검토하는 연구도 진행 중이다.

제안 메커니즘

엔도카나비노이드 시스템은 피부의 알레르기성 염증을 감소시키는데 보호 역할을 하는 것으로 나타났다. 엔도카나비노이드 시스템이 신경계와 면역계에서 담당하는 조절 기능은 피부 질환에 막대한 영향을 미칠 수 있다.

용량

사실 판매되고 있는 대부분의 국부제에서 카나비노이드 농도는 효과를 기대하기에 한참 낮은 수준이다. 대마 오일 추출물을 어떠한 역효과도 없이 피부에 직접 투여한 사례들을 보면 (말도 안되게 끈적거린다) 비교적 높은 용량에도 내성이 지원되는데, 그 이유는 이런 오일의 역가가 THC 70% 이상일 수 있기 때문이다.

용법

경구: 경구 대마, 특히 CBD 팅크제의 경우 일반적인 염증 반응을 치료하는 데 좋으며 피부도 마찬가지다. THC는 경구 섭취 시 피부 통증과 가려움증을 감소시킨다.

증기와 연기: 빠른 발현 때문에 연기와 증기식 대마는 다양한 피부 질환, 특히 간질환으로 인한 가려움증 등의 치료에 유용하다.

국부: 국부 THC/CBD 치료제는 피부염, 건선, 습진, 여드름, 과다 모발 성장, 전암성 병터 등의 다양한 피부 질환에 도움이 된다. THC나 CBD, THC/CBD 혹은 기타 카나비노이드들 중 어떤 것이 가장 효과적

인지는 밝혀지지 않았다.

권장 화학형: CBD와 THC, CBG 품종을 국부제 등의 방식으로 사용할 수 있다. 가려움증에는 고 THC 품종이 효과적이다.

사회 불안 장애Social Anxiety Disorder

적은 양의 THC 카나비노이드나 CBD 혹은 그 조합제는 많은 사회 불안 장애(SAD) 증상에 상당한 완화 효과를 제공함으로써, 중증 사회 불안 장애 환자들까지 자기 질책self-recrimination 없이 사회적 상호작용을 온전히 즐길 수 있게 해준다. 가끔은 몇십 년 만에 처음 이것을 경험했다는 환자들도 있다. 한 환자는 자신의 사용 경험을 "내 앞에서 꺼져버려' 라고 말할 수도 있을 것 같고, 두려움이나 자의식 없이 즐거워하고 몰두할 수 있고 흥미를 느낄 수 있을 것 같은 느낌이 든다"고 표현했다.

SAD는 혐오스럽고 자극적인 기억이, 행동의 강력한 동기 부여가 됨으로써 공포 자극에 대해 부적절한 상태로 반응하는, 자극과 인지되는 위협 간의 학습된 연관성이 특징이다. 공개적으로 당황스럽거나 바보스러워 보이는 과도하고 불안한 공포감을 경험한 후 '주목받거나 관찰받거나 빤히 쳐다볼 때와 같은 어떠한 사회적 상황에 대한 공포나 불안'이 수반된다. 이들의 공포와 불안은 '대인 관계나 직무 능력 등, 하나 이상의 영역에서 개인적인 고뇌와 기능 장애를 유발한다.'

유효성

2001년 브라질의 이중맹검 무작위 통제 인간 연구에서 CBD는 불안을 유발할 수 있는 상황에 직면하기 전 예비 조치에 매우 효과적인 것으로 나타났다. CBD 전처리제pretreatment는 "연설할 때 불안과 인지 장애, 불편함을 현저히 감소시켜 주며, 다가올 연설에 대한 경계심도 크게 줄여 준다. 위약군은 대조군과 비교했을 때 불안이나 인지 장애, 불편함, 그리고 경계 수위가 더 높았다. 위약군에서 크게 올라갔던 불안 수치는 CBD군에서는 거의 다 원상 복구되었다. CBD 집단과 건강한 집단 사이에서는 인지 장애나 불편함, 경고 수치에 큰 차이가 없었다."

공포 기억(SAD 환자를 쇠약하게 하는 중요한 영역) 처리 과정을 모델링한 연구들에서는 CBD가 공포감 소멸을 돕는 동시에, 공포의 발현과 관련된 메커니즘에 영향을 미치고 공포 관련 기억 처리를 방해함으로써 학습된 공포 반응을 줄여주는 것으로 일관성 있게 나타났다. 보다 중요한 사실은 CBD를 치료제로 반복 사용할 경우에도 그 효과에 내성이 생기지 않는다는 것이다. CBD는 불안 치료에서의 THC처럼 효과가 양면적이지 않다. THC와 CBD는 소량일 때는 둘 다 불안을 완화해 주지만, 다량일 경우 THC는 불안을 유발할 수 있으나 CBD는 그렇지 않다.

제안 메커니즘

대마의 주요 비중독성 카나비노이드인 CBD는 원래 5-HT1A 수용체 조절을 통해, 그리고 이 수용체의 작용제 역할을 함으로써 불안을 감소시키는 것으로 여겨졌다. 하지만 최근에는 불안 증상을 감소시키는 CBD의 효능이 5-HT1A 수용체가 아니라 상당히, 아마도 거의 전부 CB1 수용체에 좌우되는 것으로 밝혀졌다. 이는 CBD의 반혐오적인 영향이 직접적이라기보다 간접적임을 말해주는 것이기도 하다. CBD는 또한 아난다미드의 대사와 생체 외in-vitro 섭취를 차단한다. CBD는 불안에 도움이 되는 것으로 알려진 변연계나 주위 변연계paralimbic 등의 뇌 부위에 영향을 미치는 것으로 여겨진다.

용량

가장 흔히 사용하는 카나비노이드는 소량의 THC나 CBD며, 불안이 유발될 수 있는 사건 이전에 설하나 흡입식으로 투여한다. 용량은 투여 방식에 따라 달라진다.

용법

경구: THC는 설하식일 때 1~5mg이 SAD용으로 효과적이며 (복용식은 효능이 더 강력하다), CBD 대마는 경구와 설하로 5~10mg이 좋다. 설하식과 복용식 THC 대마 제품은 둘 다 SAD에 효과적이다. 소량의 경구 THC 와 CBD 조합제는 일부 환자들에게 가벼운 시너지 효과가 있을 수 있기 때문에 주의를 요한다. 경구 THC와 CBD를 불안용으로 함께 사용할 경 우에는 각각의 용량을 낮추기를 권한다. 경구 THC 대마를 연이어 투여할 경우 불안을 유발할 수 있기 때문에 과다 투여하지 않도록 주의해야 한다.

CBD 전처리제는 특정 사회적 상황과 연관된 불안을 예견하고 완화하는 데 효과가 있는 것으로 입증됐다. CBD는 아침과 오후에 한 번씩 CBD:THC 비율 10:1 이상의 CBD 5mg을 스프레이나 설하식으로 투여하면 정신작용 효과 없이 사용할 수 있다. 하루 중 언제든 필요에 따라 사용할 수 있지만, CBD는 정신 각성 효과가 있기 때문에 오후 5시 이전에 투여를 끝내는 게 좋다.

증기와 연기: 경구 투여보다 빠른 발현을 위해서는 1~2.5mg의 THC를 증기나 연기식으로 사용하면 된다. 내성을 피하기 위해 가능한 최소의 유효량을 사용해야 한다. 대마 초보 환자는 2.5mg 이상의 THC(15% THC로 테스트했을 때 성냥개비 머리 크기 대마꽃 한 조각)로 시작해서는 안 되며, 추가 사용을 하기 전에 10~15분을 기다려야 한다.

권장 화학형과 인기 품종: 거의 모든 종류의 대마가 불안을 완화시켜주며, 디젤이나 헤이즈처럼 불안을 가장 잘 유발하는 품종까지도 용량만 엄격히 통제하면 사용할 수 있다. 진정 효과가 적은 대마 품종도 미량으로 사용이 가능하다.

공포증과 관련 있는 사회 불안에는 블루 드림 같이 피넨이 높은 품종은 피해야 하는데, 피넨은 THC의 기억 효과를 방해하며 불안을 유발할 수도 있기 때문이다. ACDC나 수지 큐 같은 고 CBD 품종은 사회 불안용으로 매우 효과적인 것 같다. 리모넨 함량이 높고 THC와 CBD가 모두 들어 있는 타입 II 품종을 소량 투여해도 SAD에 도움이 된다. 제타와 잭 헤레르처럼 테르피놀렌이 높은 THC 지배적인 품종은 아주 소량으로 사용하는 게 좋으며, 소량의 부바 쿠시도 추천된다. 몇몇 대마 품종과 허브 라벤더에서 발견되는 테르펜인 리날룰은 불안을 진정시키는데 효과가 매우 높은 것으로 밝혀졌다.

스포츠 의학Sports Medicine

NFL(National Football League: 미식축구연맹) 위원인 로저 구델은 2014년 ESPN과의 인터뷰에서 선수들이 통증 치료를 위해 대마가 합법인 주에서 의료 마리화나를 사용할 수 있는 날이 오기를 바란다고 말했다. 2017년에는 적어도 캘리포니아와 콜로라도의 소규모 연구를 통해, 프로 미식 축구 특유의 폭력적인 충돌에서 비롯된 전직 NFL 선수들의 다양한 신경계 부작용을 치료하는 데 카나비디올이 효과가 있는지 없는지를 검토할 예정이다.

권투 선수인 무하마드 알리의 죽음은 세계 최고의 선수가 링에서 얻은 뇌 손상으로 수십 년간 고통받았던 사실을 상기시켜 주었다. 하키나 럭비, 격투기, 익스트림 스포츠는 모두 부상이라는 유산을 남길 수 있다.

최근에 고교 시절과 대학 시절에 신체 접촉이 많았던 운동 선수였던 사람들에게 선수 시절 축적된 작은 뇌 손상들과 연관된 증상이 나타난다는 보고가 있었다. 또한 지속적인 통증을 지닌 채 살아가고 있는 전직 선수들도 많다. 처방 진통제에 중독된 사람들의 경우 선수 시절이 지난 후에도 계속 사용하는 경우가 많았다. 전직 프로 운동 선수들을 대상으로 한 2010년 설문 조사에서는 선수 시절 아편유사제를 사용했던 사람이 50%였으며, 이들 중 71%는 남용했다고 주장했다.

이런 선수들의 기존의 아편유사제 사용은 일반 인구의 세 배에 달했다. 2017년 국립아카데미 보고서에서 언급됐다시피 대마 의약품의 통증 효과가 입증됨에 따라, 만연해 있는 아편유사제에 대한 더욱 건강한 대안으로 의료 대마가 고려될 수 있을 것 같다.

유효성

외상성 뇌 손상에서의 효과는 아직 증거가 미약하지만, 전직 프로 운동 선수들은 CBD가 뇌진탕이나 다른 두부 손상과 연관된 장기적인 신경계 장애를 치료하는 데 효과적인지에 대한 연구를 장려하고 있다. 2017년 국립아카데미 보고서에 따르면, 통증 치료에서 대마의 효과는 확실하게 입증된 것 같다.

역사적 용례

로스 레바글이아티Ross Rebagliati는 1998년 나가노 동계 올림픽의 스노보드 종목에서 금메달을 딴 후 소변 검사에서 대마 양성 반응이 나왔다. 운 좋게도 당시는 1998년 4월 국제올림픽위원회에서 올림픽에 대마 사용을 금지하기 전이었으며, 로스 레바글이아티는 메달을 지킬 수 있었다. 2004년 세계반도핑기구World Anti-Doping Agency에서 경기력 향상 약물 금지를 담당한 이후부터 국제 경기에서는 모든 카나비노이드 사용이 금지됐다. 하지만 대마가 정말 경기력 향상 혹은 경기력 손상 약물일까? 23개의 올림픽 금메달을 딴 마이클 펠프스Michael Phelps는 경기가 없는 동안 대마를 흡연하는 것으로 밝혀졌지만, 이것이 부정 행위라는 비난은 어디서도 없었다.

스트레스Stress

리차드 래저러스는 "스트레스는 개인이 외부 상황의 요구가 스스로 감당할 수 있다고 생각하는 능력을 넘어설 때 발생한다"는 유명한 기록을 남겼다. 스트레스가 쌓이면 건강에 심각하게 좋지 못한 영향을 미칠 수 있다. 스트레스에는 심장 박동과 혈압을 높이고, 내장을 자극하여 소화 속도를 높이며, 많은 의료 질환들을 악화시키는 호르몬 생성을 유도한다.

스트레스에 의해 '투쟁 도피fight or flight' 반응이 나타날 수 있다. 불안과 우울증은 만성 스트레스와 연관되는 경우가 많다. 의료용이든 기분 전환용이든 거의 모든 대마 사용자들은 대마가 스트레스의 영향을 막는 데 도움이 된다고 지적한다. 하지만 습관적인 대마 사용은 스트레스 호르몬의 혈중 농도를 높이기 때문에, 스트레스 방출 사이클을 발동시킴으로써 스트레스 반응을 증가시킬 위험이 있다.

유효성

한스 셀리에는 1936년 〈다양한 유해 자극으로부터 생기는 증후군〉이라는 멋진 제목의 연구 논문에서 스트레스란 용어를 만들었다. 셀리에는 스트레스를 '변화의 요구에 대한 신체의 불특정 반응'이라고 설명했다. 인간의 스트레스와 이에 대한 반응의 특성은 1960년대에 UC 버클리 교수였던 리차드 래저러스에 의해 정립됐다. 20세기에 취기와 쾌감용으로 대마 사용이 유행하는 데는 분명 현대 사회의 스트레스 관련 장애 증가와 연관성이 있다.

불안과 스트레스는 언제나 의료 대마 사용의 첫 번째 이유로 꼽히는 것들이다(두 번째는 통증). 불안과 스트레스는 종종 같은 경험으로 여겨지는 경우가 많지만, 불안용으로 대마를 사용하지 않는 환자들 중 상당수가 스트레스 관리 및 완화를 위해 사용하고 있다.

정신과에서 지정한 급성 스트레스 장애는 PTSD를 유발하는 치명적인 사건들과 관련돼 있으며, 대부분의 사람들이 경험하고 스트레스라고 표현하는 것과는 상당히 다른 것이다. 대마 사용자는 급성 스트레스 반응의 일반적인 척도인 HPA(hypothalamic-pituitary-adrenal: 시상하부-뇌하수체-부신) 축 반응성 수치가 비사용자보다 더 낮게 나타난다. 하지만 다량의 대마를 투여할 경우 HPA 축 반응성과 코티졸(스트레스에 반응해서 생기는 스테로이드 호르몬) 생성이 증가할 수 있다. 대마를 상습적으로 과다 투여하면 대마가 스트레스 증상을 줄여주는 능력이 떨어질 수 있는데, 이는 카나비노이드 수용체의 하향 조절 때문이다. 만성적인 THC 투여는 수용체를 하향 조절하며, 만성 대마 사용자는 보통 코티졸 반응이 감소하는 것으로 나타난다. 일반적으로 만성 대마 사용자 중에 남성이 여성보다 코티졸 수치가 높다.

엔도카나비노이드 시스템의 역할과 스트레스와의 관계에 대한 연구 결과는 카나비노이드와 불안에 대해 관찰한 것과 일치한다. THC는 다량일 때는 불안을 야기할 수 있고, 소량일 때는 불안을 완화해 준다.

CBD는 이미 존재하던 불안을 덜어주고 투여 후 있을 불안을 예방해 줄 수 있으며, THC로 인해 유발되는 불안을 조절하고 감소시킬 수 있다.

제안 메커니즘

스트레스 반응은 HPA 축으로 표현되는데, 이것은 뇌의 시상하부와 뇌하수체, 그리고 신장의 부신으로 이루어진다. HPA 축은 엔도카나비노이드 시스템에 의해 조절되며, 엔도카나비노이드 시스템은 스트레스에 반응하고 적응을 돕는다.

FAAH와 MAGL 억제제(엔도카나비노이드 아난다미드와 2-AG를 대사하는 효소)에 대한 동물 연구에서는 이들 효소를 억제함으로써 불안이 감소하는 것으로 나타나기도 했다.

HPA는 보통 '스트레스 호르몬'이라 부르는 코티졸 등의 스테로이드 호르몬의 방출을 통해 이 모든 것을 조절한다. 엔도카나비노이드 신호 조절은 스트레스 적응을 지원하는 데 있어 필수적이라는 게 입증됐다. 카나비디올은 동물 모델에서 스트레스로 인한 불안과 오래 지속되는 불안을 감소시키는 데 매우 효과적인 것으로 나타났다. 스트레스에 관련된 불안을 줄여 주는 CBD의 효능은 해마에서 신경 생성을 촉진시키는 CBD의 능력과 관련이 있었다. 엔도카나비노이드 시스템은 또한 스트레스와 관련된 기억의 생성, 응고 및 소멸도 조절해 준다.

용량

스트레스 완화에 가장 효과적인 THC 용량은 상호작용의 문턱값에 가까운 약 2mg 정도로 아주 소량인 반면 CBD는 2.5~5mg이 효과적이다.

용법

경구: 경구나 설하식 대마는 스트레스 완화에 효과적이다. 경구-점막식과 설하식 대마 제품은 신속한 발현과 함께 테르펜과 관련된 보다 복합적인 '측근' 효과를 제공한다. THC/CBD를 함께 사용할 경우에는 1:2 비율로 시작하는 게 좋으며, 경구 투여 시 초회 용량은 2.5mg/5mg의 THC/CBD로 낮게 잡아야 한다. 정신작용이 거의 없게 하려면 CBD:THC를 10:1로 사용하기를 권한다. 아침과 오후에 각각 5mg의 CBD를 오후 5시 이전까지 사용하는 것으로 만성 스트레스 증상을 완화하는 데 충분하다고 보고하는 환자들이 많다.

증기와 연기: 의료 대마로 생활 스트레스를 관리하는 가장 일반적인 방식은 일이 끝난 후나 잠자기 전에 비교적 적은 양의 대마를 증기나 연기로 사용하는 것이다. 소량의 증기나 연기식 대마를 1회 흡입하는 것으로도 스트레스를 줄이는 데 충분한 경우가 많다. CBD:THC가 10:1 이상인 고 CBD 대마는 중독에 대한 두려움 없이 낮 시간에 조심스럽게 이용할 수 있다.

권장 화학형과 인기 품종: 부바 쿠시나 자주색 품종들, 그리고 카나토닉 같은 고 CBD 품종들이 좋다. 보통 진정 효과가 순한 THC 지배적인 화학형들이 휴식과 스트레스 완화에 효과적이다. CBD 품종은 또한, 동반되는 불안을 완화하는 데도 효과적이다. 미르센이나 리날룰, 리모넨 등의 테르펜도 효과를 높여 줄 수 있으며, 이러한 품종들로는 자주색 품종들, 부바 쿠시 및 OG 쿠시 등이 있다.

투렛 증후군Tourette's Syndrome

투렛 증후군(TS)은 틱 장애tic disorder를 말하며, 운동 틱Motor tic은 비자발적 운동으로, 음성 틱phonic tic은 비자발적 소리로 나타난다. 이것은 종종 OCD나 ADHD, 사회화 문제, 행동 문제 등 신경발달이나 신경정신성 질환들과 함께 발생하는 경우가 많다.

유효성

현재까지 엔도카나비노이드의 기능과 TS 간의 뚜렷한 연관성은 발견되지 않았다. 한 가지 요법으로는 틱과 행동 문제를 해결할 수 없다. 항정신병제가 종종 사용되는 약물 치료로는 심각한 부작용이 유발될 수 있으며, 많은 환자들이 증상을 완화시키기 위해 대마로 자가치료를 하고 있다.

하노버 의대에서 실시한 설문 조사는 TS 환자 64명의 마리화나 사용에 관한 것이었다. 17명의 환자들이 이것을 사용한다고 답했으며, 이들중 14명은 여러 가지 TS 증후군 증상의 호전을 보였다. 9명은 틱이 상당히 감소했으며, 2명은 과다 강박 행동이 개선됐고, 2명은 ADHD가 호전됐다고 주장했다. 대마 효과의 지속시간은 3~24시간이었으며, 설문에참가한 환자들 중 심각한 역효과를 보고한 사람은 한 명도 없었다.

이후 크리스텐 뮬러 발 교수는 카나비노이드와 TS 환자들에게 무작위 위약 대조 시험을 단 두 차례 실시했다. 이들 연구에서는 순수 THC 만 사용됐으며, 두 건의 시험 모두 THC를 투여 받은 사람들은 틱이 감소했다. 첫 번째 시험에서는 과다 강박 행동도 감소했으며, 두 번째 시험에서는 TS 관련 증상들이 전반적으로 호전됐다.

제안 메커니즘

뮐러 발 교수는 자신의 임상 시험에서 긍정적인 결과는 도파민 전달 조절이나 CB1 수용체와 다른 신경전달물질 시스템들 간의 상호작용에 기인한다고 가정했으며, TS의 주요 원인은 엔도카나비노이드 시스템의 조절 장애 때문일 수 있다는 추측을 내놓았다.

용량

뮐러 발은 하루 2.5mg의 THC로 시작해 3~5일마다 2.5mg씩 늘려갈 것을 권장했다. 최대 용량은 하루 30mg이다.

용법

경구: THC 팅크제를 상기 용량 지침에 따라 투여한다.

증기와 연기: 두 가지 모두 보다 빠른 약효 발현과 증상 완화에 도움이 된다.

권장 화학형과 인기 품종: 바닥핵에서 리모넨이 A2A 아데노신 수용체 활성화를 해주는 탄제린 드림 같은 고 리모넨 품종은 TS와 관련된 도파민 조절 장애에 도움이 될 수 있다.

역사적 용례

1988년 애리조나 대학의 신경학자 2명이 마리화나를 피운 후 자살했던 3명의 TS 남성 환자들(15세, 17세, 39세)에 관한 내용을 보낸 편지가 한 유명 저널에 실렸다. 이것이 TS 치료에 카나비노이드를 사용한 최초의 사례 보고서였다.

다양한 문화권의 여성들에게 대마는 여성 특유의 의료 증상에 대해 믿고 사용할 수 있는 약초 치료제임이 입증됐다. 가벼운 PMS(premenstrual syndrome: 생리 전 증후군)에서부터 자궁내막증 같은 질병에 이르기까지, 대마 의약품과 엔도카나비노이드 시스템 간의 상호작용은 여성의 건강을 보호하는 데 막대한 역할을 할 수 있다. 엔도카나비노이드는 여성 생식 건강의 여러 부문들을 중재하므로, 부작용을 피하기 위해서는 의료 대마를 잘 알고 사용하는 것이 중요하다.

성별 연구에 대해서는 오래된 편견이 있었는데, 과학 연구 부문에서는 여성 연구에 전반적으로 그러했다. 이런 편견 때문에 여성들이 직면하는 질병을 해결하기 위한 대마 의약품의 사용 가능성에 대해서는 공식적인 연구가 충분히 이루어지지 못했다.

엔도카나비노이드 시스템의 발현과 기능에서는 성별 차이를 이해하는 게 중요하다. 뇌 속의 카나비노이드 CB1 수용체는 남성과 여성이 다르게 발현된다. 연구원들은 뇌의 전전두엽과 편도체에서 나타나는 카나비노이드 CB1 수용체 밀도가 성별로 차이를 보인다는 증거를 발견했는데, 에스트라디올estradiol 호르몬이 CB1 수용체 발현을 감소시키는 것으로 나타났다. 암컷 쥐에서 에스트라디올은 엔도카나비노이드 시스템과 상호작용하여 감정 행동을 조절한다. 편도체와 전전두엽 사이에는 감정 사건에 반응하는 신경 연결이 존재하며, 편도체는 공포와 불안 반응을 조절한다. 이들 뇌 영역은 또한 주의력과 사회적 행동과도 관련이 있다.

동기 부여, 보상 행동 및 운동 활동을 책임지는 뇌 영역도 마찬가지로 성별이나 호르몬별 차이가 존재하는데, 여기서는 카나비노이드 CB1 수용체가 핵심 역할을 한다.

새로운 연구 분야, 여성과 엔도카나비노이드 시스템

2017년에 임상 전 연구가 속도를 내기 시작했으며, 최근의 연구 결과는 여성 건강에 엔도카나비노이드 시스템이 하는 역할을 강조하고 있다. 수용체와 엔도카나비노이드는 자궁과 여성 생식 기관 전반의 다양한 조직에서 높은 농도로 발견된다. 현재는 엔도카나비노이드, 특히 아난다미드가 출산과 임신 초기에 중요한 조절 역할을 하는 것으로 여겨진다. 여성의 자가보고 설문 조사를 보면, 여성의 성기능과 감수성에 대마가 긍정적인 영향을 미친다는 주장을 뒷받침하는 방대한 데이터가 있다. 이에 따르면 소량의 대마는 성욕과 쾌감을 높여 주며, 다량일 경우 이들을 억제하는 것으로 나타난다.

최근의 임상 전 연구에서는 여성의 혈청 엔도카나비노이드 농도가 우울증 같은 상태에서 달라질 수 있다는 게 밝혀졌다. 심각한 우울증이 있는 여성은 혈청에서 2-AG가 훨씬 적게 나타났다. 하지만 순환되는 엔도카나비노이드의 양은 환자가 경험하는 우울증 수위의 심각도에 따른 차이가 없었다. 처방 의약품에서 부작용을 경험할 확률은 여성보다 남성이 훨씬 높다는 사실에 주목해야 한다. 대마의 부작용을 견딜만하기 때문에 여성에게 매력적인 대안이 될 수 있다.

유효성

여성은 파이토카나비노이드 작용의 여러 측면에 대해 남성보다 훨씬 더 민감한 것 같다. 현재 특정 유방암 계통의 치료제로서 CBD의 잠재적 역할을 검토하는 임상 전 연구가 진행 중이며, 향후에는 THC에 대한 연구도 이루어질 것으로 전망된다.

판매점 이용 환자의 관찰 보고서에 따르면, 여성은 일과성 열감hot flash 등의 일부 폐경기 증상을 완화하는 데 대마를 성공적으로 사용하고 있는 것으로 나타난다. 다낭성 난소질환Polycystic ovary disease에는 어유fish-oil 보충제가 도움이 될 수 있는데, 신체는 이것을 증상과 관련 있는 엔도카나비노이드 효소인 FAAH의 전구체를 만드는 데 사용한다.

제안 메커니즘

엔도카나비노이드 시스템은 다음과 같이 다양한 여성의 생식 기능을 조절한다.

생리 전 증후군premenstrual syndrome**과 생리통**dysmenorrhea: 엔도카나비노이드 아난다미드(AEA)의 농도는 생리 주기 동안 다소 변동이 있어서 배란기가 가까워지면서 최고에 이르고 생리 전에 급락한다. 최고 농도일 때는 신체의 다른 어떤 기관보다도 자궁에 더 많은 아난다미드가 있다. 이러한 변동은 많은 여성들이 THC 같은 파이토카나비노이드로 주기적인 AEA 결핍을 보충함으로써 생리 전 증후군(PMS) 치료의 근거가 될 수 있다.

최근 연구원들은 생리 전 불쾌 장애(PMDD: premenstrual dysphoric disorder)라는 심한 PMS 증상으로 고통받는 여성에게서 CB1 카나비노이드의 유전적 변이 가능성을 조사했다. 찾고 있던 변이는 목격하지 못했지만, 단순히 CB1 수용체 변이가 아니라 엔도카나비노이드가 PMDD에 연관됐을 가능성이 목격되었다.

여성이 대마를 사용하는 가장 흔한 증상인 생리통은 염증성 질환일 수 있으며, 엔도카나비노이드에 의해 일부 조절이 가능하다.

자궁내막증과 관련 질병: THC 같은 CB1 수용체 작용제는 자궁내막증과 관련된 통증을 줄여 줄 수 있지만 주의가 필요한데, 그 이유는 THC가 질병의 세포 이동을 증가시킬 수 있기 때문이다. 소위 '고아' 카나비노이드 수용체인 GPR-18은 자궁내막증의 자궁내막 조직의 이동을 담당하며, 세포 연구 결과 THC에 의해 활성화되는 것으로 나타났다. 다행히도 이것은 CBD에 의해 억제될 수 있다. 따라서 자궁내막증이 있는 여성은 더 많은 연구가 나올 때까지 고 THC 대마 제품을 피하고 CBD:THC가 최소한 3:1 이상인 타입 II 품종을 이용하는 게 좋다.

예비 단계의 임상 전 데이터에 따르면 엔도카나비노이드 시스템은 자궁내막 자궁암에서 하향 조절되는 것 같지만, 그 역할은 아직 거의 밝혀지지 않았다.

다낭 낭소병polycystic ovary disease: 다낭 낭소병 여성에게는 아난다미드를 분해하는 FAAH가 부족하다. 이것이 아마 오메가-3 보충제를 사용하는 이유가 될 것인데, 이 보충제는 신체가 FAAH 효소를 합성하는 과정에서 사용된다.

수정fertilization: FAAH 발현에서 림프구가 적고 AEA 농도에서 플라즈마가 높으면 실험관 수정 후 임신 성공률이 낮고 유산의 위험이 높아진다.

식이 장애: 식이 장애가 있는 여성의 연구 결과, 신경성 식욕 부진과 거식증binge-eating disorder이 있는 여성에게서는 AEA 농도가 비정상이었지만, 폭식증 여성은 그렇지 않은 것으로 나타났다. 과학자들은 아난다미드 생성이 이런 증상과 관련된 행동의 보상과 보강 부문을 중재한다고 주장했다. 식이 행동의 메커니즘은 매우 복잡하지만, 체중과 에너지 균형에 관여하는 말초 지방 호르몬인 렙틴에 의해 조절되는 과정에서 엔도카나비노이드가 역할을 하는 것으로 보인다.

정신 건강: 임상 전 동물 연구에서는 암컷이 CB1 기능 간섭 시도에 보다 저항력이 강한 것으로 나타났다. 연구원들은 이것이 여성이 특정 스트레스 장애에는 덜 취약하지만, 대신 우울증에 걸리기 쉽다는 것을 입증해 준다고 믿고 있다.

연구에서는 또한 신경계 장애나 정신병 장애가 있는 여성에게서 적절한 엔도카나비노이드 톤을 유지해 주는 핵심 영역인 해마를 조절하는 과정에서, 여성 호르몬인 에스트라디올이 여성에게만 해당되는 조절 작용을 하는 것으로 나타났다.

대마 의존성: 2000년대 중반 이후 여성이 남성보다 카나비노이드가 유발하는 행동적 영향behavioral effects에 더 민감하다고 알려져 있다. 이러한 차이는 난소에 기인한 것으로 보이는데, 그 이유는 두 개의 난소가

모두 제거된 암컷 쥐는 카나비노이드의 보상 반응이 떨어졌기 때문이다. 이것은 THC 보상 반응에서 에스트로겐이 역할을 한다는 것을 입증해 주지만, 여성이 대마에 더 의존할 수 있다는 위험을 가리키는 것이기도 하다.

용량

유효량은 증상에 따라 크게 달라진다. 여성 건강과 관련된 문제를 다룰 때는 대마 용량에 양면성이 있다는 사실을 주목해야 한다. 고용량의 THC는 다양한 연구에서 호르몬 방출에 영향을 미치는 것으로 나타났다. 엔도카나비노이드 신호 전달은 배아 발달 등 여성의 생식 기능에 중요한 역할을 한다. 고용량 대마를 통해 엔도카나비노이드 신호 전달을 방해하면 이런 과정이 크게 손상될 수 있다.

PMS, 생리통 및 폐경기와 관련된 불편함을 해소하려는 환자들에게는 2.5~5mg의 THC와 CBD 용량이 인기가 높다. 자궁내막증에 걸릴 가능성이 있는 여성은 고 THC 대마를 피하고 카나비노이드의 절반은 최소한 CBD를 함유한 것을 찾아야 한다. 자궁내막증과 관련된 통증을 줄이는 데는 5~20mg가 좋다. 단 THC를 단독으로 사용해서는 안 된다.

일부 관찰 데이터에 따르면, 한 주에 몇 차례 아주 적은 양(1~2mg)의 고 THC 대마를 생리가 시작되기 바로 전이나 생리 기간에 미리 투여하면 생리와 관련된 편두통의 빈도를 낮출 수 있는 것으로 나타났다.

여성은 대마 의존성에 더 취약한 것으로 입증된 바 있기 때문에 고 THC 대마를 사용할 때는 주의를 요한다.

용법

경구: 여성 환자들에게는 편리함과 길게 가는 효과 때문에 소량의 경구 대마 의약품이 매우 인기가 높다. 대마 차와 팅크제는 여성의 질병을 효과적으로 치료해 온 긴 역사를 지니고 있다. 최근에는 민감한 구강 조직이 손상되지 않도록 코코넛과 참기름 기반의 팅그제가 기존의 알코올 기반 팅크제를 대체하고 있는 추세다.

증기와 연기: 증기와 연기식은 여성 환자들이 선호하는 방식인데, 연소 독소에 덜 노출되는 증기식이 권장된다.

국부 투여: 피부 크림 같은 국부 대마 처방제는 오늘날 많은 여성의 관심을 받고 있다. CBD 크림은 강력한 항염증제로 피부 건강을 유지하는 데 유용하며, 피부 노화의 징후를 막아 주는 데도 큰 가능성을 갖고 있다. 대마 제품의 또 한 가지 새로운 동향으로 포리아Foria나 후피앤마야Whoopi & Maya 등과 같이 여성 소유 회사들이 질 투여용으로 개발한 새로운 대마 국부 제형들이 있다.

권장 화학형과 인기 품종: 생리통에는 블루베리와 블루 드림 같이 피넨과 미르센 함량이 높은 협엽 혼종이 효과적인 것으로 밝혀졌다.

쿠시처럼 미르센, 리모넨 및 카리오필렌이 높은 품종들은 생리통과 생리 전 증후군용으로 저녁에 사용하는 것이 특히 효과적인 것으로 보고됐다. 주간용에는 쿠키 같은 카리오필렌 품종을 소량으로 이용하는 게 효과적이다.

모든 대마 품종들 가운데 가장 전설적인 것으로는 1970년대 캘리포니아주 산타크루즈에서 개발된 헤이즈가 있다. 많은 이들이 현대 대마 개발품 가운데 가장 중요한 기반이 되는 품종으로 헤이즈를 꼽고 있다. 테스토스테론이 지배적인 대마 육종의 세계에서, 품종의 진정한 역사를 알고 있는 사람들은 헤이즈가 여성에 의해 개발됐다는 사실을 잘 알고 있다.

역사적 용례

대마는 고대부터 다양한 여성 건강 질환에 사용돼 왔다. 에단 루소 박사는 산부인과 부문에서의 대마 역할에 관한 역사를 포괄적으로 정리했다. 루소의 기록에 따르면, 20세기에 접어들어 대마가 세계적으로 불법화되긴 했지만, 의사와 의학 교과서들은 계속해서 여성에게 생리통, 다량의 생리 출혈, 갱년기 증상, 그리고 생리로 인한 편두통과 두통 등에 대마를 사용할 것을 권장해 왔다고 한다.

|용어 해설 |

A

2-Ag(2-arachidonoylglycerol): 중추 신경계 내에 풍부한 엔도카나비노이드.

7-hydroxy-CBD: CBD의 간 대사작용에 의해 생성되는 대사 산물.

11-hydroxy-THC: THC의 간 대사작용에 의해 생성되는 대사 산물.

abscission layer: 이탈층. 대마 트리콤의 선모가 줄기로부터 떨어져 나올 수 있는 층.

anandamide: 아난다미드. N-arachidonoylethanolamine 혹은 AEA라고도 함. 통증 수위와 수면 패턴을 조절하며 섭식과 수유 행동에도 관여하는 내생적 카나비노이드.

anthocyanin: 안토시아닌. 자주색 대마에서 색깔을 내는 식물 색소.

Ayurvedic: 아유베르다. 3천 년 이상 전해 내려온 인도 전통 의학.

B

bagseed: 백시드. 건조 대마꽃에 있는 씨앗.

beta-caryophyllene: 베타-카리오필렌. 일부 대마 품종에서 생성되는 매콤한 테르펜.

bhang: 뱅. 대마와 향신료, 발효된 우유로 만든 인도 전통 음료.

bioavailability: 생체이용률. 대마 투여량 중에서 흡수될 수 있는 부분.

BLD(broad-leafleted-drug): BLD 대마는 THC가 지배적인 넓은 소엽 대마로, 보통 '인디카' 라 불린다.

blood/brain barrier: 혈액뇌 장벽. 박테리아나 큰 분자들, 즉 친수성 분자들이 중추

신경계로 건너가지 못하게 막아주는 세포 장벽.

blunt: 블런트. 시가 래퍼로 감싸 만 대마 담배.

bract: 포엽. 암대마 식물의 꽃과 씨앗을 둘러싸고 있는 잎 모양의 꽃 조직.

bubble hash: 버블 해시. 고급 대마 수지. 보통 얼음물을 이용해 추출하며 불꽃이 가해지면 거품이 생긴다.

C

Cannabaceae: 삼과. 대마, 홉, 하크베리 등이 포함된 소규모 현화 식물군.

cannabichromene(CBC): 카나비크로멘. 대마의 항염증성 카나비노이드.

cannabidiol(CBD): 카나비디올. 다양한 의약적 활용이 가능한 비정신작용 카나비노이드로, 대마 식물에서 두 번째로 흔하게 생성된다.

cannabidiolic acid(CBDA): 카나비디올산. 대마 식물에서 자연적으로 생성되는 CBD의 산 형태.

cannabidivarin(CBDV): 카나비다이베린. CBD의 프로필 형태로 CBD보다 짧은 분자 곁사슬을 갖고 있다. 일부 네팔 및 인도 품종에서 흔히 발견된다.

cannabigerol (CBG): 카나비제롤. 식물의 효소가 THC와 CBD를 생성할 때 전구체로 사용되는 비정신작용 카나비노이드.

cannabinoids: 카나비노이드. 카나비노이드 수용체를 활성화하는 화합물로 인간과 동물에서 생성되는 엔도카나비노이드, 대마와 몇몇 다른 식물에서 생성되는 파이토카나비노이드, 그리고 합성 카나비노이드 등이 있다.

cannabinol(CBN): 카나비놀. 약한 정신작용이 있는 THC 분해 산물. 대마 식물에서는 생성되지 않는다.

cannabis hyperemesis syndrome: 대마 구토증. 대마를 끊으면 완화될 수 있는 비정상적 통증이나 구역, 구토 등 소수의 대마 사용자들에게 나타나는 흔치 않은 질환.

capitate-stalked glandular trichomes: 줄기 두상 선상 트리콤. 암대마 식물의 꽃 포엽에서 발견되는 특이한 식물 털. 이 트리콤은 선모 아래 줄기가 달려 있으며, 테르펜 정유와 카나비노이드 분비물로 가득 차 있다.

CB1 receptor: CB1 수용체. 카나비노이드에 의해 활성화되는 중추 신경계 내의 중요한 카나비노이드 수용체.

CB2 receptor: CB2 수용체. 말초 신경계, 위장관계, 면역계의 말초 조직에 나타나며, 중추 신경계에도 얼마간 존재하는 카나비노이드 수용체.

charas: 차라스. 인도, 네팔, 파키스탄의 해시시나 대마 수지를 가리키는 이름.

chemotype: 화학형. 독특한 조합의 화학적 화합물을 생성하는 대마 등의 식물 유형.

chromatography: 크로마토그래피. 그 성분들이 서로 다른 속도로 이동하는 매질로 혼합물을 통과시켜 분리하는 방법.

cloning (or cutting): 클로닝(커팅). 모주에서 한 조각을 떼내어 증식 배지에 넣어서 대마를 번식시키는 기술. 여기서 새로 뿌리를 내리고 새로운 식물이 된다.

cola or collie: 콜라, 콜리. 암대마 식물의 꼭대기에 피는 꽃 뭉치.

cookie casualty: 쿠키 캐주얼티. 경구 대마의 과다 투여를 뜻하는 슬랭어.

couchlock: 카우치락. 고 THC 대마로 인한, 수면 없는 진정 상태를 뜻하는 슬랭어.

cultivar: 재배종. 선택적 육종을 통해 재배된 식물 품종.

D

decarboxylation: 탈카르복실화. 카나비노이드 분자로부터 카르복실군(1 탄소, 2 산소, 2 수소 원자로 구성)을 제거함으로써 대마 식물이 생성하는 산성 카나비노이드를 생물학적 이용이 보다 수월한 중성 형태로 변환시키는 과정으로서, 보통은 열을 가함으로써 이루어진다.

dispensary: 판매점. 의료 대마 제품을 판매하는 미국의 대마 전문 가게.

E

edibles: 이더블. 대마나 대마 추출물이 들어간 식품.

endocannabinoid system: 엔도카나비노이드 시스템. 신체 전반에 있는 신경조절 화학물질과 그 수용체들의 시스템으로, 식욕, 통증, 기분, 기억 등의 조절에 관여한다.

entourage effect: 측근 효과. 카나비노이드와 테르펜의 상호작용을 통해 나타나는 약리학적 시너지 효과.

F

first-pass effect: 초회 통과 효과. 약물이 체순환 되기 이전에 대사 과정을 통과하면서 그 농도가 크게 줄어드는 현상. 대마를 경구 복용하면 간 대사작용에 의해 광범위한 초회 통과 효과가 발생한다.

flowering time: 개화기. 대마꽃이 영글어서 완전히 성숙할 때까지 걸리는 시간.

full melt: 풀 멜트. 불꽃이 가해졌을 때 쉽게 녹는 고품질의 대마 수지나 해시시. 수지의 등급 지침으로 오해받기도 한다.

G

ganja: 간자. 일명 신세밀라. 씨 없는 암대마 꽃 뭉치를 뜻하는 인도 말.

genotype: 유전자형. 유전자에 따라 나타나는 식물의 특성.

golden triangle: 황금의 삼각 지대. 동남아시아에 있는 라오스, 태국, 미얀마의 약물 생산 산악 지대. 가장 대표적인 국제 마약 루트 지역.

H

hashish: 해시시. 대마 수지.

hash oil: 해시 오일. 대마의 용매 추출물.

headspace: 헤드스페이스. 크로마토그래피 바이알 속의 샘플 상부 기체 공간. 휘발성 성분은 가스 단계로 확산되어 헤드스페이스 기체를 형성한다. 헤드스페이스 분석이란 이런 휘발성 성분을 분석하는 것을 말한다.

hemp: 헴프. 섬유를 만드는 데 사용되는 THC 함량이 낮은 대마. 헴프는 THC보다 CBD를 생성하는 경우가 많다.

High Times Cannabis Cup: 하이타임즈 카나비스 컵. 〈하이타임즈〉 지에서 후원하는 대회로 매년 암스테르담에서 개최된다. 커피숍과 종자 회사들이 제출하는 약초 대마와 해시시를 심사한다.

hubble bubble: 허블 버블. 해시시 흡연을 위한 큼직한 아프간 물 파이프.

hydrophobic: 소수성. 물과 섞일 수 없거나 섞이기를 거부하는 성질.

hydroponics: 수경 재배. 흙을 이용하지 않고 식물을 재배하는 방식. 보통 액체 배양액과 함께 모래, 진흙 펠릿, 혹은 자갈로 구성된 배지를 사용한다.

I

indica: 인디카. 소엽이 넓은 대마 품종을 일컫는 말.

J

joint: 조인트. 대마 담배.

K

kif: 키프. 마른 대마를 체질하거나 텀블링해서 모은 트리콤.

kush: 쿠시. 중앙아시아의 힌두 쿠시 산악 지대에서 일부 발원된 고효능 대마 품종을 포괄적으로 지칭하는 말.

L

landrace: 랜드레이스. 최소한의 개입도 없이 현지 조건에 적응해 자란 대마 품종.

leaflet: 리플릿. 소엽. 줄기나 가지에서 생겨난 것이 아닌, 복엽의 작은 잎.

limonene: 리모넨. 일부 대마 품종에서 생성되는 오렌지향 테르펜.

linalool: 리날룰. 일부 대마 품종에서 생성되는 매콤한 꽃향을 지닌 테르펜.

lipophilic: 친유성. 헥산 같은 무극성 용매나 지방, 기름, 지질에 쉽게 용해되는 카나비노이드 등 화합물의 글자 그대로 '지방 친화적'인 성질.

M

menstruum: 멘스트룸. 팅크를 준비할 때 대마 같은 식물에서 화합물을 추출하는 데 사용하는 용매.

metabolism: 대사. 언제나 특정 효소 작용을 통해 이루어지는, 신체에 의한 약물의 생화학적 변화.

metabolite: 대사 산물. 약물이 신체에 의해 분해(대사)된 후 남은 물질.

micro-dosing: 마이크로 도우징. 원하는 만큼의 효과나 결과를 전달하기 위해 최소 유효량의 대마 의약품을 이용하는 기술.

mother plant: 모주. 커팅이나 클론으로 엄마와 동일한 식물을 더 많이 만들 수 있도록 영양 상태가 유지되는 (꽃을 피우지 않도록 관리되는) 대마 식물.

myrcene: 미르센. 대마, 홉, 와일드 타임 등 많은 식물에서 생성되는 테르펜으로, 약리학적으로 진정 효과가 있으며 인디카 효과와 관련이 있다.

N

nail: 네일. 해시 오일을 기화하는 특수 파이프에 사용되는 티타늄이나 석영 부품. 가스 토치로 가열된 네일에 오일 덩어리(dab)을 올리면 이것이 즉시 기화되어 흡입 가능한 상태가 된다.

NLD(narrow-leafleted-drug): NLD 대마는 THC가 지배적인 소엽이 좁은 품종으로 보통 사티바라 부른다.

nontoxic cultivation: 무독성 재배. 유독성 살충제나 영양제를 전혀 사용하지 않는 재배 방식.

O

ocimene: 오시멘. 대마에서 가끔 발견되는 과일향이 섞인 꽃향의 테르펜.

oromucosal delivery: 구강점막 투여. 구강, 특히 입 안쪽의 볼측 점막에 투여하는 방식

P

pharmacodynamics: 약물역학. 약물에 대한 신체 반응.

pharmacokinetics: 약물동력학. 신체에 대한 약물 반응.

phenotype: 표현형. 식물의 유전자형과 식물이 성장한 환경 간의 상호작용으로 인한 개별 식물의 고유 특성.

phytocannabinoid: 파이토카나비노이드. 대마 식물과 몇몇 다른 식물에서 생성되는 카나비노이드를 지칭하는 말.

pinene: 피넨. 대마와 침엽수를 포함한 많은 식물에서 생성되는 소나무향 테르펜.

plant growth regulator(PGR): 식물 생장 조절물질. 식물의 생장을 조절하는 합성 식물 호르몬제. 일부는 인간에게 해로울 수 있다.

plant tissue culture: 식물 조직 배양. 식물 세포나 조직, 또는 기관을 영양 배지에서 무균 상태로 배양하는 방식. 식물 조직 배양은 식물의 클론을 생산하는 데 널리 사용되며, 최근에는 대마 생산에도 사용되고 있다.

poddar: 포다르. 간자 농원에서 수컷 식물을 골라내도록 훈련 받은 인도 농부.

polm: 폼. 말린 꽃을 스크린으로 체질하여 수지가 차 있는 선모를 확보한 다음 이것을 압축해서 만드는 해시시.

postural/orthostatic hypotension: 체위성/기립성 저혈압. 앉거나 누운 자세에서 일어났을 때 발생하는 저혈압 형태. 특히 초보 사용자의 대마 사용으로 악화될 수 있다. 기립성 저혈압은 어지럼증이나 현기증을 유발할 수 있으며 심할 경우 의식을 잃을 수도 있다.

psychoactivity: 정신작용성. 대마나 다른 약물이 마음이나 기분 등 정신 상태에 미칠 수 있는 영향의 정도.

purple cannabis: 자주색 대마. 차가운 스트레스를 받았을 때 안토시아닌이 생성되어 잎이 자주색으로 바뀌는 유전적 성향을 지닌 대마.

R

receptor downregulation: 수용체 하향 조절. 카나비노이드 분자에 사용할 수 있는 수용체 수 감소로 카나비노이드 효과에 대한 민감성이 줄고 내성 발달의 원인이 된다.

red oil: 레드 오일. 1940년대에 개발된 초창기 대마 용제 추출 공정으로 맑고 붉은 오일이 만들어진다.

resin: 수지. 대마 식물의 트리콤에서 생성되는 끈적끈적한 삼출물.

resin head: 수지 머리. 암대마 식물의 줄기 두상 선상 트리콤에 있는 기름과 수지로 채워진 선모.

S

sativa: 사티바. 보통 정신작용을 자극하는 협엽 대마 품종을 지칭한다.

scissor hash: 가위 해시. 건조 대마를 다듬는 과정에서 필요 없는 이파리를 제거하는 데 사용되는 손질 도구에 모이는 수지.

seed bank: 종자 은행. 재배용 약물 대마 종자를 생산하는 회사.

single drug/single target: 단일 약물/단일 표적. 신체 내의 특정 조직이나 계통에 단일 약제 배치를 강조하는 기존의 처방 의약품 개발 시스템.

sinsemilla: 신세밀랴. '씨가 없음'을 나타내는 스페인 말로 씨 없는 미수분 암대마 꽃을 말한다.

spliff: 스플리프. 큼직한 대마 담배.

sublingual: 설하. 혀 밑.

T

terpene: 테르펜. terpenoids 참조.

terpenoids: 테르페노이드. 대마를 포함한 많은 식물에서 발견되는 휘발성 탄화수소.

terpinolene: 테르피놀렌. 몇몇 대마 품종들뿐 아니라 카더멈이나 마저럼에도 있는 테르펜.

tetrahydrocannabinol(THC) 혹은 delta-9-tetrahydrocannabinol: 테트라하이드로카나비놀, 혹은 델타-9-테트라하이드로카나비놀. 대마 식물의 주요 카나비노이드로 대마 정신작용의 상당 부분을 책임진다.

THCA(tetrahydrocannabinolic acid): THC의 산 형태로, 대마 식물에서 생성되는 THC 형태

THCV(tetrahydrocannabivarin): 프로필(3 탄소) 곁사슬이 있는 THC 변형. 카나비노이드 수용체에 길항 작용을 하기 때문에 식욕 억제 등과 같이 THC에 반대되는 효과를 나타내는 경우가 많다.

tincture: 팅크. 식물의 에틸 알코올 추출물.

tolerance: 내성. 대마나 기타 약물의 투여에 대해 효과가 점진적으로 줄어드는 반응. 바라는 효과를 얻으려면 용량을 늘려야 한다.

trichome: 트리콤. 대마 표피에는 줄기 두상 선상 트리콤, 무줄기 두상 트리콤, 구근형 트리콤 등 세 가지 특수한 털이 있다.

TRPV1(transient receptor potential vanilloid): 항영증 반응 유발과 통증을 담당하는 수용체.

V

Veganics: 비거닉스. 식물 영양제만 사용하는 대마 재배 방식으로 카일 쿠시맨이 개발했다.

W

water hash: 워터 해시. 얼음물과 스크린을 이용해 수지 머리를 확보해서 추출해 낸 대마 수지.

water leaves: 수중엽. 대마꽃 뭉치 주변의 작은 잎들.